Haim Omer / Anat Brunstein-Klomek

Suizidgefährdete Jugendliche unterstützen:

ein Leitfaden für Familie, Schule und soziales Umfeld

Aus dem Englischen von Rachel Grünberger-Elbaz

VANDENHOECK & RUPRECHT

Bibliografische Information der Deutschen Nationalbibliothek:
Die Deutsche Nationalbibliothek verzeichnet diese Publikation in der Deutschen Nationalbibliografie; detaillierte bibliografische Daten sind im Internet über https://dnb.de abrufbar.

Umschlagabbildung: Myrarte/Shutterstock.com

Satz: SchwabScantechnik, Göttingen
Druck und Bindung: BALTO print, Vilnius
Printed in the EU

Vandenhoeck & Ruprecht Verlage | www.vandenhoeck-ruprecht-verlage.com
E-Mail: info@v-r.de

ISBN 978-3-525-40872-8

Inhalt

Einleitung

Der Suizid von Teenagern ist für Eltern, Familien, Schulen, pädagogische und therapeutische Fachkräfte[1] sowie die Gesellschaft als solche eine Herausforderung von erster Priorität. Ziel dieses Buches ist es, einen systematischen und integrativen Ansatz anzubieten, der Suizid verhindert. Dieser Ansatz soll nicht nur in der individuellen Therapie angewendet werden, sondern auch Familie, Schule und Gemeinschaft miteinbeziehen. Eine suizidale Krise kann aus zwei unterschiedlichen Perspektiven betrachtet werden: der Perspektive des Teenagers, der durch sein tief empfundenes Leid zunehmend verzweifelt und der Versuchung des Todes nicht länger widerstehen kann, und der Perspektive derer, die solche Teenager umgeben und deren Krise oft als erschreckende Tortur erleben, bei der sie ihren Einfluss, ihre Position und auch ihre Fähigkeit verlieren, den Teenager zu erreichen. Aus Sicht der Umgebung und vor allem der Eltern wird der Teenager fortgerissen und ihrer Reichweite entzogen. Auf dem Höhepunkt der Krise haben sie das Gefühl, ihr Kind völlig verloren zu haben. Die meisten Fachkräfte sind sich der Tatsache bewusst, dass sie in suizidalen Krisen nicht nur mit dem Jugendlichen, sondern auch mit seinen Eltern und manchmal auch mit seinen Lehrkräften arbeiten müssten. Das hat eine Reihe von Gründen: zum Beispiel, wenn das Kind nicht mit der angebotenen Behandlung kooperiert, wenn die Eltern Teil der Krise oder diejenigen sind, die den Teenager beschützen müssen, oder wenn sie selbst tief verzweifelt sind. Der Ansatz des gewaltlosen Widerstands (engl. »NVR« = non-violent resistance) wurde entwickelt, um Eltern und

1 Im Text werden in zufälliger Folge die männliche und weibliche sowie neutrale Formen verwendet. Im Sinne der gendersensiblen Sprache mögen sich bitte alle mitgemeint fühlen.

Lehrkräften die Fähigkeit zurückzugeben, das Kind zu schützen, seinen zerstörerischen Impulsen entgegenzutreten und ihm ein Gefühl der Zugehörigkeit zu vermitteln (Omer, 2011, 2021). Diese drei Ziele – Schutz, Widerstand und Zugehörigkeit – gelten für sämtliche in diesem Buch dargestellten Formen von Intervention.

Das Konzept der »Neuen Autorität« bedarf einer näheren Klärung. Die Notwendigkeit einer neuen Art von Autorität, die sich von jener der Vergangenheit unterscheidet, zeigt sich in der Krise, die sich in den meisten modernen Gesellschaften in der Kindererziehung abzeichnet. Diese Krise ist auf eine Verbindung von zwei Faktoren zurückzuführen: (1) Kinder sind heute mehr Gefahren und Versuchungen ausgesetzt als je zuvor in der Geschichte der Menschheit. Reizüberflutung ist eines der bekannteren Merkmale der Konsumgesellschaft, die sie in schwindelerregendem Tempo produziert und dann mit ausgedehnten, aggressiven Werbemethoden verbreitet. Über ihre Smartphones sind Kinder überall und zu jeder Tages- und Nachtzeit massiven Beeinflussungsangriffen und einem breiten Angebot an lebensbedrohenden Objekten, Substanzen und Taten bzw. Handlungen ausgesetzt. Mit einem einfachen Klick können sie auf Websites zugreifen, die ihnen extreme Diäten, leichte und schwere Drogen und praktische Suizidratschläge anbieten. Es ist wie eine mächtige Flutwelle, die die Kinder in unbekannte Extreme fortzureißen droht. (2) Und gerade in einer solchen Zeit, in der Kinder mehr denn je gefährlichen Einflüssen ausgesetzt sind, haben sich die Möglichkeiten der verantwortlichen Erwachsenen (Eltern und Lehrkräfte), ihnen Einhalt zu gebieten, erheblich reduziert. Die alten Autoritätsmittel wurden ihnen genommen. Das ist an sich eine positive Entwicklung. Wir würden uns nicht wünschen, dass Eltern oder Lehrkräfte auf körperliche Gewalt, Drohungen und Bestrafungen zurückgreifen, wie es in der Vergangenheit üblich war. Die zunehmende Tabuisierung dieser aggressiven Methoden hinterlässt jedoch ein pädagogisches Vakuum. Dabei ging die Kritik an der Autorität der Vergangenheit mitunter so weit, dass man jede Form von Autorität grundsätzlich als unerwünscht betrachtete. Nach dieser Auffassung ist sie keine Lösung, sondern die Wurzel des Problems. Dies ist der Stand der Dinge, der uns dazu veranlasst hat, Prinzipien zu erarbeiten, die es Eltern und Lehrkräften ermöglichen, eine neue Autorität zu entwickeln, die ebenso akzeptabel wie anwendbar ist und unseren Werten in der Kindererziehung entspricht. Eine solche Autorität ermöglicht den verantwortlichen Erwachsenen, als Anker zu fungieren, um ihrem Kind angesichts der drohenden Flut Stabilität und Sicherheit zu gewähren.

In der Suizidprävention kann der Ansatz der Neuen Autorität auf zweierlei Arten zur Anwendung kommen: in Form einer Haupttherapie oder in Verbindung mit einer anderen Therapie. In den meisten Fällen wird ein Teenager, der sich in einer suizidalen Krise befindet, individuell behandelt. Das Konzept der Neuen Autorität enthält Prinzipien und Mittel, die einen reichen Dialog mit individuellen Therapien ermöglichen. In manchen Fällen hingegen, zum Beispiel, wenn ein Kind nicht kooperiert, kann die Behandlung nach dem Ansatz der Neuen Autorität auch als Hauptoption gewählt werden.

Wie weithin bekannt, basiert die Neue Autorität auf dem Ansatz des gewaltlosen Widerstands, der ursprünglich zum Umgang mit Gewalttätigkeit bei Kindern entwickelt wurde (Omer, 2004, 2021). Erst allmählich wurde er erweitert und auch anderen Situationen angepasst, darunter Angststörungen (Omer u. Lebowitz, 2007), Schulverweigerung (Omer, Schorr-Sapir u. Efron, 2016), Essstörungen (Shimshoni, Silberman u. Lebowitz, 2020), bei Kindern im autistischen Spektrum (Golan, Shilo u. Omer, 2016) und bei dysfunktionalen Abhängigkeiten bei Erwachsenen (Dulberger u. Omer, 2021). Suizid und Gewalttätigkeit sind zwei sehr unterschiedliche Probleme, sie haben jedoch einen gemeinsamen Nenner: Auch Suizid ist eine Form von Gewalt, obwohl sie sich eher gegen die Person selbst richtet als gegen andere. Dennoch ist die Schädigung von Menschen in der Umgebung der suizidalen Person oft weitaus tiefgreifender und schmerzhafter als eine Schädigung durch »normale Gewalt«, die sich gegen andere wendet.

Im familiären wie im sozialen Kontext geht der Freitod von Teenagern mit einer Schwächung oder Verletzung ihrer grundlegenden Bindung an ihre Bezugsgruppe einher. Ein suizidgefährdeter Teenager empfindet diese Bindung nur noch als sehr schwach. Diese Schwäche nimmt zu, wenn die Beziehungen, die die betroffene Familie oder Gruppe zusammengehalten haben, an sich schon labil waren. Geschwächte Beziehungen zeigen sich auf zwei Ebenen. Erstens auf der Mikroebene: Zahlreiche Forscher betonen die problematischen Beziehungen von Teenagern zu ihren Familien und ihrem nahen Umfeld als Hauptursache einer suizidalen Gefährdung (Mufson, Dorta, Moreau u. Weissman, 2004). Zweitens auf der Makroebene: Die Laxheit und die Auflösung gegenseitiger Bindungen in der gesamten Gesellschaft werden schon lange mit hohen Suizidraten in Verbindung gebracht. Diese Erkenntnis verdanken wir Émile Durkheim (1897/2002), dem Vater der modernen Soziologie. Obwohl sie schon im späten 19. Jahrhundert postuliert wurde, gilt Durkheims Theorie über den Zusammenhang zwischen einer Auflösung sozialer Bindungen und Suizid bis heute weithin als relevant.

In diesem Zusammenhang prägte Durkheim den Begriff der »Anomie«. Sie bezeichnet Situationen, in denen das Gefühl der Zugehörigkeit in einer Gesellschaft schwächer wird, ihr Bindungsmittel sich auflöst und der verpflichtende Charakter der geltenden Regeln allmählich ausgehöhlt wird. Anomie entsteht vor allem bei rapiden sozialen Veränderungen wie zum Beispiel der industriellen Revolution, Massenmigration oder anderen kulturellen Wandlungen. Aktuell zeichnen sich solche raschen gesellschaftlichen Wechselfälle in Bereichen wie Technologie, urbaner Demografie und sozialen Normen ab. Sie können zu Bedingungen führen, die die Gefahr einer Anomie erhöhen. In seiner umfassenden Studie zum Suizid wies Durkheim nach, dass der Grad der Anomie in einer spezifischen Gesellschaft eng mit deren Suizidrate verbunden ist. Obwohl seine Forschungsergebnisse stark umstritten sind, gilt sein Argument im Hinblick auf den Zusammenhang zwischen sozialer Zugehörigkeit und einer niedrigeren Suizidrate immer noch als richtig.

Suizid gibt es in allen Gesellschaften, sogar solchen, die sich nicht in einem Zustand der Anomie befinden. Dazu merkte Durkheim an, dass der Unterschied zwischen solchen Gesellschaften und anomen Gesellschaften nicht nur in der Selbstmordrate liege, sondern auch in der Fähigkeit der Gesellschaft, mit dem Problem umzugehen. Eine anome Gesellschaft vermittelt vage Botschaften und zeigt angesichts von Phänomenen wie dem Suizid große Hilflosigkeit. Und gerade im Zusammenhang mit dem Suizid von Teenagern sind die verantwortlichen Erwachsenen häufig unfähig, klare Botschaften zu vermitteln und entschlossen Schutz -und Präventionsmaßnahmen zu ergreifen. Auch wenn sich die Gesellschaft als solche nicht unbedingt in einem Zustand der Anomie befindet, kann es bei den engeren Bezugspersonen des Kindes (Familie, Freunde und Schule) dennoch eine Schwächung der zwischenmenschlichen Beziehungen geben. Ebenso wie die Anomie auf der Makroebene funktioniert, kann eine Schwächung der Beziehungen auch auf der Mikroebene wirken. Forschende und Therapeuten haben beschrieben, wie das Versäumnis, für das Grundbedürfnis des Kindes nach Zugehörigkeit zu sorgen, das Suizidrisiko erhöhen kann (Mufson et al., 2004; van Orden et al., 2010; Weissman, Markowitz u. Klerman, 2000). Ein Kind, dessen Beziehungen mit seiner Umwelt nicht auf stabilen zwischenmenschlichen Bindungen fußen und das nur unzulängliche familiäre bzw. gesellschaftliche Unterstützung erfahren hat, ist nicht nur für Depressionen und Suizid anfälliger, sondern auch für andere emotionale Probleme und Verhaltensstörungen.

Eltern und pädagogische Fachkräfte

Die Bezugspersonen eines Kindes sind nicht nur im Hinblick auf ihren möglichen Beitrag zum Problem oder dessen Lösung zu betrachten, sondern auch als potenzielle Opfer einer suizidalen Krise. Eltern gehören zu den Hauptleidtragenden solcher Situationen. Manchmal leiden sie sogar selbst an suizidalen Neigungen. Es ist daher wichtig, sie nicht nur als Partner bei der Hilfe für den Teenager zu betrachten, sondern auch als Menschen, denen selbst geholfen werden muss. Eltern müssen sowohl ihrem Kind helfen als auch sich selbst. Eine der Stärken unseres Ansatzes ist, dass er es ermöglicht, Eltern und Lehrkräfte als eigenständige Zielpersonen zu behandeln und gleichzeitig als wichtige Akteure einer Veränderung für das Kind. Der Ansatz der Neuen Autorität lehrt sie, das Kind zu beschützen und seinen gefährlichen Impulsen entgegenzutreten, und sich dabei gleichzeitig selbst zu helfen und ihre eigene Hilflosigkeit zu verringern.

Gewaltloser Widerstand, Neue Autorität und die Ankerfunktion

Zu Beginn umfasste unser Ansatz noch nicht alle Merkmale, die es ihm ermöglichen, das dreifache Ziel von Schutz, Widerstand und Förderung des Zugehörigkeitsgefühls zu erfüllen. In der ersten Version des Modells konzentrierten wir uns hauptsächlich auf den gewaltlosen Widerstand gegen kindliche Gewalt (Omer, 2004). Dieser Ansatz zielte eher auf Intervention als auf Prävention. Er ging davon aus, dass die problematischen Verhaltensweisen bereits einen Schweregrad erreicht hatten, der eine intensive therapeutische Intervention rechtfertigte. Das Modell enthielt jedoch keinen systematischen Rahmen für Prävention. Dieses Konzept wurde einige Jahre lang weiterentwickelt und gipfelte in der Veröffentlichung des Buches »Stärke statt Macht: Neue Autorität in Familie, Schule und Gemeinde« (Omer u. von Schlippe, 2010). Die zentrale These des Modells der Neuen Autorität ist, dass unser traditionelles Konzept von Autorität (»die alte Autorität«) Elemente enthält, die für uns als Grundlagen der Kindererziehung nicht mehr akzeptabel sind. Die alte Autorität basierte auf Elementen wie Distanz, Kontrolle und Gehorsam, einer steilen Hierarchie und sofortiger Bestrafung zur Unterdrückung negativer Tendenzen, sobald solche auftauchten. Diese Elemente sind nicht mehr mit unseren Werten und Wünschen für die Erziehung unserer Kinder vereinbar. Der Konflikt zwischen unserer üblichen Vorstellung von Autorität und den pädagogischen Werten der jüngsten Generationen führte dazu, dass Autorität viele Jahre lang als etwas Negatives betrachtet wurde, das Probleme nur verschlimmern würde, anstatt ihnen vorzubeugen.

Aus der Kritik an der Autorität entstand der Traum von einer autoritätsfreien Erziehung. Diese Philosophie hat seit den 1960er Jahren an Bedeutung gewonnen und ist noch heute sehr einflussreich. In seiner reinsten Form fordert der Traum von einer Erziehung ohne Autorität, Kinder ohne externe Grenzen oder Anforderungen aufzuziehen, die ihr spontanes Wachstum ersticken. Dieser Traum konnte der Prüfung durch die Realität nicht standhalten. Es ist nicht nur offensichtlich, dass sich das Versprechen auf eine Generation von kreativen, neugierigen, friedlichen und verantwortungsbewussten Kindern nicht erfüllt hat, diese Erwartungen wurden vielmehr auch durch Hunderte von Studien widerlegt, die die Ergebnisse einer solchen Erziehung im Vergleich zu einer gemäßigten autoritären Erziehung unter die Lupe nahmen. Eine bahnbrechende Forscherin auf diesem Gebiet ist Diane Baumrind (1971, 1991), gefolgt von zahllosen weiteren Forschenden, die nachwiesen, dass eine liberale Erziehung in ihrer konsistenten Version (die daher als »permissive Erziehung« bezeichnet wurde) zu einem hohen Maß an Impulsivität und Gewalt führte, zum Schulabbruch von Kindern, zu einer höheren Anfälligkeit für Gefahren aus deren Umfeld und sogar zu einem geringeren Selbstwertgefühl. Das gilt im Vergleich zu Kindern, die mit einer traditionelleren, aber nicht rigiden autoritären Erziehung aufwachsen (Larzelere, Morris u. Harrist, 2013). Der Grad von Depressionen, Angstzuständen und Suizid bei Kindern mit einer freizügigen Erziehung war bedeutend höher als bei Kindern, die eine traditionellere Erziehung erlebt hatten (Ebrahimi, Amiri, Mohamadlou u. Rezapur, 2017; Fletcher, Steinberg u. Sellers, 1999). Diese Ergebnisse sind für unser Thema von großer Bedeutung: Sie zeigen, dass Kinder ohne Autorität eher gefährdet sind, suizidale Muster zu entwickeln.

Die Grundlagen der Neuen Autorität wurden so definiert, dass die Autoritätsperson ihren Status aufbauen und ihre Rolle erfüllen kann – und das ohne die für die alte Art von Autorität so charakteristischen Elemente wie Distanz, Kontrolle, Gehorsamkeit, rigide Hierarchien und sofortige Bestrafung. Anstelle von Distanz beruht die Neue Autorität also auf der wohlmeinenden, entschlossenen und zugewandten Präsenz der Autoritätsperson; anstatt die Kontrolle über das Kind zu suchen, basiert die Neue Autorität auf der Selbstkontrolle der oder des verantwortlichen Erwachsenen; anstelle einer rigiden Hierarchie, wo der oder die verantwortliche Erwachsene unmissverständlich an der Spitze der Pyramide steht und gegen Kritik immun ist, basiert die Neue Autorität auf Unterstützung (der Autoritätsperson und des Kindes), breiter Legitimität und Transparenz; und anstatt sofortige Ahndung zu suchen, basiert die Neue Autorität auf Beharrlichkeit und Geduld. Unsere Studien zur Neuen Autorität zeigen, dass diese Komponenten den Status der Erwachsenen stärken, Konflikte mit den Kindern einschränken und die Beziehung zwischen den beiden verbessern (siehe Omer, 2021 für einen umfassenden Überblick über unsere Studien zum Thema).

Indem wir die Grundlagen der Neuen Autorität manifestiert haben, haben wir mit unserem Ansatz eine klare Dimension der Prävention aufgewiesen, denn diese Autorität kann nicht nur Probleme beheben, sondern auch die Bedingungen dafür schaffen, dass sie sich gar nicht erst entwickeln. Die Effizienz der Neuen Autorität in diesem Bereich wurde durch eine Reihe von Studien zur Risikominderung bei Jugendlichen belegt (Omer, Satran u. Dritter, 2017).

Das Konzept, das der gesamten Struktur zugrunde liegt, die mit gewaltlosem Widerstand begann und mit der Neuen Autorität fortgesetzt wurde, ist das der »Ankerfunktion«. Es wurde entwickelt, als wir begannen, Autorität nicht nur aus der Perspektive der Erwachsenen, sondern auch aus der Perspektive der psychologischen Entwicklung des Kindes zu betrachten. Wir fragten uns, welche Rolle die Neue Autorität für diese Entwicklung spielt und kamen zu dem Schluss, dass Eltern, Erziehende und Lehrkräfte, die den Prinzipien der Neuen Autorität folgen, für das Kind eine Ankerfunktion erfüllen. Das Konzept der Ankerfunktion schlägt eine Brücke zwischen dem Modell der Neuen Autorität und der Bindungstheorie (Omer, Steinmetz, Carthy u. von Schlippe, 2013). Die Bindungstheorie benennt zwei Elternrollen als notwendig und ausreichend, um eine sichere Bindung zu schaffen: einen sicheren Hafen und eine sichere Basis. Der sichere Hafen bezieht sich auf die bedingungslose Akzeptanz des Kindes durch die Eltern. Diese Akzeptanz wird am besten durch offene Arme und eine beschützende, liebevolle und tröstende Umarmung repräsentiert. Die sichere Basis bezieht sich auf die Ermutigung der Eltern und den sanften Druck, mit dem sie das Kind aus ihrer Umarmung entlassen, damit es die Außenwelt erkunden kann. Je sicherer sich das Kind ist, dass es notfalls immer in den sicheren Hafen zurückkehren kann, desto stärker erlebt es die Beziehung zu den Eltern als feste Basis für seine Streifzüge in der Umgebung. Obwohl wir der Notwendigkeit dieser beiden Rollen uneingeschränkt zustimmen, fragen wir uns, ob sie tatsächlich ausreichen, um eine sichere und dauerhafte Bindung zu schaffen. Unsere Antwort darauf ist, dass bei dieser Sichtweise ein bedeutendes Element fehlt: die Ankerfunktion. Die Bindungstheorie ist die konzeptuelle und theoretische Weiterentwicklung einer Metapher: Die Eltern werden mit einem Hafen und das Kind mit einem wachsenden Boot verglichen. Damit der Hafen seine Rolle erfüllen kann, muss er sich nach innen öffnen (sicherer Hafen). Aber er muss auch nach außen geöffnet sein (sichere Basis), sonst ist er kein Hafen, sondern eine Falle. Bei näherer Betrachtung dieser Metapher fragen wir: Fehlt hier nicht ein drittes Element? Was passiert, wenn das Schiff wächst, stärker wird und beginnt, mit den anderen Schiffen im Hafen oder mit den Mauern des Hafens selbst zu kollidieren? Was passiert, wenn das Schiff von der Strömung mitgerissen oder vom Gesang der Sirenen angezogen wird? Was passiert, wenn das Schiff gegen Felsen prallt und seinen eigenen Untergang verursacht? Wir sind der Überzeugung, dass diese Gefahren eine sichere Verankerung des Schiffes erfordern. Die Ankerfunktion ist die Garantie gegen Schäden durch innere Impulse und Versuchungen durch das soziale Umfeld, die zur Selbstzerstörung und zur Schädigung anderer führen.

Die vier Stützpfeiler der Neuen Autorität ermöglichen es ihr, für das sich entwickelnde Kind eine effektive Ankerfunktion zu erfüllen. Das erste Element ist die Präsenz: Der Elternteil oder der bzw. die verantwortliche Erwachsene muss physisch und mental im Leben des Kindes präsent sein. Ein Anker ist ein gutes Symbol für ständige Präsenz, da er immer sicher auf dem Meeresboden befestigt ist. Das zweite Element ist die Selbstbeherrschung: Ein Anker ist ein ideales Symbol dafür. Eine Person, die sich selbst unter Kontrolle hat, dreht weder durch noch schießt sie aus der Hüfte, sondern zeigt vielmehr Stabilität und Glaubwürdigkeit. Wenn Eltern die Werkzeuge unseres Ansatzes nutzen, um ihre Selbstkontrolle zu verbessern, demonstrieren sie diese Veränderung manchmal durch Gesten, die aussehen, als würden sie nach dem Boden greifen, in anderen Worten: Selbstverankerung. Das dritte Element besteht aus Unterstützung und Legitimität. Der Anker mit seinen drei Armen ist ein perfektes Symbol für festen Halt durch Punkte wie Verlässlichkeit und Unterstützung. Ohne sie würde der Anker über den Boden treiben, anstatt sich in ihn hineinzubohren. Das vierte Element ist Beharrlichkeit: Auch für sie ist der Anker ein gutes Symbol, weil er auch morgen und übermorgen, also so lange wie nötig, am Meeresboden befestigt bleiben wird. Während es heranwächst, lernt das Kind allmählich, sich zu verankern, das heißt, die Rolle des verankernden Elternteils zu verinnerlichen. Unsere Metapher ließe sich noch weiter fortsetzen: Mit zunehmendem Alter wird das Kind irgendwann den Anker lichten und davonsegeln, begleitet von dem sicheren Gefühl, dass es sich immer wieder verankern kann, sobald es sein nächstes Ziel erreicht hat. Das Konzept der Ankerfunktion hilft uns zu verstehen, wie die Neue Autorität nicht nur als Bremsmechanismus fungiert, sondern auch verbindet. Die Ankerfunktion bietet eine Antwort auf das Gefühl des Getrenntseins, die Lockerung der Bande und die extreme Unbeständigkeit in der Beziehung zwischen dem Kind und seiner Umgebung.

Alle unsere Interventionen zur Suizidprävention bei Jugendlichen zielen darauf ab, die Ankerfunktion der Eltern und anderer für das Kind verantwortlicher Personen zu fördern. Das Leiden des Kindes und seine lockeren und gestörten Beziehungen überlassen es einer gefährlichen Strömung, die schließlich in der Suizidkrise gipfelt. Demzufolge ist es unser Ziel, jene Elemente zu stärken, die das Kind mit dem Leben, seinem sicheren Hafen und seiner Bezugsgruppe verbinden.

Wie bereits erwähnt, wurde unser Ansatz ursprünglich nicht dazu entwickelt, mit internalisierten Verhaltensproblemen – Angstzuständen oder Depressionen – umzugehen. Er musste erheblich angepasst werden, um auf solche Situationen übertragen zu werden. Das gilt bei jeder Anwendung auf einen neuen Bereich, insbesondere jedoch für verinnerlichte Verhaltensstörungen. Suizidprävention ist eine ganz andere Herausforderung als die Situationen, bei denen wir das Konzept bislang zum Einsatz gebracht haben. Wir haben es daher einem weitreichenden konzeptuellen und praktischen Entwicklungsprozess unterzogen. Eines der Ziele dieses Buches ist, die Anwendung unseres Ansatzes in der Suizidprävention vorzustellen, mit Schwerpunkt auf den Anpassungen, die für suizidale Krisen notwendig sind. Eine der wichtigsten davon ist die Notwendigkeit, mit Therapeutinnen und Therapeuten anderer Ansätze zusammenzuarbeiten. Suizidale Krisen erfordern häufig die Einbeziehung verschiedener Experten und Expertinnen mit einer Vielfalt von theoretischen und praktischen Hintergründen. Dieses Buch ist der erste Versuch, die Neue Autorität nicht nur als eigenständigen Ansatz darzustellen, sondern als Praxis, die mit anderen Ansätzen verbunden werden kann.

Erstes Kapitel: die Neue Autorität und andere suizidverhindernde Ansätze

Co-Autorin dieses Kapitels ist Tal Nakash

Der Ansatz der Neuen Autorität kann auf unterschiedliche Arten und in verschiedenen Zusammenhängen angewandt werden: als Coaching-Methode für Eltern und Lehrkräfte (Omer, 2011), als Selbsthilfeansatz für Eltern (Omer, 2020) und Lehrkräfte (Omer, 2022), als Leitfaden für freiwillige Mitarbeiter von Organisationen, die psychische Gesundheitsberatung anbieten, und als integrierte Ergänzung einer bereits vorhandenen Psychotherapie. Dieses Kapitel befasst sich mit der letzten Anwendungsform, nämlich der Integration der Neuen Autorität in laufende Psychotherapien für junge Menschen mit Suizidrisiko.

Um den potenziellen Beitrag der Neuen Autorität zu bereits existierenden therapeutischen Ansätzen zu verstehen, müssen wir uns zunächst mit den in der Suizidprävention üblichen Interventionen auseinandersetzen. Ausnahmslos alle in diesem Kapitel vorgestellten Interventionen zeigen Offenheit für die Komponenten anderer Ansätze oder, wie es im Fachjargon heißt, die »Integration«. In der Suizidprävention ist die Notwendigkeit einer Integration noch viel ausgeprägter zu spüren als in anderen Therapiebereichen. Grund dafür ist, dass Suizid ein komplexes Problem darstellt, das nicht nur suizidale Jugendliche selbst betrifft, sondern ihre gesamte Umgebung (Eltern, Pädagoginnen, Krankenhauspersonal und diverse Körperschaften aus der Gemeinde). Es gibt keinen vereinzelten Ansatz, der das Gesamtspektrum der Herausforderungen ansprechen könnte, die sich auf all diesen Ebenen ergeben. Hinzu kommt, dass Suizidgefahr mit einer Form von Dringlichkeit und Stress einhergeht, die man in solchem Maß in den meisten anderen Bereichen der Psychotherapie nicht kennt. Eine Therapeutin, die einem jungen Menschen gegenübersitzt, der von dem überwältigenden Drang beherrscht ist, seinem Leben ein Ende zu setzen, muss eine Lösung finden, die dem Patienten (und ihr selbst) ein gewisses Maß an Sicherheit bietet. Diese Herausforderung führte Therapeuten der kognitiven Verhaltenstherapie dazu, den Gedanken eines Sicherheitsplans zu entwickeln. Wie es für dieses System so typisch ist, erarbeiteten sie detaillierte Anleitungen zur Erstellung eines solchen Plans. Innerhalb von kürzester Zeit tauchten solche Sicherheitspläne auch in anderen therapeutischen Systemen auf. Dasselbe gilt für weitere Merkmale der Suizidprävention: zum Beispiel die Notwendigkeit von Selbstkontrolle, der Einbeziehung der Eltern und eines Präventionsplans für Rückfälle. Sobald einer der therapeutischen Ansätze eine Lösung für eine dieser Herausforderungen anbot, folgten ihm die anderen auf dem Fuße. Obwohl jeder von ihnen die spezifischen Inhalte des Sicherheitsplans gemäß seiner eigenen Begriffswelt darstellt, ist die Ähnlichkeit der verschiedenen Lösungen offensichtlich. Wir wagen es sogar zu sagen, dass Ansätze zur Suizidprävention bei Teenagern eine Integration mit anderen Ansätzen »erfordert«, da kein Ansatz den Entwicklungen anderer gegenüber gleichgültig bleiben kann.

Es gibt verschiedene Psychotherapien, die sich auf die Suizidprävention bei Jugendlichen konzentrieren, darunter die Dialektisch-Behaviorale Therapie für Jugendliche (DBT-A); die kognitive Verhaltenstherapie zur Suizidprävention (KVT-SP); die Interpersonelle Psychotherapie für depressive Jugendliche (IPT); und die Bindungsorientierte Familientherapie (ABFT). Die ersten drei dieser Therapien sind individuell, bei der vierten handelt es sich um eine Familientherapie. Aber selbst die individuellen Therapien erkennen die Notwendigkeit an, die Eltern miteinzubeziehen, und manchmal auch die Schule.

Über die verschiedenen Therapien für suizidale Jugendliche sind zahllose Bücher und Artikel geschrieben worden, ihre Wirksamkeit für diesen Sektor blieb jedoch bis vor wenigen Jahrzehnten unerforscht. Das änderte sich erst, als sich einige der genannten Ansätze bei der Einschränkung von depressiven Symptomen als effizient erwiesen hatten und Suizidversuche und Suizidgedanken mitunter sogar verringern konnten. Die Neue Autorität ist im Zusammenhang mit Suizid nicht direkt getestet worden, hat sich aber bei einer Reihe von Variablen, die mit Suizid bei Jugendlichen assoziiert werden, als wirksam erwiesen, darunter Depression, Vereinsamung, Impulsivität,

Krisen von Eltern-Kind-Beziehungen und problematischen elterlichen Reaktionen (Omer, 2021; Turecki u. Brent, 2016).

Wie wichtig die Entwicklung effektiver psychologischer Interventionen für den Suizid bei Jugendlichen ist, wird von der allgemeinen Unzufriedenheit mit medikamentösen Behandlungen für Heranwachsende, darunter dem Einsatz von Antidepressiva und Medikamenten gegen Angstzustände, noch stärker unterstrichen.[2] Obwohl solche Medikamente die Symptome einer Depression oder eines Angstzustands erheblich mildern können, hat die Forschung sie zugleich auch mit einem erhöhten Suizidrisiko in Verbindung gebracht. 2004 veröffentlichte die amerikanische Food and Drug Administration (FDA) eine Warnung, dass diese Medikamente bei einigen Kindern und Jugendlichen mit Depressionen oder Angstzuständen suizidale Gedanken und Verhaltensweisen hervorrufen können (Lenzer, 2004). Vor wenigen Jahren wurden einige Studien veröffentlicht, die anführen, dass die Vorteile dieser Medikamente ihr Risiko überwiegen, solange sie unter strenger Aufsicht eingenommen werden (Center for Drug Evaluation and Research, 2018). Dennoch ist diese Warnung nach wie vor gültig und verstärkt die Notwendigkeit von Psychotherapien, die keine derartigen Risiken enthalten.

In der Forschungsliteratur werden vier Hauptkriterien genannt, nach denen eine Behandlung als wirksam angesehen werden kann (Kaslow u. Thompson, 1998):

1. die Behandlung geht mit einem detaillierten therapeutischen Protokoll einher;
2. die getesteten Eigenschaften sind klar definiert;
3. die Behandlung wurde in einer stichprobenartigen klinischen Studie getestet; und
4. mindestens zwei Forscherteams konnten die Wirkung der Intervention nachweisen.

Die hier vorgestellten Behandlungen zur Suizidprävention befinden sich in unterschiedlichen Stadien ihrer Bewertung als forschungsbasierte Interventionen im Sinn dieser Kriterien. Wie wir bereits sagten,

2 Die wichtigsten Medikamente in diesem Bereich sind die Serotonin-Wiederaufnahmehemmer (SSRIs).

wurde der Ansatz der Neuen Autorität noch nicht direkt an einer Population suizidgefährdeter Heranwachsender getestet. Seine Wirksamkeit ist jedoch an verschiedenen anderen Bevölkerungsgruppen mit erhöhtem Suizidrisiko getestet worden, darunter: Kinder mit Aufmerksamkeitsdefizit-Hyperaktivitätsstörung (Schorr-Sapir, Gershy, Apter u. Omer, 2021); Kinder mit Angststörungen (Lebowitz, Omer, Hermes u. Scahill, 2014; Lebowitz, Marin, Martino, Shimshoni u. Silverman, 2019); Erwachsene mit Abhängigkeiten (Lebowitz, Dolberger, Nortov u. Omer, 2012) und Jugendliche mit Mediensucht (Sela, 2020). Weiter wurde die Effizienz des Ansatzes auch in diversen Zusammenhängen untersucht, beispielsweise Pflegefamilien (Van Holen, Vanderfaeillie u. Omer, 2016; Van Holen, Vanderfaeillie, Omer u. Vanschoolandt, 2018) und Psychiatrie (Van Gink et al., 2018, 2019). Für jede dieser Konstellationen gibt es ein detailliertes therapeutisches Protokoll.

Bevor wir die Therapien vorstellen, ist es wichtig zu beachten, dass – wie bei allen psychologischen Interventionen – die Elemente, die alle guten Psychotherapien gemeinsam haben, höchstwahrscheinlich die wichtigsten sind. Zu diesen gemeinsamen Elementen zählen: die therapeutische Allianz, ein wertfreier Ansatz und eine wachsende Motivation. Im Zusammenhang mit dem Suizid von Jugendlichen spielen die Eltern eine zentrale Rolle. Daher ist die Fähigkeit, mit ihnen eine therapeutische Allianz einzugehen und sie für die Präventionsbemühungen zu gewinnen, so überaus entscheidend. Zudem müssen die Therapeuten in der Lage sein, offen und direkt über Suizid zu sprechen und auch außerhalb ihrer offiziellen Arbeitsstunden zur Verfügung stehen. Jeder Therapeut, der suizidgefährdete Heranwachsende betreut, muss mit der emotionalen Erfahrung des suizidalen Jugendlichen vertraut sein, unabhängig davon, welchen Ansatz er vertritt. Israel Orbach (1997, 2007) hat viel über diese Aspekte veröffentlicht. Er betonte die Sehnsucht zu leben, die beim suizidgefährdeten Jugendlichen parallel mit dem Wunsch zu sterben einhergeht, und forderte Therapeuten auf, die beängstigenden Erfahrungen dieser jungen Menschen und ihren unerträglichen emotionalen Schmerz nachzuvollziehen. Orbach war davon überzeugt, dass paradoxerweise nur eine unerschrockene Empathie für den Patienten, zu der auch dessen Todessehnsucht gehört, Hoffnung und die Bereitschaft erwecken kann, das Leben zu wählen.

Dialektisch-Behaviorale Therapie

Die Dialektisch-Behaviorale Therapie (DBT) wurde ursprünglich von Marsha Linehan als Ansatz für Erwachsene mit Borderline-Persönlichkeitsstörung entwickelt (Linehan u. Wilks, 2015). Später übernahm man ihn auch für Jugendliche mit derselben Persönlichkeitsstörung (Miller, Rathus u. Linehan, 2007). Die Therapieform basiert auf vier Elementen: individueller Psychotherapie, Gruppentherapie, einer Mehrfamiliengruppe zum Erlernen und Üben von Fähigkeiten und einer Supervisions- und Selbsthilfegruppe für therapeutische Fachkräfte. Die Eltern sind ein untrennbarer Teil dieser Therapie. Sie nehmen an den Sitzungen der Mehrfamiliengruppen zum Erlernen von Kompetenzen teil. Bei Bedarf auch an Einzelsitzungen.

Das dialektische Denken, auf dem der Ansatz basiert, betont die Begegnung zwischen Kontrasten. So ist diese Therapie ebenso validierend wie herausfordernd und spricht die Tendenz zum Zerstören und die Tendenz zum Funktionieren, den Wunsch zu leben und den Wunsch zu sterben gleichermaßen an. Eine weitere dialektische Grundannahme ist, dass der Teenager, obwohl er seine Probleme nicht verursacht hat, doch der Einzige ist, der sie lösen kann. Das Ziel des dialektischen Denkens ist nicht, einen Aspekt überwiegen zu lassen, sondern vielmehr beide Aspekte in einer reicheren Synthese miteinander zu verbinden. Dieser Ansatz ist auch von ostasiatischen Doktrinen beeinflusst (zum Beispiel dem Zen-Buddhismus), etwa in der Anwendung von Mindfulness. Einer seiner Schwerpunkte ist die Validierung der Erfahrung des Jugendlichen: seine Reaktionen werden als signifikant bezeichnet und gelten angesichts seiner aktuell erfahrenen Lebenssituation sogar als vernünftig. Validierung ist ein wichtiges therapeutisches Ziel, nicht nur für den Jugendlichen, sondern auch für die Eltern. Die Validierung der Erfahrung bedeutet jedoch keineswegs eine Legitimierung des Aktes selbst. In einer Therapie bedeutet dialektisches Denken nicht nur eine theoretische Grundthese des Therapeuten. Es wird zu einer gemeinsamen Sprache, mit der der Jugendliche und die Eltern lernen, die entgegengesetzten Aspekte ihrer Erfahrung zu artikulieren und auszuhalten.

Die wichtigste Verhaltenskomponente dieses Ansatzes ist das Erlernen von Fähigkeiten und Fertigkeiten wie Stresstoleranz und Kontrolle von Emotionen. Zudem soll auf der zwischenmenschlichen Ebene eine größere Wirksamkeit entstehen. Diese Fähigkeiten sind auch ein zentrales Ziel der Arbeit mit Eltern. Diese behaviorale Komponente kommt in einer Kombination aus direkten Anweisungen, deren praktischer Übung während und zwischen den Sitzungen und einer positiven Verstärkung der von der Therapeutin wie auch den Eltern erbrachten Ergebnissen zur Geltung.

Die Inhalte einer Einzeltherapie sind hierarchisch strukturiert, wobei lebensbedrohende Verhaltensweisen und Akte der Selbstverletzung oberste Priorität haben. Der nächste Schwerpunkt gilt Verhaltensweisen, die die Behandlung untergraben, zum Beispiel mangelnde Kooperation, Zuspätkommen oder Nichterscheinen bei Terminen. Nur wenn es keine lebensgefährdenden oder die Therapie torpedierenden Inhalte gibt, konzentriert sich das Gespräch auf Inhalte, die mit der Lebensqualität zusammenhängen, darunter Konflikte mit Gleichaltrigen, schulische Probleme oder die Beziehung zu den Eltern.

Zu jeder Sitzung gehört die Besprechung eines wöchentlichen Tagebuchs, in dem der Teenager Verhaltensweisen wie Selbstverletzung, Lebensgefährdung oder andere destruktive Handlungen aufschreibt. Die Überprüfung des Tagebuchs zu Beginn jeder Sitzung bestimmt die Tagesordnung. Sollte es eine suizidale oder eine selbstschädigende Handlung gegeben haben, führen der Teenager und die Therapeutin eine »Verhaltensanalyse« durch, bei der sie die Schwachstellen und Verletzlichkeiten herausarbeiten, die mit dem Vorfall, den Auslösern und den Auswirkungen – zum Beispiel einer positiven oder negativen Verstärkung des problematischen Verhaltens – zusammenhängen könnten. Die Therapeutin ermutigt den Teenager, sie anzurufen, sobald er gegen den Drang zur Selbstverletzung ankämpft oder Hilfe braucht, um eine der genannten Fähigkeiten anzuwenden.

In der Mehrfamiliengruppe erlernen die Teenager und ihre Eltern oder andere Familienmitglieder gemeinsam vier Gruppen von Fähigkeiten und Fertigkeiten:

1. Achtsamkeit (mindfulness) – Sie lernen, ihre Gedanken und ihre Aufmerksamkeit auf die Gegenwart zu richten und sie mit urteilsfreiem Denken und Akzeptanz der Realität zu verbinden.

2. Schmerztoleranz – Die Teilnehmenden wählen eine Reihe von Erfahrungen, die sie für unerträglich halten, und lernen, sie zu betrachten, ohne zu versuchen, sie sofort zu ändern.
3. Emotionsregulation – Die Teilnehmenden erlernen Fähigkeiten zur Kontrolle starker Emotionen wie Wut, Angst und Verzweiflung.
4. Arbeit an zwischenmenschlichen Beziehungen – Die Teilnehmenden erlernen Strategien zur Verbesserung von Beziehungen und zur Konfliktbewältigung. Für die Eltern gibt es dabei ein zweifaches Ziel: die Verbesserung ihres eigenen Verhaltens und als Vorbilder für ihre Kinder zu dienen.

Selbsthilfegruppen für therapeutische Fachkräfte sind ein untrennbares Element dieses Ansatzes. Sie werden unterstützt und ermutigt, therapeutische und persönliche Schwierigkeiten anzusprechen, sie lernen, sich an die therapeutische Hierarchie zu halten und diskutieren die Notwendigkeit, in das Umfeld des Teenagers einzugreifen, zum Beispiel durch Termine mit der Familie, der Schule oder anderen betreuenden Beteiligten. Dies bereichert den Ansatz um eine integrierte systemische Dimension.

Die erste systematische Studie des Dialektisch-Behavioralen Ansatzes konzentrierte sich auf suizidale Heranwachsende mit Borderline-Persönlichkeitsmerkmalen (Rathus u. Miller, 2002). Die Versuchsgruppe erhielt zwölf Wochen lang zusätzlich zu einer Mehrfamilien-Studiengruppe zweimal wöchentlich auch eine individuelle DBT-Therapie. Die Kontrollgruppe erhielt zwölf Wochen lang zweimal wöchentlich eine psychodynamische Therapie, zusätzlich zu einer wöchentlichen Familiensitzung. Hinsichtlich der Zahl der während der Behandlung aufgetretenen Suizidversuche konnte die Studie keine signifikanten Unterschiede zwischen den Gruppen nachweisen. Dennoch gab es bei der DBT-Gruppe während der Behandlung weniger Hospitalisierungen, eine niedrigere Dropout-Rate und einen bedeutenden Rückgang der suizidalen Gedanken, der allgemeinen psychiatrischen Symptome und der Borderline-Persönlichkeitssymptome. Eine weitere Studie desselben Zentrums, die DBT mit einer gewöhnlichen Therapie verglich, wurde in einer Krankenhausabteilung für Jugendliche durchgeführt, die bereits Suizidversuche hinter sich hatten (Katz, Cox, Gunasekara u. Miller, 2004). Dabei stellte man fest, dass die mit einer DBT behandelten Patienten während ihres Krankenhausaufenthalts eine signifikante Verbesserung ihrer Verhaltensstörungen zeigten. Nach Abschluss der Behandlung und eines einjährigen Follow-ups wiesen die Therapie- und die Kontrollgruppe eine ähnliche Verbesserung ihres suizidalen Verhaltens, ihrer depressiven Symptome und ihrer suizidalen Gedanken auf.

DBT und Neue Autorität verfolgen zwar zum Teil übereinstimmende Ziele, benutzen dabei aber unterschiedliche Mittel. Beide Ansätze bemühen sich um Validierung, Selbstkontrolle und Miteinbeziehung von Eltern und Angehörigen. Ein bedeutender Unterschied liegt jedoch darin, dass die Neue Autorität Eltern und andere Parteien aus dem Umfeld des Teenagers auch miteinbezieht, wenn er sich nicht in Therapie befindet und nicht kooperativ ist. Vereinfachend darf man folgende Feststellung treffen: Bei einer DBT dient die Zusammenarbeit mit den Eltern zur Verstärkung der Arbeit mit dem Heranwachsenden, während sie bei der Neuen Autorität ein eigenständiges Ziel darstellt. Ein weiterer Unterschied sind die Ziele, die Mittel und die Sprache, die in der Kommunikation mit den Eltern gebraucht werden. So geht es beim Ansatz der Neuen Autorität schwerpunktmäßig darum, die Eltern, ihre Autorität und ihren Einfluss im Leben des Teenagers und der Familie zu verstärken. Das zentrale Konzept ist die elterliche Verankerung. Das bedeutet vor allem Maßnahmen für eine Verbesserung der Verbundenheit und den gleichzeitigen Widerstand gegen die zerstörerische Tendenz. Wir denken, dass diese Ziele und Konzepte für die meisten Eltern wichtig sind und eine hohe Rekrutierungsrate wie auch eine minimale Abbrecherquote ermöglichen (Omer, 2021).

In Anbetracht der gemeinsamen Ziele scheint eine Kombination mit dem Ansatz der Neuen Autorität vielversprechend. Dementsprechend wurde in den Niederlanden ein Programm entwickelt, das die auf der Neuen Autorität basierte Zusammenarbeit mit den Eltern und die Behandlung von Jugendlichen mittels einer DBT-A verbindet (Van Dongen et al., 2023).[3] Dabei ging man davon aus,

3 Das Programm wurde unter Leitung von Kathelijne van Dongen an der Universität von Leiden entwickelt und gewann einen nationalen Preis für Suizidprävention.

dass Eltern ihre eigene Therapie und Hilfe brauchen, was nicht unbedingt eine 1:1-Kopie der Arbeit mit ihren Kindern bedeutet. Die Neue Autorität lieferte den Organisatoren des Programms das nötige Werkzeug. Die Eltern wurden im Rahmen von Gruppen behandelt. Dieser Rahmen erschwerte es jedoch, ein gemeinsames Treffen mit den Unterstützern zu organisieren. Dafür fanden die Leiter des Programms eine originelle Lösung: Sie planten eine Sonderveranstaltung für alle Eltern, ihre organischen Unterstützer und die Jugendlichen selbst. Dieser Abend hat sich als enorm effektiv und stabilisierend erwiesen. Viele Familien beschreiben ihn als *das* zentrale Ereignis der gesamten Therapie.

Kognitive Verhaltenstherapie in der Suizidprävention

Ein spezifisches Suizid-Präventionsprogramm wurde auch im Rahmen des Ansatzes der kognitiven Verhaltenstherapie (KVT) entwickelt. Dieses Programm diente ursprünglich der Arbeit mit Erwachsenen und wurde später auch für Heranwachsende übernommen, die an Depressionen litten und Suizidversuche hinter sich hatten (Brown et al., 2005; Stanley et al., 2009).

Schwerpunkt der Therapie ist die Interaktion von Gedanken, Emotion und Verhalten. Zur Arbeit auf der kognitiven Ebene gehört es, automatische Gedanken und kognitive Verzerrungen wie zum Beispiel schwarzweiße Denkmuster oder eine katastrophale Sichtweise der Ereignisse zu erkennen, die bekanntlich mit Suizid verbunden sind. Weiter umfasst die therapeutische Arbeit Elemente der Verhaltensaktivierung und der Wiederaufnahme freudiger Aktivitäten sowie die Entwicklung von Problemlösungsfähigkeiten. Diese Elemente zielen darauf ab, Passivität, Anhedonie und erlernte Hilflosigkeit zu verbessern. Die Therapie umfasst auch eine Komponente des emotionalen Bewusstseins, der emotionalen Kontrolle und der Akzeptanz von negativen Emotionen und Stresszuständen. Diese Komponente hat sich erst in der dritten Generation der KVT entwickelt und wurde von der Akzeptanz- und Commitment-Therapie (ACT) (Hayes, Strosahl u. Wilson, 1999) inspiriert. Tatsächlich ist das Programm keine »reine« KVT, sondern eher ein Beispiel für einen integrierten Ansatz, da es auch viele Komponenten der DBT enthält.

Die Therapie beginnt mit dem Entwurf eines Sicherheitsplans (Stanley u. Brown, 2012). Der Therapeut fragt ganz direkt danach, ob die Gefahr bestehe, dass sich der Teenager bis zur nächsten Therapiesitzung selbst verletze. Diese Frage ermöglicht die Erforschung suizidaler Absichten und zielt darauf ab, alternative Reaktionen wachzurufen. Der Sicherheitsplan wird in Zusammenarbeit zwischen Therapeuten, Teenagern und den Eltern entworfen und enthält eine schriftliche Liste von Bewältigungsstrategien. Diese Liste ist hierarchisch aufgebaut, sodass der Teenager zur nächsten Strategie übergehen kann, wenn eine davon nicht funktioniert. Sie umfasst ein breites Spektrum an Maßnahmen, von Selbstberuhigungs- oder Ablenkungstechniken (Musik, Fernsehen, Sport) über die Hilfe von signifikanten Anderen (darunter Eltern oder Fachpersonal) bis hin zu einem dringenden psychologischen Gutachten und die Überweisung in eine Klinik. Eines der wichtigsten Werkzeuge von KVT ist das so genannte »Hoffnungs-Kit«. Zu diesem Bausatz gehört eine Liste von Gründen für das Weiterleben. Die suizidale Person legt Briefe, Bilder oder Objekte in diesen Baukasten, die sie an ihre Lebensgründe erinnern, wenn sich der Suiziddrang bemerkbar macht.

Der erste Therapieabschnitt wird mit einer Kettenanalyse der Ereignisse fortgesetzt, die zu dem versuchten Suizid geführt haben. Sie umfasst die Gedanken, Emotionen und das Verhalten der Person, ebenso wie die Reaktionen signifikanter Anderer und ihrer selbst im Hinblick auf den Suizidversuch. Diese Analyse zieht sich wie ein roter Faden durch die gesamte Therapie. Sie wird anfänglich während der ersten beiden Sitzungen vorgenommen und dann die ganze Therapie hindurch weiterverarbeitet und detailliert. Die Verkettung der Vorfälle ermöglicht es, Defizite in den emotionalen, verhaltensbezogenen und kognitiven Fähigkeiten herauszufiltern, die in der Therapie bearbeitet werden können.

In der mittleren Therapiephase geht es darum, Fähigkeiten wie Verhaltensaktivierung, kognitive Rekonstruktion, emotionale Kontrolle und Stresstoleranz, Problemlösung und zwischenmenschliche/soziale Skills zu erlernen und zu praktizieren. Außerdem sollen vermehrt Aktivitäten auf der Tagesordnung stehen, die den Patienten

Freude bereiten. Die Teenager spielen eine aktive Rolle bei der Auswahl der Fähigkeiten, auf die sich ihre Therapie konzentrieren soll.

Zu Beginn jeder Sitzung bespricht die Therapeutin mit dem Teenager Verhaltensmuster, die lebensbedrohend sind oder die Therapie untergraben. Diese Komponente ist mit der objektiven Hierarchie in der dialektischen Verhaltenstherapie identisch. Der Heranwachsende und seine Therapeutin besprechen die vorausgegangene Sitzung und die dort erteilten Hausaufgaben. Darauf basierend stecken sie dann die wichtigsten Ziele für die aktuelle Sitzung ab. Am Ende der Stunde fassen sie das Gelernte zusammen und beschließen, welche Aufgaben zu Hause geübt werden müssen.

Ein Beispiel für eine solche im Verlauf einer Therapie erlernte Fähigkeit ist die *kognitive Rekonstruktion.* Mithilfe einer Kettenanalyse der Vorfälle identifiziert der Therapeut eine Anzahl von »automatischen« Gedankenmustern, die mit dem Suizidverhalten verbunden sind. Typisch für automatische Gedanken sind zum Beispiel Selbstgespräche der Verzweiflung (»Es hat keinen Sinn!«), Hilflosigkeit (»Ich kann es nicht reparieren!«), Wertlosigkeit (»Ich bin ein Versager«), Mangel an Liebe oder Feindseligkeit (»Jeder hasst mich!«), das Gefühl, eine Last zu sein (»Meinen Eltern ginge es ohne mich viel besser!«) oder das Fehlen eines Grundes, zu leben (»Ich habe nichts, wofür es sich zu leben lohnt!«). Der Therapeut arbeitet mit dem Heranwachsenden daran, wie man alternative Gedanken wachruft, oder auch daran, wie man die negativen Gedanken akzeptiert, ohne zu versuchen, gegen sie anzukämpfen oder sich von ihnen zu destruktiven Handlungen verleiten zu lassen.

Eine weitere Fähigkeit, an der in der mittleren Phase der Therapie gearbeitet wird, ist die Fähigkeit, Stress zu tolerieren und Emotionen zu kontrollieren. Dazu muss man zunächst sein Bewusstsein entwickeln und problematische Gefühle benennen können. Die jugendliche Person lernt, zwischen veränderbaren und unveränderbaren stressverursachenden Situationen zu unterscheiden. Fällt die Antwort positiv aus, konzentriert sich das Gespräch darauf, was aktiv getan werden kann, um eine solche Veränderung herbeizuführen. Wenn die Situation unveränderlich ist, müssen die Fähigkeiten der Stresstoleranz und der Emotionskontrolle aktiviert werden. KVT schreckt nicht davor zurück, scheinbar einfache Strategien zur emotionalen Regulierung anzuwenden, zum Beispiel Musik hören, angenehme Erinnerungen wachrufen, Sport treiben oder Computerspiele spielen. Diese Aktivitäten sprechen die meisten Jugendlichen an und sind daher ein wesentlicher Bestandteil des therapeutischen Dialogs. So können Therapeuten mit ihren Patientinnen zum Beispiel darüber sprechen, welche Art von Musik sie lieben und welche spezifischen Spiele sie spielen werden. Die Bereitschaft des Therapeuten, im Detail über diese verschiedenen Musikgenres oder Spiele zu sprechen, die dem Teenager hilfreich sein könnten, schafft eine wohlwollende mentale Präsenz.

Eine weitere Kompetenz, an der während des mittleren Therapieabschnitts gearbeitet wird, ist die Problemlösung. Mit dem Teenager zusammen untersucht die Therapeutin, welche die Hauptprobleme sind, die sein Leben belasten, darunter Konflikte mit den Eltern, Schwierigkeiten mit Freunden, Lehrern und so weiter. Der Teenager lernt es, sich in problematischen Situationen emotional zu regulieren, Handlungsalternativen zu aktivieren und die Vor- und Nachteile jeder dieser Alternativen abzuwägen. Zum Abschluss des Prozesses entscheidet sich der Teenager für eine leidlich gute Alternative, versucht sie zu üben und sich selbst zu ermutigen, den Prozess zu bestehen. Diese Technik lehrt Teenager, mit kleineren und größeren Herausforderungen umzugehen.

Der letzte Abschnitt der Therapie ist der Zusammenfassung und der Rückfallprävention gewidmet. Dieser Prozess besteht aus vier Stufen: Zunächst wird dem Teenager und seinen Eltern die Aufgabe erklärt. Im Anschluss daran wird der Teenager gebeten, mithilfe von geführten Gedankenbildern die Abfolge der Ereignisse aufs Neue zu »durchleben«, die zu seinem suizidalen Zustand geführt haben. Dann fordert man ihn auf, sich diese Abfolge noch einmal vorzustellen, diesmal jedoch unter Anwendung der in der Therapie erlernten und geübten Fähigkeiten. Zum Abschluss wird der Teenager aufgefordert, sich vorzustellen, wann und wie er diese Fähigkeiten bei zukünftigen Krisen einsetzen kann.

KVT für depressiv-suizidale Jugendliche wurde erstmals in einem breit angelegten, vom »US National Institute of Mental Health« unterstützten Forschungsprojekt untersucht. Die Studie verglich drei Gruppen: KVT unter Verabreichung von Antidepressiva, KVT ohne Medikamente und eine rein medikamentöse Therapie. Die Behandlungen umfassten eine zwölfwöchige akute Therapiephase und eine sechsmonatige Nachbeobachtungszeit (Brent et al., 2009). Diese Erststudie zeigte ebenso wie die folgenden Studien, dass KVT zu einem Rückgang der suizidalen Gedanken und des suizidalen Verhaltens bei Jugendlichen führt, die bereits einen Suizidversuch unternommen hatten. Im Vergleich mit einer rein medikamentösen Behandlung konnte die Psychotherapie jedoch keinerlei Vorteile aufweisen. Die vielversprechendsten Ergebnisse zeigte in diesen Studien eine mit Antidepressiva verbundene KVT (Brent et al., 2011; Stanley et al., 2009; Turner, 2009).

In diesen Studien waren die kognitiven Verhaltenstherapien vorwiegend individuell. Eltern wurden nur sofern nötig miteinbezogen, gehörten jedoch nicht zum Standardprotokoll.

Wir vermuten, dass die Ergebnisse auf die Notwendigkeit einer systematischen und intensiven Beteiligung der Eltern und eventuell auch anderer Unterstützer hinweisen. Weite Teile des therapeutischen Protokolls, darunter der Sicherheitsplan, das Erstellen eines Hoffnungs-Kits und der Rückfallpräventionsplan stimmen mit dem Ansatz der Neuen Autorität überein. Eines der Ziele unserer Arbeit mit Eltern und Unterstützern ist es, im Geist des Jugendlichen eine ungebrochene mentale Präsenz zu schaffen, die imstande ist, die Intensität der Todesgedanken zu mindern und die Lebensgedanken zu verstärken. Das bereichert den inneren Dialog des Teenagers um ein System zwischenmenschlicher Erinnerungshilfen. In dieser Situation hängt die Kraft der lebensverstärkenden Gedanken nicht nur von der Fähigkeit des Teenagers ab, sie hervorzurufen, sondern wird zugleich durch die wohlwollende Präsenz der Eltern und Unterstützer verstärkt. Zum Beispiel können Unterstützer, die ein gutes Verhältnis zu dem Teenager haben, ihm helfen, das »Hoffnungs-Kit« zu entwickeln. Sie können ihre eigenen Gründe hinzufügen (»Ich werde nicht auf unseren Plan verzichten, diesen Marathonlauf gemeinsam zu bestehen«) oder die vom Teenager angeführten Gründe verstärken, zum Beispiel, indem sie Bilder und Geschichten hinzufügen, die mit den vom Teenager genannten positiven Inhalten verbunden sind. Die beiden Ansätze bereichern sich gegenseitig. Inspiriert durch den KVT-Präventionsplan haben wir daher in unserer Methode ein Parallelprogramm entwickelt.

Interpersonelle Therapie für Jugendliche

Die interpersonelle Therapie ist eine fokussierte, auf zwölf Sitzungen begrenzte Kurzzeittherapie, die ursprünglich für depressive Erwachsene entwickelt wurde (Weissman et al., 2000). Später wurde der Ansatz auch für Heranwachsende übernommen, die an einer nicht-bipolaren oder psychotischen Depression litten (Mufson et al., 2004; Samoilov, 1994). Weiter wurde die Therapie an ein präventionsorientiertes Gruppenformat angepasst, um junge Menschen zu erkennen, die Gefahr laufen, eine klinische Depression zu entwickeln (Young et al., 2019). Vor nicht allzu langer Zeit wurde sie schließlich auch für nicht-suizidale depressive Jugendliche mit Selbstverletzungsneigungen (Jacobson u. Mufson, 2012) sowie für suizidgefährdete depressive Kinder und Jugendliche (Klomek, Catalan u. Apter, 2021) übernommen.

Eine zentrale Ausgangsthese des Ansatzes ist, dass Depressionen und suizidale Krisen die zwischenmenschlichen Beziehungen zwischen den Patienten und wichtigen Bezugspersonen in ihrem Leben maßgebend beeinflussen und von ihnen beeinflusst werden. Somit ist es das therapeutische Ziel, die depressiven Symptome und das Risiko von suizidalem Verhalten durch eine Verbesserung des sozialen Miteinanders zu reduzieren, und alternativ dazu durch eine Milderung der Depression zu einer Verbesserung desselben zu führen.

In der Therapie werden die beobachtbaren Symptome einer Depression im Zusammenhang mit vier Problembereichen untersucht:

1. Trauer – Verlust einer nahestehenden Person;
2. zwischenmenschliche Defizite – Konflikte mit dem Freundeskreis/Lehrkräften/Eltern/Geschwistern;
3. Rollenwechsel – und andere bedeutende Übergänge, die wichtige Lebensereignisse darstellen;
4. Schwierigkeiten oder Defizite bei zwischenmenschlichen Kompetenzen.

Der hauptsächliche Problembereich wird am Ende des ersten Therapieabschnitts abgesteckt. Manchmal hat eine Patientin eine ganze Reihe von Problembereichen. Dennoch ist es wichtig, Prioritäten festzulegen und zu beschließen, welcher davon zuerst bearbeitet werden sollte.

Bei der für Jugendliche mit nicht-suizidaler Selbstverletzung entwickelten Version (Jacobson u. Mufson, 2012) wurde das Behandlungsprotokoll um eine Reihe neuer Elemente erweitert, darunter: Bewertung der Häufigkeit und Schwere der Selbstverletzung, psychologische Aufklärung über Selbstverletzung, Untersuchung der Motivation des Jugendlichen zur Selbstverletzung und eine Erweiterung der Sicherheitsvorkehrungen. Zu letzteren gehören auch die Verfügbarkeit der Therapeutin rund um die Uhr und ein Überwachungsprotokoll zur Dokumentation des selbstverletzenden Verhaltens. Schon ab Beginn der ersten Therapiephase arbeiten Teenager und Therapeutin zusammen, um alternative Verhaltensweisen zu entwickeln. Zum Beispiel, Eiswürfel in die Hand zu nehmen, anstatt Körpergewebe zu verletzen.

Die für depressive Jugendliche in suizidalen Krisen entwickelte Version wurde zunächst in einer ambulanten Klinik eingesetzt. Diese Therapie ist länger und intensiver als die anderen Versionen der interpersonellen Therapie. Sie umfasst sechzehn Sitzungen zweimal in der Woche und zwölf weitere wöchentliche Sitzungen. Die Notwendigkeit einer stärkeren Miteinbeziehung von Eltern führte zur Entwicklung eines erweiterten Programms mit zwölf zusätzlichen Sitzungen.

Die Therapie umfasst drei Stufen. Die erste ist der Entwicklung eines Sicherheitsplans, einer Kettenanalyse der zwischenmenschlichen Vorfälle, die zum suizidalen Zustand geführt haben, und dem Beginn der Arbeit an der emotionalen Kontrolle und Kompetenzen im Umgang mit anderen gewidmet. Der Sicherheitsplan geht auf jene zwischenmenschlichen Komponenten ein, die das Suizidrisiko erhöhen könnten, ebenso wie auf die Menschen, die während einer akuten Krisenphase helfen könnten, und die Fähigkeit des Teenagers, um Hilfe zu bitten und seine Bedürfnisse mitzuteilen. Weiter gehört zur ersten Phase auch eine Komponente der psychologischen Aufklärung (Psychoedukation), während derer Teenager und Eltern erfahren, dass das Kind an einer Krankheit leidet, die mit jeder anderen Krankheit vergleichbar ist. Diese Erklärung soll ermöglichen, dem Teenager gegenüber eine empathische und kritikfreie Haltung zu beziehen. Dennoch bedeuten Anerkennung und empathische Haltung keineswegs ein Einverständnis mit mangelhafter »Funktion«. Die Eltern müssen die Teilnahme ihres Kindes an normalen, altersgerechten Aktivitäten fördern und dafür sorgen, dass es auch in der Schule wieder funktioniert. Sie lernen, die Neigung des Teenagers, im Bett zu bleiben, Schule zu versäumen oder sich in sein Zimmer einzusperren, auf empathische und unterstützende Weise zu bekämpfen. Zwischenmenschliche Fähigkeiten und emotionale Kontrolle werden schon ab der ersten Therapiephase erlernt und praktiziert.

Eine weitere Aufgabe während dieser ersten Phase ist es, eine Skizze von Kreisen der Nähe zu entwerfen – gemeint ist eine visuelle Veranschaulichung der zwischenmenschlichen Beziehungen des Jugendlichen. Dabei soll der Patient seine verschiedenen Beziehungen in Kreisen anordnen, die den Grad ihrer Intimität und Bedeutung zeigen. Die bildliche Darstellung dieser Kreise dient der systematischen Überprüfung signifikanter Beziehungen. Zur interpersonellen Befragung gehört es, die gegenseitigen Beziehungen des Teenagers zu signifikanten Anderen zu verstehen, die Erwartungen, die er in diese Beziehungen setzt, die befriedigenden beziehungsweise unbefriedigenden Aspekte dieser Beziehungen und die Veränderungen, die er darin gern sehen würde. Dazu gehören Fragen wie: »Was magst du an deiner Beziehung zu X?«, »Was sind die negativen Aspekte dieser Beziehung?«, »Was würdest du an dieser Beziehung gerne beibehalten beziehungsweise ändern?«, »Inwiefern hat deine Depression diese Beziehung beeinflusst?« und »Inwiefern hat diese Beziehung deine Depression beeinflusst?«. Bei Abschluss dieser ersten Therapiephase wird der thematische Schwerpunkt, der Problembereich dieser Therapie, definiert sein.

Im Verlauf des mittleren Abschnitts der interpersonellen Therapie üben Teenager ihre Kommunikationsfähigkeiten, ihre emotionale Kontrolle und Problemlösung im zwischenmenschlichen Bereich. Beispiele für eine ineffektive Kommunikation sind eine indirekte oder unklare Kommunikation, eine feindselige oder kritikreiche Kommunikation, eine Kommunikation, die auf Fehlvorstellungen hinsichtlich der zwischenmenschlichen Beziehungen beruht, sowie die Meidung von Kommunikation. Therapeutisches Ziel ist, die problematischen Kommunikationsmuster zu reduzieren und die Fähigkeit des Teenagers zu entwickeln, seine Gefühle, Bedürfnisse und Meinungen auf adaptive Weise auszudrucken.

Die Verbesserung der Kommunikation beginnt mit der sorgfältigen Untersuchung eines problematischen Vorfalls, zum Beispiel eines Streits, der sich zwischen dem Teenager und einer anderen Person zugetragen hat. Bei der Analyse wird der Vorfall in unabhängige Aussagen zerlegt. So können die Punkte, bei denen die Kommunikation des Teenagers ineffektiv war, identifiziert werden. Im Dialog mit dem Therapeuten sowie mithilfe von Rollenspielen lernen die Teenager, ihre problematischen Kommunikationsmuster zu erkennen und durch anpassungsfähigere Muster zu ersetzen. Bei diesem Verfahren lernen die Teenager den Einfluss ihrer Worte auf andere kennen und entwickeln eine bewusste Wahrnehmung für die Emotionen, die sie zum Ausdruck bringen. Gleichzeitig entwickeln sie ein Gespür für die Auswirkungen auf ihre eigenen Emotionen, ihre eigenen Reaktionen und die Reaktionen anderer. Zwischen den Terminen bekommen die Teenager Aufgaben zur Übung der erlernten Fähigkeiten. Der letzte Therapieabschnitt endet mit einem Rückblick und einer Zusammenfassung der erlernten Fähigkeiten und zugleich mit einem Gespräch darüber, inwiefern deren Anwendung ein Wiederauftreten der Depression beziehungsweise des Suiziddrangs verhindern kann.

Die erste Studie einer interpersonellen Therapie mit Heranwachsenden im Alter von zwölf bis achtzehn Jahren zeigte eine signifikante Verringerung der depressiven Symptome sowie eine Verbesserung der zwischenmenschlichen Funktionsfähigkeit (Mufson et al., 1994). In der einjährigen Nachbeobachtung wurde festgestellt, dass die Teenager ihre Erfolge beibehalten konnten. Andere Studien zeigen den Vorteil der interpersonellen Therapie gegenüber einer Kontrollgruppe, die eine monatliche Sitzung zur klinischen Überwachung und ein halbstündiges wöchentliches Telefongespräch bekam (Mufson et al., 2004).

Eltern spielen bei der interpersonellen Depressionstherapie und deren Anpassungen zur Behandlung von Selbstschädigung und Suizidverhinderung eine bedeutende Rolle. In der ersten Phase werden sie über Depressionen und die damit verbundenen Behinderungen, Suizidprävention sowie die Verfahren und Ziele der Therapie aufgeklärt. Die Therapeutin betont die Notwendigkeit der elterlichen Unterstützung zur Überwindung der Krise. In jeder Therapie wird auch Kontakt zur Schule aufgenommen, sowohl um Informationen zu übermitteln als auch, um die Schule in den therapeutischen Plan miteinzubeziehen. Während der mittleren Therapiephase werden die Eltern aufgefordert, so oft teilzunehmen, wie es für die Arbeit an ihrer Kommunikation mit ihrem Kind erforderlich ist. In der Abschlussphase nehmen die Eltern an den Terminen der Teenager teil, um deren Fortschritte, die familiären Veränderungen und zwischenmenschliche Themen zu besprechen, die in der Zukunft auftreten könnten. Ein weiteres Thema ist es, einem möglichen Rückfall vorzubeugen.

Die Fokussierung des interpersonellen Ansatzes auf aktuelle zwischenmenschliche Beziehungen und seine Betonung der Einbeziehung von Eltern und anderen signifikanten Personen hat viel mit dem Ansatz der Neuen Autorität gemeinsam. Im sechsten Kapitel werden wir ein ausführliches Beispiel für eine Verbindung aus diesen beiden Ansätzen vorstellen. Aktuell arbeiten wir an der Entwicklung eines Konzepts, das die Arbeit mit Eltern im Geist der Neuen Autorität und die Arbeit mit Teenagern im Geist der interpersonellen Therapie systematisch miteinander verbindet.

Bindungsbasierte Familientherapie

Die bindungsbasierte Familientherapie ist die erste Familientherapie, die mit einem detaillierten Behandlungsprotokoll ausgestattet ist, das sich auf mit Depressionen und Suizid von Jugendlichen assoziierte familiäre Prozesse fokussiert (Diamond, Reis, Diamond, Siqueland u. Isaacs, 2002). Ihr Ziel ist es, die Risse in der Eltern-Kind-Beziehung zu reparieren, eine sichere Basis zu schaffen und den emotionalen Schutz zu fördern. Diese Therapieform wurde in den USA entwickelt und basiert auf einem emotionsfokussierten Ansatz. Sie besteht aus wöchentlichen sechzig- bis neunzigminütigen Sitzungen über einen Zeitraum von zwölf bis sechzehn Wochen. Einige dieser Sitzungen finden mit dem Teenager allein statt, andere allein mit den Eltern und wieder andere mit Eltern und Teenagern zusammen. Der Ansatz wurde in vielen Ländern übernommen, darunter Israel, Australien, Belgien, Norwegen und Schweden. Weiter wurde die Behandlung auch für lesbische, homosexuelle und bisexuelle Heranwachsende angepasst (Diamond et al., 2012).

Er basiert auf einer bindungsorientierten Depressionstherapie, die davon ausgeht, dass die Qualität der familiären Beziehungen Depressionen, Suizidgedanken und Suizidrisiko katalysieren, verschlechtern oder verhindern kann. Das Modell setzt voraus, dass familiäre Schwierigkeiten wie Vernachlässigung, Missbrauch oder ein negatives elterliches Umfeld einen entscheidenden Einfluss auf die Entwicklung von Depressionen und Suizid bei Jugendlichen nehmen. Solchen Familien fehlen die unerlässlichen Funktionen eines sicheren Hafens und einer sicheren Basis, die für die Entwicklung einer stabilen Bindung und emotionaler Kontrolle notwendig sind. Diese jungen Menschen können Depressionen erleben, die auf Schwierigkeiten in der Beziehung zurückzuführen sind oder auf die Unfähigkeit, sich in Notsituationen innerhalb oder außerhalb des Hauses an die Familie zu wenden, um Unterstützung zu erhalten. Ziel der Therapie ist es, die Beziehung zwischen Eltern und Jugendlichen zu stärken oder zu reparieren und die familiäre Kommunikation zu verbessern. Sobald die Rolle des sicheren Hafens und der sicheren Basis wiederhergestellt ist, werden die Eltern zu einer Quelle der Unterstützung, die es den Teenagern ermöglicht, mit Druck umzugehen, Effizienz zu erleben und eine gesunde Autonomie zu entwickeln.

Wir fragen uns, warum sich nur ein so kleiner Teil der vorherrschenden Therapieformen für Depressionen und Suizid bei Heranwachsenden auf die Eltern konzentriert. Die oben besprochenen Behandlungsformen beinhalten alle eine Komponente der Arbeit mit den Eltern, aber der Gesamteindruck ist, dass deren Beteiligung relativ marginal bleibt und dass sie nicht immer mit dem praktischen Werkzeug ausgestattet werden, das sie befähigt, mit der Suizidgefahr umzugehen. In dieser Hinsicht stellt die bindungsbasierte Familientherapie eine Ausnahme dar.

Ziele dieser Therapie sind die Verbesserung der Kommunikation, die Stärkung des Vertrauens und die Förderung der elterlichen Fähigkeit, ihrem Kind als Quelle der Unterstützung und des Schutzes zu dienen. Die Intervention ermöglicht es Eltern und Kindern, gemeinsam Kommunikationsfähigkeiten, Emotionskontrolle und interpersonelle Problemlösung zu erlernen. Gleichzeitig fördert die therapeutische Fachkraft interne und zwischenmenschliche Veränderungen. Im Rahmen ihrer Behandlung lernen Heranwachsende, direkter zu sein und sich besser zu beherrschen. Die Eltern hingegen lernen, reaktiver, neugieriger (aber nicht invasiver), unterstützender und im Hinblick auf die Emotionen des Kindes und seine kritische Haltung ihnen gegenüber weniger protektiv zu sein.

Die Behandlung hat fünf Hauptaufgaben:

1. Die in der Beziehung zwischen ihm und seinen Eltern verwurzelten Schwierigkeiten des Teenagers anzusprechen, anstatt sie als internes Problem des suizidalen Jugendlichen zu betrachten.
2. Eine therapeutische Allianz mit dem Teenager herzustellen – während ihrer persönlichen Termine mit den Teenagern werden sie von den Therapeuten ermutigt, offen über ihren Schmerz und ihre Schwierigkeiten mit ihren Eltern zu sprechen.
3. Eine therapeutische Allianz mit den Eltern zu schaffen – in ihren Sitzungen mit den Eltern allein konzentrieren sich die Therapeutinnen auf die Ursachen der gegenwärtigen und vergangenen elterlichen Not, einschließlich ihrer eigenen Bindungsschwierigkeiten. Eines der Ziele der Gespräche mit Eltern ist die Wiederbelebung ihres natürlichem Schutzinstinkts und Bedürfnisses, für ihr Kind zu sorgen.
4. Die Bindung wiederherzustellen – sie wird bei den gemeinsamen Terminen mit dem Kind und den Eltern zusammen bearbeitet. Bei diesen Sitzungen befindet sich das Kind in einer Art von Schutzzone und hat nun die Gelegenheit, seine Gedanken und Gefühle mit seinen Eltern zu teilen. Es kann dabei auch über die schmerzlichen Erfahrungen sprechen, die es in seiner Beziehung zu ihnen in der Vergangenheit und in der Gegenwart erlebt hat. Die Eltern ihrerseits lernen, darauf weniger defensiv zu reagieren, sondern vielmehr ihre Bereitschaft zu entwickeln, sich den Erfahrungen und geladenen Emotionen ihres Kindes offen und mutig zu stellen. Dieser Diskurs hilft dem Teenager, seine Erfahrungen zu verarbeiten, negative Beziehungsmuster anzusprechen und neue Wege der Kommunikation, Konfliktlösung und Emotionskontrolle zu üben.
5. Zwischenmenschliche Beziehungen zu suchen, die über die Beziehung zu den Eltern hinausgehen. Bei diesen Terminen lernen

Teenager, die positiven Aspekte ihrer Beziehungen zu ihren Altersgenossen zu entwickeln und dabei gleichzeitig die Beziehungen zu ihren Eltern beizubehalten.

Die Effizienz des Ansatzes wurde in diversen Studien getestet, bei denen diese Behandlungsform mit verschiedenen Arten von Kontrollgruppen verglichen wurde (zum Beispiel einer unterstützenden Behandlung des Teenagers allein oder einer Warteliste). Das kumulative Ergebnis dieser Studien ist, dass eine bindungsbasierte Familientherapie zu einem signifikanten Rückgang der Depressionen führt, die familiäre Bindung und ihre Qualität verbessert und einen Rückgang von Suizidgedanken und Suizidversuchen bewirkt (Diamond et al., 2021).

Fazit

Wie wir sehen konnten, gibt es verschiedene Arten von Psychotherapien, die sich in der Arbeit mit suizidalen Jugendlichen als wirksam erwiesen haben. Dennoch glauben wir, dass der Ansatz der Neuen Autorität entweder als Erweiterung einer vorhandenen Therapie oder als eigenständige Intervention hinzugefügt werden sollte. Dafür besteht eine Reihe von Gründen.

Die herkömmlichen Psychotherapien setzen voraus, dass eine Kooperation mit dem Teenager besteht oder erreichbar werden kann. Das ist nicht immer der Fall. Häufig verweigern Jugendliche die Kooperation oder geben nur vor, zu kooperieren. Man weiß, dass der Aufbau einer stabilen therapeutischen Allianz mit Heranwachsenden eine besondere Herausforderung darstellt. Der Ansatz der Neuen Autorität ermöglicht es, sogar dann zu arbeiten, wenn ein Teenager die Kooperation verweigert. Denn mindestens in einem Bereich, in dem sich der Ansatz als wirksam erwiesen hat (bei Kindern mit Angststörungen), stimmten Kinder, die eine Einzeltherapie zu Beginn abgelehnt hatten, dieser zu, nachdem die Eltern eine Reihe von Neue Autorität-Sitzungen durchlaufen hatten (Lebowitz et al., 2014). Wir hoffen, dass dasselbe auch mit suizidalen Teenagern geschehen wird, die eine individuelle Therapie anfangs verweigern.

Ein weiterer Grund ist, dass die Neue Autorität Strategien anbietet, die nicht nur für depressionsbedingte suizidale Krisen geeignet sind, sondern auch für aggressive Suiziddrohungen, die im Rahmen eines Konflikts zwischen dem Kind und seinen Eltern oder anderen für dieses Kind verantwortlichen Erwachsenen ausgesprochen werden. In dieser Situation zielt die Anwendung der Prinzipien der Neuen Autorität bei der Arbeit mit Eltern und Erziehenden nicht nur darauf ab, die negative Dynamik der Drohung – Erpressung, Eskalation oder elterliches Nachgeben – zu stoppen, sondern auch das potenzielle Suizidrisiko zu verringern, das in jeder Drohung enthalten ist, selbst wenn sie so wirkt, als sei sie rein »demonstrativ« oder »manipulativ«. In diesen Fällen hat die Umgebung die doppelte Aufgabe zu schützen und Widerstand zu leisten. Die Elemente des gewaltlosen Widerstands, die einen wichtigen Teil des Ansatzes der neuen Autorität ausmachen, verleihen ihm den Vorteil, wenn es nötig wird, nicht nur das Kind, sondern auch seine Eltern zu schützen, beide zu unterstützen und den Eltern zu helfen, den destruktiven Handlungen ihres Kindes wirksam zu widerstehen, ohne die Situation eskalieren zu lassen.

Wir haben gesehen, dass die individuellen Suizidpräventionsansätze für Jugendliche versuchen, ihren Anwendungsbereich auf die Eltern und das familiäre und schulische Umfeld auszudehnen. Die in diesen Therapieformen ausgebildeten Fachkräfte besitzen jedoch nicht immer die erforderlichen Fähigkeiten, um ihre Aktivitäten auf die genannten Kreise zu erweitern. Der Ansatz der Neuen Autorität hingegen verfügt über Lösungen, die eine produktive Erweiterung der Interventionskreise erleichtern. Die Fähigkeit, Eltern, weitere Familienangehörige, Fachpersonal aus der Schule oder andere Vertreter der Gemeinschaft zu rekrutieren, ist einer der wichtigsten Vorteile unseres Ansatzes.

Wie zu Beginn dieses Kapitels festgestellt, »drängt« die Suizidprävention Therapeuten dazu, unterschiedliche Ansätze zu integrieren. Unsere Beratungsgespräche mit Therapeuten aus unterschiedlichen Ansätzen und Freiwilligen aus Organisationen zur Suizidprävention haben gezeigt, dass bei ihnen eine hohe Bereitschaft besteht, die Konzepte und Werkzeuge unseres Ansatzes zu erlernen und anzuwenden. Das erinnert uns an das Tempo, mit dem sich Ideen wie ein

Sicherheitsplan und Techniken zur Emotionskontrolle und Rückfallprävention von den Ansätzen, in deren Rahmen sie entwickelt wurden, auf alle anderen Ansätze ausgeweitet haben. Wir hoffen, dass das, was wir in der Suizidprävention bei Heranwachsenden anzubieten haben, nicht nur von denjenigen begrüßt wird, die die Neue Autorität praktizieren wollen, sondern von jedem, der es als seine ultimative Mission betrachtet, Suizid zu verhindern.

Zweites Kapitel: Suizid und Suiziddrohungen aus der Perspektive der Neuen Autorität

Die Situationen, in denen sich die Frage eines Suizidrisikos stellt, können grob in zwei Kategorien unterteilt werden:

1. Situationen, in denen Jugendliche ernsthaft beabsichtigen, Suizid zu begehen. Wir werden diese Situationen als Ausdruck einer real bestehenden Suizidgefahr bezeichnen.
2. Drohungen, die ausgesprochen werden, um die Eltern oder andere Erwachsene einzuschüchtern, zum Beispiel, weil es im Vorfeld Streit mit den Eltern gegeben hat, die die Handyrechnung nicht mehr zahlen wollen. Diese Situationen werden wir als Suiziddrohungen bezeichnen. Nicht selten treten die Elemente beider Kategorien allerdings gleichzeitig auf – also das Element einer echten Suizidgefahr kombiniert mit dem Element einer Suiziddrohung.

Obwohl es über Suizid umfangreiche Fachliteratur gibt, stehen uns nur sehr wenige Arbeiten zur Verfügung, die sich mit dem direkten Dialog befassen, den Eltern angesichts von Suiziddrohungen mit ihrem heranwachsenden Kind führen. Über die grundlegende Verbindung zwischen Eltern und Teenager ist viel geschrieben worden (z. B. aus der Perspektive der Bindungstheorie), und ebenso viel über die Beurteilung einer Suizidgefahr. Generell lautet die Empfehlung dazu, angesichts einer expliziten Drohung oder angesichts von Signalen, die auf ein Risiko hinweisen, eine klinische Beurteilung des Gefährdungsgrads vorzunehmen. Grob gesagt liegt der Schwerpunkt bei der Beurteilung auf der Unterteilung in eine der beiden oben beschriebenen Kategorien. Die Kategorie, der die Drohung eher zugeordnet werden kann, gibt die Richtung der Behandlung vor. Als echte Suizidrisiken eingestufte Situationen werden mit hohem Dringlichkeitsgrad behandelt. Die Wartezeiten auf den Therapiebeginn werden verkürzt und die Chancen auf eine vorbeugende psychiatrische Behandlung oder einen Krankenhausaufenthalt erhöhen sich. Bei Situationen, die als Suiziddrohung eingestuft werden, das heißt, wenn keine unmittelbare Gefahr besteht, ist die therapeutische Reaktion weniger dringend. In den meisten dieser Fälle werden die Jugendlichen an eine individuelle Psychotherapie überwiesen. Manchmal werden diese Drohungen als Hilferufe oder auch als Einschüchterungsdrohungen bezeichnet, also als Versuche, die Eltern so zu erschrecken, dass sie ihre Forderungen fallen lassen oder den Wünschen des Teenagers nachgeben. Einschüchterungsdrohungen werden mitunter auch als »demonstrativ« bezeichnet. Das ist eine problematische Abwertung, nicht zuletzt, weil sie die Interaktion zwischen Erwachsenen und Heranwachsenden zur Eskalation führen kann. Eine Drohung als »Hilferuf« zu bezeichnen, ist zwar nicht abwertend, kann aber dennoch irreführend sein, wenn die Drohung deshalb nicht als real betrachtet wird, sondern als etwas, das ein anderes Ziel bezweckt.

Die Unterscheidung zwischen einem »echten Suizidrisiko« und einer »Suiziddrohung« ist natürlich. Anzeichen für diese Unterscheidung finden sich auch in unseren früheren Arbeiten. Ich (Haim Omer) war Co-Autor von zwei Artikeln über Suizid. Der Titel des ersten davon lautet »Was würden Sie der Person auf dem Dach sagen?« (»What would you say to the person on the roof?: A suicide prevention text«; Elitzur u. Omer, 2001). Darin geht es ausschließlich um die erste Kategorie, nämlich um Personen, die unmittelbar vor dem Suizid stehen. In einem weiteren Artikel ging es um Drohungen von Teenagern, die während eines Streits ausgesprochen werden, um die Eltern zum Nachgeben zu bewegen (Omer u. Dulberger, 2015). Die Kluft zwischen diesen beiden Situationen erschien uns damals so tief, dass wir die erste Situation im zweiten Artikel gar nicht erwähnten. Tatsächlich zeigten die beiden ein sehr unterschiedliches klinisches Bild. Teenager, die in die erste Kategorie passen, befinden sich oft in einem Zustand der Verzweiflung und tiefen Depression. Teenager aus der zweiten Kategorie verhalten sich oft fordernd und aggressiv. Je mehr Erfahrung wir jedoch mit Suizid und Suiziddrohungen gewannen, desto deutlicher erkannten wir, wie viel die beiden Situationen dennoch gemein hatten. In diesem

Buch wollen wir einen einheitlichen Ansatz für die beiden Situationen vorstellen und uns auf ein tatsächliches Suizidrisiko und Suiziddrohungen als zwei Phänotypen eines Problems mit großen Ähnlichkeiten beziehen. Eine einheitliche Herangehensweise an die beiden Situationen ist vor allem deshalb erforderlich, weil sich viele Fälle nicht eindeutig kategorisieren lassen. Tatsächlich enthält jede Suiziddrohung einen beträchtlichen Kern von tatsächlicher Suizidgefahr, und jeder Fall einer tatsächlichen Suizidgefahr enthält den Versuch, die Interaktion zu beeinflussen, manchmal auch durch Zwang.

Der breite gemeinsame Nenner von Suiziddrohung und tatsächlicher Suizidgefahr

Die Einsicht, dass jede Suiziddrohung einen bedeutenden Kern von tatsächlicher Suizidgefahr enthält, führt zu dem Schluss, dass wir das Etikett »demonstrative Drohung« zurückweisen sollten. Allein schon seine Anwendung kann das Risiko einer Eskalation der Lage erhöhen und dem Teenager das Gefühl geben, er müsse die Ernsthaftigkeit seiner Absicht beweisen. Eltern reagieren gut auf den Vorschlag, dieses Etikett abzulehnen, unter anderem, weil sie seine Verwendung sowohl als Kränkung ihres Kindes als auch ihrer selbst empfinden. Andererseits kann eine respektvolle und einfühlsame Haltung zum Leiden des Teenagers und dem Schmerz, der ihn dazu gebracht hat, seine Drohung auszusprechen, den Schweregrad des Suizidrisikos verringern und die Interaktion verbessern.

Eine weitere Gemeinsamkeit besteht darin, dass beide Situationen eine Komponente von Wut und Destruktivität enthalten. Suizid ist eine der schwersten Gewalttaten überhaupt, weil der Jugendliche dabei nicht nur sein eigenes Leben zerstört, sondern auch das seiner Eltern, seiner Familie und anderer Menschen, denen er wichtig ist. Sogar Fälle ohne den expliziten Versuch, die Eltern unter Druck zu setzen, können destruktive Wut enthalten. Das wird leicht übersehen, vor allem dann, wenn sich die suizidale Neigung durch Depressionen und Verschlossenheit ausdrückt. Je näher der Jugendliche dem Akt des Suizids kommt, desto mehr Wut und zerstörerischen Schwung braucht er, um die Bande zu zerreißen, die ihn an das Leben binden.

Selbst bei Suizidversuchen, die vermeintlich im Verborgenen stattfinden, zum Beispiel durch das Schlucken von Tabletten, brauchen Heranwachsende die Wut der Verzweiflung, um sich in diesen Abgrund zu stürzen. Das gilt umso mehr für Jugendliche, die sich die Pulsadern aufschneiden, sich erhängen oder erschießen. Ein Coaching der Eltern im Geiste der Neuen Autorität befähigt sie, sich unerschütterlich an die Seite des Teenagers und gegen seine Suizidabsichten zu stellen, ohne nachzugeben oder zurückzustecken. Dann macht der Jugendliche die Erfahrung, dass die Eltern sich nicht von seiner Wut mitreißen lassen oder panisch zurückweichen, sondern entschlossen um sein Leben kämpfen.

Ein drittes Merkmal, das beide Situationen miteinander teilen, ist die Notwendigkeit einer Validierung. In beiden Fällen braucht der Jugendliche eine Resonanz der Menschen in seinem Umfeld, die zeigt, dass sie die Tiefe seines Leidens und die Ernsthaftigkeit seiner Suizidabsicht erkennen. Validierung bedeutet, dass das Leiden auf eine Weise anerkannt wird, die dem Teenager beweist, dass er nicht alleine ist und dass seine Gefühle und Absichten verstanden und ernst genommen werden.

Trotz ihres tiefen Bedürfnisses nach Validierung sind diese jungen Menschen oft auf einem Pfad unterwegs, der sie zum Verbindungsabbruch führt und ihre Einsamkeit vertieft. Unabhängig davon, ob diese Trennung das Ergebnis ihres Rückzugs und ihrer Kontaktverweigerung oder einer Beziehungseskalation ist – das Resultat bleibt dasselbe. Der Teenager fühlt sich verlassen, missachtet oder in eine Ecke gedrängt. Der Prozess der Loslösung erzeugt eine Blase, die ihn in einem undurchlässigen zwischenmenschlichen Raum verschließt. Manchmal ist diese Blase beabsichtigt: Menschen, die ihrem Leben ein Ende setzen wollen, bauen Mauern und schaffen Abgründe zwischen sich und den anderen, um nicht gestört zu werden.[4] Für den vorwurfsvollen und fordernden Jugendlichen ist eine Verstärkung seiner Einsamkeit das Ergebnis der problematischen Interaktion. Je nachdrücklicher er seine Forderungen stellt,

4 Das gilt für Erwachsene. Junge Menschen sind zwischen ihrem Todeswunsch und der Hoffnung, dass jemand »ihnen in den Weg tritt« hin- und hergerissen.

desto mehr haben die Menschen in seiner Umgebung das Gefühl, ihn tadeln, in seine Schranken weisen oder auch sich von ihm lösen zu müssen. In beiden Fällen führt das zu einer weiteren Isolation in der zwischenmenschlichen Blase.

Trennung und Eskalation führen dazu, dass viele Eltern ihre Fähigkeit verlieren, liebevoll und fürsorglich genug zu reagieren. Ihr kontaktmeidendes und sich isolierendes Kind macht es ihnen schwer, Liebe zu zeigen und Hilfe anzubieten, denn solche Versuche stoßen auf eine Mauer des Rückzugs und der Verzweiflung. Der attackierende und fordernde Jugendliche hingegen lässt seine Eltern schrumpfen und sich in eine Abwehrhaltung zurückziehen, die sie für seine Bedürfnisse desensibilisiert. Beide Wege blockieren die Möglichkeit eines liebevollen und fürsorglichen Dialogs.

Die suizidale Interaktion vermehrt auch die Einsamkeit der Eltern. Die über der Familie schwebende Suiziddrohung wird zu einem sorgfältig gehüteten Geheimnis, sei es aufgrund von Scham- und Schuldgefühlen der Eltern, oder weil der Jugendliche mit einer extremen Handlung droht, wenn die Eltern das Problem vor anderen offenlegen. Somit geraten die Eltern zunehmend in Isolation. In einigen von uns behandelten Fällen fanden wir sogar eine physische Illustration der Situation vor, bei der die Jalousien des Elternhauses tatsächlich geschlossen waren (Dulberger u. Omer, 2021). Ob die Initiative dazu nun vom Jugendlichen oder von den Eltern kommen mag – in beiden Fällen ist das Haus von der Außenwelt abgeriegelt.

Obwohl es eine Reihe von Situationen gibt, die zu einer suizidalen Krise führen, und trotz der großen Unterschiede zwischen den involvierten Personen, neigen die Eltern von Kindern in Extremsituationen dazu, ähnliche und sogar stereotypische Reaktionen zu entwickeln. Sie befinden sich fast alle irgendwo zwischen Panik, Zorn, Lähmung, Kapitulation und Moralpredigten. Panikreaktionen erhöhen das Risiko, weil sie den emotionalen Aufruhr nähren und somit auch die Tendenz zu impulsiven Handlungen verstärken. Eine ähnliche Situation haben wir bereits im Zusammenhang mit Eltern von Kindern mit Angststörungen geschildert. Wenn ein Elternteil wegen der Angststörungen seines Kindes selbst tiefe Ängste erlebt, entsteht daraus eine »Allianz der Ängste«, bei der die Angst des Kindes das Ergebnis aus der Multiplikation seiner ursprünglichen

Ängste mit den Ängsten der Eltern ist (Lebowitz u. Omer, 2012). Ähnlich können wir im Zusammenhang mit Suizid von einer »Allianz der Notfälle« sprechen, bei der das Notfallgefühl der Eltern das des Kindes verstärkt und vice versa. Diese Reaktionen vertiefen für gewöhnlich die Dysfunktion der Familie. Natürlich kann man von Eltern nicht erwarten, angesichts einer suizidalen Krise ihres Kindes gleichgültig zu bleiben. Mit der Neuen Autorität arbeiten wir darauf hin, diese heftigen elterlichen Emotionen in einen Kampf um das Leben des Kindes zu kanalisieren. Dasselbe gilt für die Gefühle der Wut, die auftreten, wenn ein Teenager mit einem Suizidversuch droht oder diesen sogar verwirklicht. Wut ist nicht weniger ansteckend als Panik. Das liegt daran, dass die natürliche Reaktion auf Wut aus einer »Gegenwut« besteht, die dazu führen kann, dass sich die Interaktion an einer destruktiven Spirale hochschraubt. Das Ziel der Neuen Autorität ist es, die Wut in einen entschlossenen Kampf um das Leben des Kindes umzulenken, der es diesem ermöglicht, seine Eltern als Verteidiger zu erleben und nicht als Aggressoren. Eine weitere kontraproduktive Reaktion ist es, wenn die Eltern erstarren und verstummen. Ihre wiederholten fruchtlosen Versuche, ihr Kind zu erreichen, lassen sie schließlich passiv werden, sei es aus Verzweiflung oder aus der Überzeugung, dass es besser sei, das Kind in Ruhe zu lassen. Diese Reaktion kann bei dem Kind ein noch stärkeres Verlassenheitsgefühl erzeugen. Eine weitere, sehr häufige Reaktion ist, jeder von einer Suiziddrohung begleiteten Forderung nachzugeben. Tatsächlich gibt es nur wenige Eltern, die fähig sind, den Forderungen ihres Kindes während einer Suizidkrise ohne Unterstützung entgegenzutreten. Aber auch wenn eine Kapitulation der Eltern die Krise vorübergehend entschärfen mag, werden sich die Dinge später nur verschlimmern. Zum Beispiel, wenn sie dem Kind erlauben, auch nachts im Internet zu surfen oder die Schule zu schwänzen. Diese Situationen konnten erwiesenermaßen mit einer Verschlimmerung der Depression und des Suizidrisikos in Verbindung gebracht werden (Cheng et al., 2018). Eltern, die predigen und bestrafen, um den Teenager von seinen Suizidabsichten abzubringen, erreichen für gewöhnlich auch nur das Gegenteil ihres Ziels. Das liegt daran, dass Jugendliche in einer suizidalen Krise auf ihrem Autonomiegefühl bestehen. Sie fühlen, dass die Möglichkeit, zwischen Leben und Tod zu wählen, die wichtigste und manchmal auch einzige Macht ist, die sie noch besitzen. Die Philosophen der Stoa lehrten schon in der Antike, die Freiheit der Wahl zwischen Leben und Tod sei der ultimative Schutzwall eines freien Menschen gegen jede Form von Tyrannei. So gesehen verhalten sich suizidale Jugendliche wie die stoischen Philosophen, obwohl sie wahrscheinlich noch nie von ihnen gehört haben. Die meisten Eltern bewegen sich zwischen diesen Reaktionen und tasten sich durch ein Labyrinth, ohne den Weg zum Herzen ihres Kindes zu finden.

Der Ansatz des »Parlaments des Geistes«[5] und des »Fußes in der Tür«

Als wir vor der Veröffentlichung unseres Artikels »Was würden Sie der Person auf dem Dach sagen?« (Omer u. Elitzur, 2001) die Fachliteratur durchforsteten, stellten wir fest, dass die meisten Menschen in einer suizidalen Krise einen breiten gemeinsamen Nenner haben: Sie befinden sich in einer doppelten Blase, zwischenmenschlich und emotional. Die zwischenmenschliche Blase steht zwischen der suizidalen Person und den Menschen in ihrer Umgebung, die sie als distanziert und von sich getrennt wahrnimmt. Die emotionale Blase, der sie ihre ganze Aufmerksamkeit widmet, wird ausschließlich von ihrem Schmerz und ihrem Bedürfnis beherrscht, diesem ein Ende zu setzen. In dieser Situation ist der Teenager außerstande, irgendeine Alternative zu sehen. Der Text, den wir für »die Person auf dem Dach« verfasst haben, war ein Versuch, diese doppelte Blase einer suizidalen Person zu durchdringen.

Edwin Shneidman (1985), der Vater der Suizidologie, prägte den Begriff »Parlament des Geistes«, um den mentalen Zustand einer suizidalen Person zu charakterisieren. Er bediente sich einer Metapher aus der Welt der Politik, um die fortwährende Debatte zwischen den Stimmen des Lebens und den Stimmen des Todes im Geiste dieser

5 Diese Formulierung bezieht sich auf den internen Dialog, der sich im Geist einer suizidalen Person zwischen den Stimmen abspielt, die für das Leben sprechen, und den Stimmen, die den Tod befürworten.

Person zu veranschaulichen. Dabei führte er an, dass die Stimmen des Lebens im Parlament des Geistes solange die Mehrheit besitzen, wie die Person noch am Leben ist, denn wenn es sich anders verhielte, wäre diese Person bereits tot. Shneidman betonte, der Zweck einer Intervention sei nicht etwa, eine suizidale Person davon zu überzeugen, sich eindeutig für das Leben zu entscheiden – eine nahezu unmögliche Mission –, sondern vielmehr zu versuchen, einige der Stimmen davon zu überzeugen, von der »Partei des Todes« zur »Partei des Lebens« überzuwechseln. Diese Mission hat bessere Erfolgsaussichten. Sogar wenn nur einige wenige Stimmen auf die Seite des Lebens verschoben werden, gewinnt man dadurch kostbare Zeit, die dazu genutzt werden kann, den Leidensdruck zu erleichtern und andere Schutzmaßnahmen zu ergreifen.

Dieses bescheidene Ziel ist nicht nur realistischer, sondern auch weniger gefährlich. Ein Versuch, die Krise »ein für alle Mal« zu lösen, kann die Situation nur verschlimmern. Daher ist es angesichts einer suizidalen Krise unser Ziel, einen ersten Riss in den beiden Blasen des Jugendlichen zu schaffen, der zwischenmenschlichen und der emotionalen. Wir werden versuchen, »einen Fuß in seine Tür zu bekommen«, um einige Stimmen von der Partei des Todes zur Partei des Lebens zu verschieben, die zwar wenige, aber entscheidend sein können.

Die verschiedenen Kreise der Suizidprävention

Um unsere Erfolgsaussichten zu verbessern, müssen wir mit vier Kreisen arbeiten: a) dem internen Kreis (dem suizidalen Jugendlichen); b) den Eltern; c) Unterstützern aus dem natürlichen Umfeld des Jugendlichen (Familienangehörige, Freunde der Eltern, Freunde des Jugendlichen); d) externen Unterstützern (Fachkräfte für psychische Gesundheit, Lehrkräfte, Mitglieder von Organisationen zur Suizidprävention, Sozial- oder andere Gemeinschaftsdienste).

a) *Der interne Kreis: der Geist der suizidalen Jugendlichen*
   Der innere Kreis, der Geist der suizidalen Jugendlichen, existiert nicht von den anderen Kreisen getrennt, sondern beeinflusst diese ständig. Gleichzeitig beeinflussen die anderen Kreise jene

der Jugendlichen. Daher gelten unsere Bemühungen nach wie vor dem Geist der Jugendlichen und der Linderung ihres Leidens und ihrer Einsamkeit, auch wenn wir unser Augenmerk auf Personen in den anderen Kreisen richten. Bei unserem Ansatz versuchen wir auch, das Leiden der Eltern zu erleichtern. Aber selbst dann richten sich unsere Bemühungen vor allem an die Jugendliche. Wir erklären den Eltern: »Damit Ihre Tochter bekommt, was sie braucht, müssen auch Sie selbst bekommen, was Sie brauchen!« Das gilt auch, wenn wir Eltern helfen, gegenüber den Forderungen und Drohungen ihrer Tochter standhaft zu bleiben. Und selbst dann, wenn wir die Situation aller Beteiligten zu verbessern versuchen, der Eltern wie des Teenagers.

Einer der hilfreichsten Wege, an die Seele eines suizidalen Teenagers heranzukommen, ist die Einzeltherapie. Der Ansatz der Neuen Autorität sieht zwar keine Einzeltherapien vor, erlaubt aber dennoch einen produktiven Dialog mit den Therapeuten des Teenagers. Optimal ist, wenn die Einzeltherapie nicht hinter verschlossenen Türen stattfindet, sondern einer Zusammenarbeit mit den verschiedenen Parteien offensteht, die versuchen, der jugendlichen Person zu helfen. Wie wir im vorherigen Kapitel lesen konnten, wird das auch von den Ansätzen berücksichtigt, die den Schwerpunkt auf eine individuelle Suizidpräventionstherapie legen und dabei ein weniger transparentes Arbeitsumfeld schaffen, als es bei einer traditionellen Psychotherapie der Fall ist. Besonders deutlich wird das bei den Ansätzen, die sich in Studien als effektiv bewiesen haben, nämlich der dialektischen Verhaltenstherapie, der kognitiven Verhaltenstherapie und der interpersonellen Psychotherapie. Die Therapeuten aller drei Ansätze sind für systemische Arbeit offen. Wir glauben, dass der Ansatz der Neuen Autorität eine gemeinsame Sprache bietet, die diese Therapien wesentlich bereichern kann.

Die bindungsbasierte Familientherapie hebt sich dadurch von den anderen Ansätzen zur Suizidprävention ab, dass sie einen gemeinsamen Behandlungsrahmen für Jugendliche und Eltern schafft. Dabei findet die Arbeit mit den Heranwachsenden allerdings eher parallel zur Arbeit mit den Eltern statt als in gemeinsamen Sitzungen. Diese Parallelarbeit hat Vorteile, unter anderem, da es in der Psyche der jungen Menschen Bereiche gibt, die in Anwesenheit ihrer Eltern nur schwer zu besprechen sind. Ebenso können gewisse Bedürfnisse der Eltern am besten ohne die Gegenwart des Jugendlichen angesprochen werden. Dennoch ruft die Parallelarbeit nach einer Schnittstelle zwischen den beiden therapeutischen Rahmen. Das ist eine der Herausforderungen, die wir anzusprechen versuchen.

In einer Reihe verschiedener Situationen sind die Mittel der Neuen Autorität besonders relevant, darunter: a) wenn nur die Eltern eine Therapie besuchen, während der Teenager sich weigert; b) wenn eine Therapeutin nach unserem Ansatz mit den Eltern arbeitet, während ein anderer Therapeut unabhängig davon mit dem Jugendlichen arbeitet; c) wenn derselbe Therapeut parallel mit dem Teenager und den Eltern arbeitet; d) wenn derselbe Therapeut mit dem Teenager und den Eltern gemeinsam arbeitet. In der Realität beginnen die meisten Therapien mit dem Ansatz, über den der Teenager oder seine Eltern zufällig »gestolpert« sind. So ist das normalerweise. Wenn wir uns erlauben dürfen, das zu charakterisieren, was wir als die wünschenswerte Situation ansehen, würden wir vorschlagen, dass dieselbe Therapeutin oder zwei Therapeuten aus demselben Team den Teenager und die Eltern behandeln.

b) *Der Kreis der Eltern*

In vielen Fällen stellen die Eltern bei der Arbeit mit jugendlicher Suizidprävention die Frontlinie dar. Bei einem hohen Prozentsatz der Fälle sind sie es, die die Gefahr melden (Luoma, Martin u. Pearson, 2002; Owens et al., 2011; Owen et al., 2012; Pikris et al., 2003). Die Eltern sind in der Regel auch die Beteiligten mit der höchsten Motivation. Sie sind diejenigen, die am meisten unter der Krise und ihren katastrophalen Folgen leiden und von ihr verletzt werden. Wenn wir zudem noch bedenken, dass die elterliche Fähigkeit, mit der Krise umzugehen, deren Verlauf maßgeblich beeinflusst, dann sind sie auch die Schlüsselpartner der Präventionsbemühungen. Die Arbeit mit den Eltern dient einer Reihe von Zielen: a) ihnen zu helfen, um das Leben ihres Kindes zu kämpfen; b) ihr eigenes Leiden zu lindern; c) die Eskalation abzuschwächen und die Interaktion mit dem Teenager zu verbessern; d) ihnen zu helfen, Hilfe zu suchen und sie auch zu bekommen; e) die Bindungserfahrung und das Zugehörigkeitsgefühl des Teenagers zu verbessern.

Bei der Rekrutierung von Eltern hat sich die Neue Autorität als besonders effektiver Ansatz erwiesen. Unsere Untersuchungen haben gezeigt, dass die Abbrecherquote der Eltern in unserem Programm die niedrigste in der gesamten Fachliteratur zu Elternberatung ist. Bei der Neuen Autorität bewegt sich der Drop-out-Prozentsatz zwischen 5 % und 22 % (Omer, 2021) im Vergleich zu 30 % bei den meisten Ansätzen zur Elternberatung, darunter dem Elternmanagement-Training (PMT) (Kazdin, 1997). Bei Eltern von Teenagern sind diese Vergleichszahlen besonders auffällig. Während die Abbrecherquote bei diesen Eltern bei anderen Ansätzen besonders hoch ist, überschreitet sie bei unserer Methode nicht die Abbrecherquote von Eltern jüngerer Kinder (Omer, 2021). Der größte Erfolg unseres Ansatzes im Hinblick auf die Rekrutierung von Eltern sind wohl die Väter, die bekanntlich nur schwer zu rekrutieren sind. Aus diesem Grund haben wir besondere Methoden entwickelt, um Väter anzusprechen (Gershy u. Omer, 2017, 2019). In unseren jüngsten Studien konnten wir bei ihnen eine Rekrutierungsquote von 95 % erreichen (Schorr-Sapir et al., 2021). Das ist wahrscheinlich die höchste Väter-Rekrutierungsquote in der gesamten Fachliteratur.

c) *Der Kreis der organischen Unterstützer (Familienangehörige, Freunde der Eltern und Freunde des Teenagers)*

Beim Ansatz der Neuen Autorität wird von Eltern nicht erwartet, die Arbeit allein zu machen. Ihnen wird dabei vielmehr von einem Kreis von Unterstützern aus ihrem sozialen Umfeld (Familie und Freunde) oder anderen Vertretern der Gemeinschaft (psychiatrische Fachkräfte, Sozialdienste, gemeinnützige Organisationen zur Suizidprävention und Persönlichkeiten aus der Gemeinde) geholfen. In diesem Abschnitt wollen wir über den Kreis der organischen Unterstützer sprechen, im nächsten Abschnitt über den externen Kreis von Vertretern der Gemeinschaft. Unterstützer haben eine Reihe von Funktionen: a) Validierung und Beistand leisten; b) die Eskalation abschwächen; c) Alternativen anbieten, die die Eltern selbst nicht effektiv anbieten können; d) den Teenager schützen; e) den Eltern Unterstützung bieten, wenn diese dem Teenager schädliche Dienstleistungen verweigern wollen; f) das Zugehörigkeitsgefühl des Teenagers stärken. Durch diese Unterstützer geht die Ankerfunktion über den elterlichen Kreis hinaus und wird von einem ausgedehnteren Netzwerk übernommen, das den Teenager besser stabilisieren und beschützen kann, als die Eltern allein.

Unser Ansatz hat sich auch darin als sehr effektiv erwiesen, Eltern davon zu überzeugen, Unterstützer einzubeziehen. Zudem vermittelt er ihnen ein Gefühl der gesteigerten Unterstützung und befähigt sie, systematisch ein umfangreiches Netzwerk von Unterstützern zu aktivieren (Van Holen et al., 2018). Aber nicht nur die Eltern und die Teenager machen mit den Unterstützern positive Erfahrungen – ihre Mitwirkung ist auch für die Unterstützer selbst eine einzigartige Erfahrung. Das lässt sich an der Atmosphäre der Termine mit den Unterstützern deutlich erkennen, die in unserem Programm zu jeder Therapie gehören. Der Großteil der Menschen, die an diesen Begegnungen teilnehmen, ist glücklich darüber, mitwirken und helfen zu können.

d) *Der Kreis der externen Unterstützer*

An fast allen Fällen von Suizidgefahr bei jungen Menschen sind diverse Funktionsträger beteiligt. Therapeutische Fachkräfte, Sozialarbeiter, Lehrkräfte, Vertreterinnen von Gemeindeorganisationen und die Polizei sind einige der Parteien, die oft zu Hilfe gerufen werden. Eine der wichtigsten Folgerungen aus der Fachliteratur zum Suizid ist, dass die Verstärkung der Vernetzung aller beteiligten Systeme eine Variable darstellt, die für eine wirksame Prävention entscheidend ist (Whitlock, Wyman u. Moore, 2014). Und genau diese bessere Vernetzung ist einer der Bereiche, in denen sich der Ansatz der Neuen Autorität auszeichnet.

Externe Parteien sind häufig diejenigen, die als erste mit dem betroffenen Jugendlichen in Berührung kommen (zum Beispiel, wenn die Suiziddrohung in der Schule ausgesprochen wird). Das war der Grund dafür, dass wir den Text »Was würden Sie der Person auf dem Dach sagen?« (Elitzur u. Omer, 2001) verfasst haben, in dem wir versuchen, externe Parteien mit dem Werkzeug zu rüsten, mit dem sie sich der suizidalen Person annähern und sie davon abhalten können, ihre Absicht zu verwirklichen. Wir haben unseren Vorschlag nicht in dieses Buch[6] aufgenommen, damit der externe Helfer ihn Wort für Wort rezitiert, er soll vielmehr als Grundlage der Ausbildung von Teams dienen und die Prinzipien für den Umgang mit suizidalen Jugendlichen verdeutlichen.

Mit einer besseren Vernetzung wollen wir zwei Ziele erreichen: eine gemeinsame Sprache und ein ausgedehntes Netzwerk zur Unterstützung der Präventionsbemühungen schaffen. Für eine effektive Prävention muss ein Wir-Gefühl aufgebaut werden, das heißt, eine Gruppe, die einen attraktiven Bezugspunkt darstellen kann und den Jugendlichen beharrlich einlädt, zurückzukommen, sich einzubinden und dazuzugehören.

Der Aufgabenbereich der Neuen Autorität

In diesem Abschnitt wollen wir die wichtigsten Aufgaben des Ansatzes der Neuen Autorität bei der Suizidprävention kurz vorstellen. Die Liste dient als Orientierungshilfe, wobei Therapeuten von Zeit zu Zeit überprüfen sollten, was fehlt, was verstärkt und was schwerpunktmäßig behandelt werden muss.

1. *Eine Allianz mit den Eltern schaffen* – Erwiesenermaßen ist die therapeutische Allianz bei jeder Art von Therapie der stärkste Indikator für Erfolg (Ardito u. Rabellino, 2011). Das Schaffen eines starken Bündnisses mit den Eltern ist bei jeder suizidalen Krise eines Teenagers eine entscheidende Aufgabe. Eltern stehen in dieser Situation vor besonders schwierigen Herausforderungen. Manchmal müssen sie in einer Weise handeln, die ihren bis dato befolgten Praktiken widerspricht, etwa, wenn sie die bisher »heilige« Privatsphäre ihres Kindes missachten sollen. Die Neue Autorität bietet eine Vielzahl von Mitteln an, um ein Arbeitsbündnis mit den Eltern zu schaffen. Diese Mittel haben sich gerade bei suizidalen Krisen als besonders wirksam erwiesen.

---

6 Siehe viertes Kapitel.

2. *Das Rekrutieren von Unterstützern* – Während bei anderen Anwendungen unseres Ansatzes gewöhnlich erst zu einem späteren Zeitpunkt des therapeutischen Prozesses Unterstützer rekrutiert werden, hat dies bei Suizidkrisen schon zu Beginn der Arbeit höchste Priorität. Das liegt daran, dass die Unterstützer bei den beiden Aufgaben – dem Beschützen des Teenagers und der Bekämpfung seiner suizidalen Verhaltensmuster – eine entscheidende Rolle spielen. Zudem stellt eine suizidale Krise eine einmalige Gelegenheit dar, schnell Unterstützer zu rekrutieren. Dies auf einen späteren Zeitpunkt zu verschieben, könnte dazu führen, dass man Chancen verpasst. Bei suizidalen Krisen hat die Rekrutierung von Unterstützern einen anderen Aspekt als in den übrigen Anwendungsbereichen unseres Ansatzes: Während die anfänglich bestimmte Unterstützergruppe dort fast immer dieselbe bleibt, muss der Kreis bei einer suizidalen Krise auch auf externe Parteien erweitert werden (Fachkräfte aus Psychiatrie, Schule und Gemeinde). Dieses Vorgehen ergibt sich aus der Notwendigkeit, die Vernetzung zwischen den verschiedenen Systemen zu verbessern. Es hat sich gezeigt, dass das die Variable mit den für die Prävention besten Erfolgsaussichten ist.
3. *Unterstützung und Widerstand* – Einer der Hauptvorteile des Ansatzes der Neuen Autorität ist deren Fähigkeit, zugleich zu unterstützen und Widerstand zu leisten. Die Botschaft, die diese Dualposition am besten zum Ausdruck bringt, ist: »Wir werden um dein Leben kämpfen!« Das Wort »kämpfen« bringt das Element eines entschlossenen Widerstands zum Ausdruck, der Zusatz »um dein Leben« das Element der Unterstützung. Diese Botschaft ist der beste Ausdruck der Haltung, die wir fördern wollen. Die Verbindung von Unterstützung und Widerstand kommt nicht nur durch die Handlungen der Eltern zum Ausdruck, sondern auch durch die der Unterstützer. Die Kombination aus beiden bleibt nicht nur auf einen vereinzelten Vorfall beschränkt, sondern charakterisiert vielmehr den gesamten Prozess.
4. *Standhafte Präsenz bei gleichzeitiger Eskalationsverhinderung* – Die Entwicklung ihrer Selbstkontrolle ermöglicht es Eltern, gleichzeitig Präsenz zu zeigen und Eskalationen zu vermeiden. Viele Eltern reagieren zunächst alarmiert, wenn wir sie zum ers-

ten Mal damit konfrontieren, im Leben ihres Kindes eine resolute Präsenz zu schaffen: »Aber sie droht doch, sich das Leben zu nehmen!« Diese Schwierigkeit bietet jedoch auch eine einmalige Gelegenheit. Die Demonstration einer festen elterlichen Haltung bei gleichzeitiger Eskalationsvermeidung verwandelt die suizidale Krise in einen Beweis dafür, dass die Eltern in ihre Rollen zurückgekehrt sind, manchmal, nachdem sie diese lange vernachlässigt hatten. »Die Rückkehr der Eltern« ist in vielen Familien, die mit Suizidprävention umgehen müssen, eine zentrale Erfahrung.

5. *Validierung* – Der erste Schritt der Annäherung an einen suizidgefährdeten Jugendlichen besteht darin, seine Emotionen und seinen existenziellen Zustand anzuerkennen. Orbach, Feshbach, Carlson, Glaubman und Gross (1983) gingen noch einen Schritt weiter und betonten die Notwendigkeit, die Suizidabsicht auch empathisch anzuerkennen. Das ist in allen Arbeitskreisen eine zentrale Aufgabe. Obwohl wir die Suizidabsicht letztlich herausfordern wollen, müssen wir uns dem Teenager gegenüber zunächst empathisch zeigen, um das zu tun. Ungeachtet dessen, wie stark sein Wunsch ist, sich von der Umgebung zu lösen, verlangt er doch tief in seinem Inneren verzweifelt nach einer Anerkennung seines unermesslichen Leidens. Wenn es uns gelingt, ihm diese Anerkennung zu geben, besteht Aussicht dafür, dass er uns auch in anderen Dingen Gehör schenkt.
6. *Ankündigung* – Die praktischen Maßnahmen der Methode der Neuen Autorität beginnen für gewöhnlich mit einer formalen Ankündigung seitens der Eltern. Damit soll die Position der Eltern eindeutig klargestellt und eine Art von Übergangsritus zwischen den Verhältnissen in der Vergangenheit und ihrer zukünftigen Gestaltung geschaffen werden. Die Ankündigung vereint die Bemühungen der Eltern zu einem Sprachrohr und schafft im Hinblick auf ihren Kampf maximale Transparenz. Eine Ankündigung machen ist etwas, was alle Eltern können. Zudem vermittelt ihnen dieser gemeinsame Akt ein Gefühl der Effizienz, das sich deutlich von ihrer vorherigen Situation unterscheidet.
7. *Erhöhung der elterlichen wachsamen Sorge* – Die wachsame Sorge der Eltern ist wahrscheinlich der wichtigste Faktor, um gefähr-

liche Verhaltensweisen ihrer Kinder zu verhindern (Omer et al., 2017). Bei einer suizidalen Krise ist die Botschaft »Wir sehen dich! Wir denken an dich!«, die im Zentrum der elterlichen wachsamen Sorge steht, von einzigartiger Bedeutung, weil sie das Gefühl der elterlichen Präsenz beim Teenager verstärkt und sein Gefühl der Einsamkeit und Vernachlässigung lindert. Bei der Suizidprävention ist es jedoch auch ungeheuer wichtig, dass die Überwachung nicht nur von den Eltern ausgeht, sondern vom gesamten Netzwerk der Unterstützer. Eine der deutlichsten Ausdruckformen von »wachsamer Sorge« angesichts einer suizidalen Krise ist die Suizidwache, die sowohl als präventives Mittel als auch als überzeugende Einladung zur Zugehörigkeit fungiert.

8. *Akte der Versöhnung und Wiedergutmachung* – Einer der einzigartigen Beiträge unseres Ansatzes zur Verbesserung der Interaktion zwischen Eltern und Kindern ist unser Programm der Versöhnungshandlungen und Wiedergutmachung. Sie dienen dazu, Kluften und Beziehungsabbrüche zu überwinden. Vor allem dann, wenn sie von den Unterstützern anerkannt und verstärkt werden, tragen Akte der Versöhnung und Wiedergutmachung dazu bei, die Beziehungen zu verbessern und das Zugehörigkeitsgefühl des Teenagers zu stärken. Eine suizidale Krise schafft Bedingungen, die die Bereitschaft der Eltern zu solchen Akten vergrößert. So kann es zum Beispiel sein, dass ein Elternteil, der sich dem Leiden seines Kindes gegenüber zuvor hart und sogar unempfindlich gezeigt hat, nun Offenheit und Sensibilität für seinen Schmerz entwickelt.
9. *Einladung zur Zugehörigkeit* – Einer der wichtigsten Wege, im Kopf des Jugendlichen die Stimmen des Lebens zu stärken, sind Botschaften der Zugehörigkeit und eine Einladung dazu, sich als Teil einer größeren Gruppe zu sehen. Gerade bei der Übermittlung solcher Botschaften können Eltern und Unterstützer besonders konstruktiv zusammenarbeiten.
10. *Resistenz gegenüber Drohungen* – Die Neue Autorität bietet ein einheitliches Programm für tatsächliche Suizidgefahr und Suiziddrohungen. Einige suizidale Krisen enthalten Aspekte einer emotionalen Erpressung. In solchen Situationen muss der Therapeut die Notwendigkeit, für das Leiden des jungen Menschen

Sensibilität und Empathie zu zeigen, mit der Notwendigkeit verbinden, die Eltern so zu stärken, dass sie der Drohung standhalten können, ohne nachzugeben oder eine Eskalation zu erlauben.

11. *Neue Optionen eröffnen* – Einer der Hauptvorteile von Unterstützern liegt darin, dass sie Vorschläge anbringen und Maßnahmen ergreifen können, die für die Eltern möglicherweise nicht zugänglich sind. Unterstützer können Tätigkeiten vorschlagen, die vom Schauplatz der Suizidkrise relativ weit entfernt sind, zum Beispiel, wenn der Jugendliche vorübergehend bei einem Onkel oder einem Großelternteil lebt und sich an der Arbeit im Haus, im Büro oder in der Werkstatt beteiligt. Unterstützer können auch anders zu den Teenagern sprechen und zukünftige Aktionen oder auch Wege vorschlagen, wie man die gegenwärtige Situation bewältigen könnte – Vorschläge, die der Jugendliche wahrscheinlich abgelehnt hätte, wenn sie von seinen Eltern gekommen wären.
12. *Schädliche Dienstleistungen einschränken (Zugeständnisse)* – Viele Eltern passen sich den Erwartungen eines depressiven oder an Ängsten leidenden Kindes an, indem sie ihre Forderungen zurückschrauben, die Regeln lockern oder schädliche Dienstleistungen anbieten. In der Fachliteratur werden diese Handlungen als »Zugeständnisse« bezeichnet (Leonard et al., 2021). Zahlreiche Studien haben gezeigt, dass elterliche Anpassung die Ängste und Depressionen nur verstärkt, wohingegen es dem Kind besser geht, wenn Eltern ihre Zugeständnisse runterfahren (Lebowitz u. Omer, 2012). Man würde annehmen, dass eine suizidale Krise nicht der richtige Zeitpunkt zur Einschränkung von Zugeständnissen ist, weil sich der Teenager in einer akuten Notsituation befindet, sodass sich sein Leiden verschlimmern könnte. Es sind jedoch die problematischen Dienstleistungen selbst, die die Suizidgefahr vermehren. Wenn Eltern zum Beispiel zulassen, dass sich ihr Kind in sein Zimmer zurückzieht und rund um die Uhr vor dem Computer sitzt, unterstützen sie die Bedingungen, die die Suizidgefahr nähren. Darüber hinaus schafft die suizidale Krise eine Gelegenheit, weil sie es erlaubt, rasch Unterstützer einzubeziehen, und eine Atmosphäre fördert, bei der die Eltern es wagen, Maßnahmen zu ergreifen, die

ihnen normalerweise wie ein Bruch eines geheiligten Tabus erschienen wären. Die elterlichen Maßnahmen zum Stopp schädlicher Dienstleistungen (Bsp. Internetzugang) sind mit folgender Botschaft im Einklang: »Wir werden um dein Leben kämpfen!« Wenn auch die Unterstützer diese Botschaft wiederholen und den Standpunkt der Eltern legitimieren, klingt sie umso stärker. Teile der in der ersten Phase der suizidalen Krise ergriffenen Notmaßnahmen können besonders günstige Gelegenheiten zur Einschränkung von Zugeständnissen darstellen. So können zum Beispiel eine Suizidwache, ein Krankenhausaufenthalt oder die Zeit, die der Teenager mit Verwandten verbringt, als Übergangsphasen dienen, nach denen die potenziell schädlichen Dienstleistungen nicht wieder eingeführt werden.

13. *Die Wiederholungsgefahr einschränken* – Die letzte Behandlungsstufe ist der Rückfallprävention gewidmet. Dabei lernen Eltern, Warnzeichen zu erkennen und Szenarien zu entwerfen, und üben wiederholt, wie man problematische Reaktionen vermeiden kann. Wir ermutigen sie dazu, zu einigen weiteren Beratungssitzungen zurückzukommen, wenn sie das Gefühl haben, dass sich eine neue suizidale Krise zusammenbraut.

Drittes Kapitel: Eltern und Unterstützer

In diesem Kapitel wollen wir die Arbeitsmethode der Neuen Autorität in der Suizidprävention so darstellen, wie sie im Kreis der Eltern und der organischen Unterstützer (Verwandte und Freunde) zum Wirken kommt.

Rekrutierung der Eltern und Aufbau einer therapeutischen Allianz

Eines der augenfälligsten Ergebnisse von Studien zu unserem Ansatz ist das hohe Maß der Rekrutierung von Eltern. Wir haben die niedrigste Abbrecherquote in der gesamten Fachliteratur zu verzeichnen (Omer, 2021, Schorr-Sapir et al., 2021). Der wahrscheinlichste Grund dafür ist der besondere Schwerpunkt dieses Ansatzes, der es Therapeutinnen ermöglicht, mit den drei wichtigsten Elemente einer soliden therapeutischen Allianz zu arbeiten: der Beziehung zwischen Therapeuten und Patienten, gemeinsamen Zielen und vereinbarten Mitteln (Bordin, 1979).

Der Schmerz der Eltern

Der Schlüssel zum Aufbau einer positiven Beziehung zwischen Therapeuten und Patienten ist das Gefühl der Patienten, dass erstere ihren Schmerz verstehen und auf ihre Bedürfnisse eingehen. Nach unserem Ansatz verdienen die Schmerzen und Bedürfnisse der Eltern ebenso viel Anerkennung und Erleichterung wie die des Teenagers. Zwar ist das Hauptziel der Intervention bei einer suizidalen Krise, den Suizid zu verhindern, der Schlüssel dazu ist jedoch, auch das Leiden der Eltern anzusprechen. Das hat einen zweifachen Grund: Erstens verdienen Eltern in dieser schwierigen Situation

Hilfe und zweitens wird es einem Therapeuten mit dieser Haltung leichter fallen, sie zum Handeln zu bewegen. Viele Eltern sind überrascht, wenn die Therapeuten ihr Leiden als zentrales Thema behandeln. Manchmal sagen sie sogar, ihr eigenes Leiden sei irrelevant, da es nun einzig und allein darum ginge, ihr Kind zu retten. Unsere Antwort darauf ist, dass die Rettung des Kindes das Hauptziel sei, sie aber auch in der Lage sein müssten, die Krise so gut wie möglich zu meistern. Auf keinen Fall dürften sie das Gefühl haben, mit dem Rücken zur Wand und mit gebundenen Händen dazustehen, oder sich einsam und ungestützt fühlen. Diese Haltung trägt dazu bei, dass viele Eltern beginnen, ihre Therapeuten als wichtige Partner zu betrachten.

Der offene Hinweis auf die Qualen und die Liebe der Eltern ist noch aus einem weiteren Grund wichtig. In den meisten Fällen haben Eltern wegen des schlimmen Zustands ihres Kindes Schuldgefühle. Manchmal gehen sie auch davon aus, dass der Therapeut sie für schuldig hält. Und tatsächlich neigen wir Therapeuten häufig zu der Annahme, dass die Eltern zumindest einen Teil der Schuld tragen. Wie sonst ließe sich erklären, dass ihr Kind in einen solchen Zustand geraten konnte? Diese stumme Anklage hängt wie eine düstere Wolke über dem therapeutischen Prozess. Indem wir das Leiden und die Liebe der Eltern zu ihrem Kind offen ansprechen, vermitteln wir ihnen das Gefühl, dass wir ihnen keine Schuld geben. Manchmal sagen wir sogar ausdrücklich, wir glaubten nicht, dass die suizidale Krise ihres Kindes ihre Schuld sei. Wir betrachten diese Krise als Ergebnis mehrerer Faktoren, darunter angeborene Neigungen (zum Beispiel Depressionen oder gesellschaftliche Ängste), Mangel an Unterstützung (für das Kind wie für die Eltern), Verwicklungen des Lebens und Eskalationen von Beziehungen. Für nichts davon machen wir die Eltern verantwortlich. In meinem mit Nahi Alon verfassten Buch »The Psychology of Demonization« (Alon u. Omer, 2006) bezeichnen wir diese Position als die »tragische Sichtweise«. Die Annahme hingegen, dass jemand oder etwas für das Geschehen verantwortlich sein müsse, nannten wir die »dämonische Sichtweise«. Die Eltern und das Kind als Menschen zu betrachten, die in eine Kette tragischer Ereignisse verwickelt sind, schafft die Bedingungen für einen Dialog ohne Schuldzuweisungen.

Der Ansatz der Neuen Autorität erleichtert den konstruktiven Umgang mit Schuldgefühlen in einem anderen Sinn, nämlich indem er den Eltern klare Handlungsweisen vorgibt, bei denen sie von Verwandten und Freunden unterstützt werden. Unterstützer helfen schon durch ihre bloße Anwesenheit, die Schuldgefühle der Eltern zu verändern. Dieser Prozess wird weiter intensiviert, wenn die Eltern in den Modus eines entschlossenen Handelns wechseln und dabei von Menschen unterstützt werden, die ihnen und ihrem Kind helfen. Wenn Eltern hilflos oder in fruchtlosen Kämpfen mit ihrem Kind gefangen sind, schwelen ihre Schuldgefühle weiter und führen zu destabilisierenden Handlungen. Wenn sie jedoch positive Maßnahmen ergreifen und ihr Vorgehen von Unterstützern verstärkt wird, wird ihre Schuld transformiert und in eine positive Richtung gelenkt.

Die Wut der Eltern

Elterliche Wut ist angesichts einer suizidalen Krise ein häufiges Phänomen. Manchmal begegnen Therapeutinnen dieser Wut mit Kritik. Es ist ganz natürlich, dass sie Wut für eine problematische Reaktion halten, wenn das Leben eines Kindes gefährdet ist. Dennoch muss der elterlichen Wut ebenso viel Validierung eingeräumt werden wie jeder anderen für Eltern in dieser Lage typischen emotionalen Reaktion auch. Es ist nicht schwer, ihre Wut nachzuvollziehen, wenn sich die suizidale Krise durch Drohungen des Teenagers ausdrückt, der dadurch versucht, sie davon abzuhalten, Forderungen zu stellen, oder sie zu zwingen, seine eigenen Forderungen zu erfüllen. Selbst wenn eine suizidale Krise nicht mit derartigen Druckmitteln einhergeht, kann allein schon die Erkenntnis, dass ihr Kind Suizidabsichten hat, Eltern sehr wütend machen. Viele von ihnen reagieren auf einen Suizidversuch ihres Kindes mit den Worten: »Wie konntest du mir das antun?« Tatsächlich verursacht jede suizidale Handlung Eltern wie auch anderen Menschen, denen das Kind am Herzen liegt, großen Schmerz.

Wut ist auch ein indirekter Weg, um Verzweiflung und Schuldgefühle zu verdecken, die für viele Eltern nur schwer zu akzeptieren und auszudrücken sind. Wichtig ist, dass Therapeuten diese komplexen Gefühle verstehen und mit Empathie behandeln. In der Tat ist die empathische Bestätigung der elterlichen Wut im therapeutischen Dialog ein heikler Moment, nicht zuletzt, weil Äußerungen von Wut die Eskalation zwischen Eltern und Kind verschlimmern können. Es ist deshalb wichtig, diese in einem positiven und nichteskalierenden Kampf zu kanalisieren. Zum Beispiel mit den Worten: »Ihre Wut ist vollkommen verständlich. Viele Eltern empfinden so, auch wenn sie nicht unbedingt den Mut haben, das zu sagen. Sie können Ihrem Kind mit Bestimmtheit versichern, dass Sie um sein Leben kämpfen werden, egal was es kostet! Ihre Wut führt zu einem geheiligten Ziel. Um für das Leben Ihres Kindes zu kämpfen, brauchen wir die Energie Ihrer Wut.«

Unser Ansatz enthält eine Reihe von Handlungen, die dazu beitragen, die elterliche Wut in eine positive Richtung zu lenken. Zum Beispiel, wenn Eltern ihrem Kind mitteilen, dass sie die Dinge nicht länger geheim halten, sondern vielmehr jeden um Hilfe bitten werden, der ihnen helfen kann; wenn sie eine Suizidwache organisieren, die den Teenager in seinen Möglichkeiten einschränkt; oder wenn sie den Drohungen des Teenagers mit Standhaftigkeit begegnen. Diese Handlungsoptionen nutzen die Wut in einer Weise, die zu einer positiven Präsenz führt.

Die Definition eines mobilisierenden Ziels

Beim Ansatz der Neuen Autorität spielen die Therapeutinnen eine aktive Rolle dabei, das Ziel abzustecken, wobei sie sich allerdings vergewissern müssen, dass dies für die Eltern wirklich akzeptabel ist. Das Ziel, das am stärksten motiviert, ist, »um das Leben des Kindes zu kämpfen«. Die meisten Eltern nehmen dieses Ziel von ganzem Herzen an. Bei unserem Ansatz begnügt sich die Therapeutin jedoch nicht nur mit der Formulierung des Ziels, sondern hilft den Eltern auch, es in praktische Schritte umzusetzen.

Eine der häufigsten Beschwerden von Therapeuten über Eltern ist: »Sie wollen, dass wir ihr Kind reparieren!« Und tatsächlich fühlen sich manche Eltern so hilflos, dass ihre einzige Hoffnung darin besteht, jemand anderer möge sich um ihr Kind kümmern. Manchmal empfinden sie nicht nur Hilflosigkeit, sondern haben auch das Gefühl, dass ihre Bemühungen das Problem nur verschlimmern würden. In dieser Situation ist es nur allzu natürlich, dass sie ihre

Hoffnungen auf Sachverständige setzen. Das ändert sich, wenn Therapeuten Eltern das Ziel setzen, um das Leben ihres Kindes zu kämpfen und ihre Präsenz zu verstärken. Viele Eltern, die zuvor pessimistisch und skeptisch wirkten, erwachen zu neuem Leben, wenn man sie als Partner an dieser Aufgabe beteiligt. Allein die Aufforderung, ihre Präsenz im Leben ihres Kindes zu verstärken, verstärkt auch ihre Kooperation in der therapeutischen Begegnung. Dieses Ziel ist bei einer suizidalen Krise von unermesslicher Bedeutung. In den meisten Fällen können wir davon ausgehen, dass das elterliche Gefühl der Hilflosigkeit nicht von mangelnder Motivation herrührt, sondern von ihrer Erfahrung, wiederholt versagt zu haben, und ihrer Angst, die Situation zu verschlimmern. Viele Eltern sagen, jedes Mal, wenn sie versuchten, mit ihrem Kind zu reden, gingen sie wie auf rohen Eiern, was entweder überhaupt keine Spuren hinterlasse oder zu einem emotionalen Ausbruch führe. Manchmal begnügen sie sich mit einer vorübergehenden Abmachung und lassen problematische Verhaltensweisen zu, solange die Dinge nicht aus dem Ruder laufen. Hinzu kommt ihr schwer lastendes Schuldgefühl, das sie entweder lähmt oder dazu führt, dass sie nachgeben. Diese Elemente schwächen die Eltern so weit, dass sie sich wie ausradiert fühlen. Wenn die Therapeutin ihnen dieses Gefühl der Irrelevanz jedoch respektvoll vor Augen führt, um dann als therapeutisches Ziel vorzuschlagen, ihre Präsenz wiederherzustellen, kann man förmlich sehen, wie schnell die Eltern zu neuem Leben erwachen.

Wir haben im Lauf der Jahre eine intuitive Definition für elterliche Präsenz erarbeitet: »Wir sind deine Eltern! Du kannst uns nicht feuern, entsorgen oder ignorieren. Wir sind da und wir bleiben da. Wir werden dich niemals aufgeben.« Diese Botschaft ist besonders effektiv, wenn sie auf die individuelle Situation jedes Elternteils zugeschnitten ist. Hier einige Beispiele für eine solche Anpassung:

- Eine Botschaft für eine Familie, in der sich eine Routine des Nebeneinanderher-Lebens entwickelt hat, bei der sich der Kontakt zwischen den Eltern und ihrem sich zurückziehenden Kind auf ein Minimum reduziert hat: »Wie ich verstehe, hat sich Ihr Kind immer mehr zurückgezogen, bis es völlig in seinem Zimmer verbarrikadiert war. Wir wollen nach Wegen suchen, die diese

Tür öffnen. Wir wollen Ihnen ermöglichen, Ihre Stimme zu erheben und Ihrem Kind zu zeigen, dass Sie es nicht aufgeben und um sein Leben kämpfen.«

- Eine Botschaft für Eltern, die Konflikte schildern, welche in Suiziddrohungen eskalieren: »Ich habe den Eindruck, dass diese Zusammenstöße und Drohungen Ihre Präsenz geschwächt haben. Wir werden jetzt nach Wegen suchen, die Ihre Stabilität und Ihr elterliches Gewicht wiederherstellen, und das sogar angesichts von Suiziddrohungen.«
- Eine Botschaft für Eltern, deren Kind außerhalb des Hauses in Schwierigkeiten geraten und in gefährliche Aktivitäten involviert ist: »Wie ich verstehe, ist Ihr Kind in eine gefährliche Spirale hineingeraten und Sie haben die Fähigkeit verloren, ihm ein Anker zu sein. Wir wollen nach Wegen suchen, damit Sie sich wieder näherkommen, damit es versteht, dass es Eltern, ein Zuhause und eine Familie hat.«
- Eine Botschaft für Eltern, die sich gegenseitig blockieren: »Ich verstehe, dass es für Sie schwierig ist, für Ihr Kind eine klare elterliche Präsenz zu schaffen. Sie als Vater haben das Bedürfnis, Ihren Sohn wachzurütteln, damit er in die Realität zurückkehrt, während Sie als Mutter fühlen, dass es vor allem auf Wärme und Sanftheit angewiesen ist. Sie haben beide Recht, aber um für das Leben Ihres Kindes zu kämpfen, müssen wir eine gemeinsame Basis finden, die Ihnen beiden eine gemeinsame, echte Präsenz verleiht, denn im Moment blockieren Sie sich gegenseitig.«

Um die richtige Formulierung zu finden, muss sich die Therapeutin zuvor ein Bild von der einzigartigen Form verschaffen, in der die elterliche Präsenz in der jeweiligen Familie verloren gegangen ist.

Klärung der gegenseitigen Beziehungen zwischen den Eltern und dem Kind

Eltern wollen die erste Sitzung häufig mit einer ausführlichen Schilderung der Probleme ihres Kindes, seiner Diagnosen und vorherigen Therapien beginnen. So wichtig diese Informationen sein mögen: im Hinblick auf die therapeutische Allianz und den Kampf um das Leben des Kindes gilt, dass man sich rasch auf die suizidale Krise und die Schwierigkeiten der Eltern konzentrieren muss. Den Fokus auf die Gegenwart zu richten, ist unter anderem entscheidend, um die Eltern möglichst schnell zum Handeln zu bewegen. Wenn sie die Geschichte des Kindes detailliert beschreiben wollen, können Therapeuten beispielsweise sagen: »Wir werden noch genug Zeit dafür haben, die chronologische Abfolge der vergangenen Ereignisse zu verstehen, aber zunächst müssen wir uns auf die Gegenwart und die akute suizidale Krise konzentrieren, weil wir schnell handeln wollen, um die Gefahr einzudämmen.«

Es folgen einige Leitfragen zur Klärung der suizidalen Krise: Wie hat diese Krise begonnen? Welche Ursachen hat sie Ihrer Ansicht nach? Wie haben Sie von den Suizidabsichten erfahren? Was hat das Kind Ihnen gesagt? Was haben Sie ihm gesagt? Was haben Sie zu tun versucht? Was hat geholfen? Was hat nicht geholfen? Was ist für Sie dabei am schwierigsten? Welche Personen sind weiter involviert? Haben andere Familienangehörige oder Menschen aus der Umgebung versucht zu helfen? Welche Art von Gesprächen führen Sie, die Mutter, mit Ihrem Kind? Und Sie, der Vater? Wie sieht Ihre eigene tägliche Routine aus? Und wie die Ihres Kindes? Gibt es Zusammenstöße? Können Sie mir diese schildern? Verbirgt das Kind Dinge vor Ihnen? Um welche Punkte geht es in Ihren Streitigkeiten? Worüber sind Sie sich einig? Was macht Ihnen am meisten Angst?

Dabei sollten die Eltern nicht mit Fragen bombardiert werden, sondern vielmehr die Möglichkeit bekommen, ihre Geschichte auf ihre eigene Weise zu erzählen. Dennoch müssen sie angeleitet werden, die Krise in ihrer aktuellen Form zu schildern. Dabei müssen beide Seiten betont werden: die des Kindes und die der Eltern. Die Fragen zur Klärung der Beziehung sollen Folgendes beantworten: »Was ist zwischen Ihnen los?« Das ist etwas ganz anderes als die Frage: »Was ist mit dem Kind nicht in Ordnung?«, die in diagnostischen Befragungen häufig gestellt wird. Eine dynamische Beschreibung dessen, wie sich die Eltern und das Kind fühlen und aufeinander reagieren, eröffnet Möglichkeiten zur Behandlung und verleiht den Eltern Auftrieb.

Dieses therapeutische Muster stimmt mit den Methoden anderer Ansätze überein. In der interpersonellen Psychotherapie zum Beispiel besteht der Zweck des Erstgesprächs mit dem Teenager darin, die problematischen zwischenmenschlichen Bereiche seines Lebens abzustecken. Das ist eine dynamische, handlungsorientierte Haltung und steht im Gegensatz zu traditionelleren Befragungstechniken, die darauf abzielen, eine Pathologie zu erkennen.

Die elterliche Wippe

Eine suizidale Krise führt häufig zu einer Spaltung zwischen den Eltern, wobei einer von ihnen die Rolle des »harten« und der andere die des »weichen« Elternteils übernimmt. Oft verstärkt die Haltung des harten Elternteils die Neigung des weichen, dem Teenager gefällig zu sein und seinen Forderungen nachzugeben. Analog dazu treibt die Nachgiebigkeit des weichen Elternteils den harten dazu an, noch unnachgiebiger zu werden. Wir bezeichnen das als »die elterliche Wippe« (Omer, 2020). Um ein therapeutisches Bündnis zu etablieren und die elterliche Präsenz zu fördern, müssen wir beide Seiten so behandeln, als ob sie für legitime elterliche Positionen stünden. Für gewöhnlich hat der harte Elternteil auch eine weichere Seite, die nicht zum Ausdruck kommt, und umgekehrt. Diese Ausgangsthese hilft Eltern dabei, sich aus den schädlichen Fängen der elterlichen Wippe zu befreien.

Eine ausgewogene Validierung beider Positionen verstärkt die therapeutische Allianz und kann das wippenartige Hin- und Herschwanken abschwächen. Zum Beispiel: »Wie ich sehe, erweckt die schwierige Situation Ihres Kindes bei Ihnen unterschiedliche Reaktionen. Ich glaube, dass beide Reaktionen Ihre tiefen elterlichen Gefühle zeigen. Sie als Mutter haben das Gefühl, dass Ihr Kind in dieser schweren Zeit vor allem Ihre Liebe spüren muss. Das ist das natürliche Gefühl einer besorgten Mutter! Ja, Ihr Kind muss Liebe fühlen, weil sich die Situation nur verschlimmert, wenn es sich abgelehnt fühlt. Sie als Vater haben das Gefühl, dass Ihr Sohn auf andere und die Anforderungen der Realität Rücksicht nehmen muss. Das ist eine verantwortungsbewusste elterliche Position. Es stimmt, das mangelnde Rücksichtnahme auf andere und auf die Anforderungen der Realität das Suizidrisiko vergrößert. Sie haben also beide recht. Die Frage ist, wie wir Ihre beiden Standpunkte miteinander verbinden und in einen gemeinsamen Kampf um das Leben Ihres Kindes umformen können.«

Die elterliche Wippe wird auch nach der empathischen Validierung nicht verschwinden, obwohl beide Eltern einen Unterton von Anerkennung der Legitimität des entgegengesetzten Standpunktes wahrnehmen, und ihm vielleicht sogar ein wenig Platz einräumen könnten. Dieser positive Nachhall kann verstärkt werden, wenn wir weiter ausführen: »Obwohl Sie beide von positiven elterlichen Emotionen motiviert werden, erreichen Sie manchmal das Gegenteil dessen, was Sie sich wünschen. Jeder von Ihnen möchte, dass sein Partner seine Haltung ändert. Sie als Mutter wünschen sich von Ihrem Mann nichts mehr, als dass er sich wärmer und liebevoller zeigen möge, und Sie als Vater wünschen sich von Ihrer Frau mehr als alles, dass sie gegenüber den Forderungen Ihres Kindes standhaft bleibt, anstatt nachzugeben und zu verwöhnen. Aber indem Sie, die Mutter, Ihren Mann kritisieren und ihn anflehen, sanfter zu sein, führen Sie ihn dazu, zu denken, er sei der Einzige, der ihm zeigt, was ›Sache ist‹. Dies verstärkt sein Verhalten nur. Im Gegensatz dazu versuchen Sie, der Vater, Ihre Frau davon zu überzeugen, sich den Forderungen Ihres Kindes zu widersetzen, was sie glauben lässt, dass sie die Einzige ist, die ihm zeigt, dass es geliebt wird. Auch dies verstärkt ihr Verhalten nur. Dadurch erreichen Sie, obwohl Sie beide recht haben, beide auch das Gegenteil von dem, was Sie wollen. Die Vertiefung dieser Spaltung zwischen Ihnen beiden ist für den Kampf um das Leben Ihres Kindes kontraproduktiv. Das ändert sich erst, wenn Sie, der Vater, es schaffen, Ihrem Kind manchmal auch warme Gefühle zu zeigen, und Sie, die Mutter, es schaffen, für sich selbst einzustehen und dem Kind die Stirn zu bieten. Ich bin sicher, dass Sie beide auch diese elterlichen Impulse fühlen.« Solche Botschaften können die Polarisierung der Eltern mäßigen und eine Basis für gemeinsames Handeln schaffen.

Eine Orientierungshilfe für den therapeutischen Prozess

Zu den mit der Qualität einer therapeutischen Allianz assoziierten Komponenten gehören nicht nur das Abstecken eines gemeinsamen Ziels, sondern auch ein Konsens über die Mittel, mit denen man dieses Ziel erreichen will. Nichts untergräbt eine therapeutische Allianz mehr als das Vorhandensein einer »verborgenen therapeutischen Agenda« – eines Konzepts, von dem sich der Therapeut ohne Wissen der Patientinnen anleiten lässt, und das manchmal sogar im Widerspruch zu deren Positionen steht. Bei suizidalen Krisen schafft eine explizite Darstellung der Behandlung Klarheit und Transparenz. Wenn wir mit Eltern arbeiten, erklären wir ihnen schon zu Beginn die zentralen Phasen der Behandlung. Eine klare Vorstellung von den einzelnen Stufen unserer Arbeit verstärkt ihr Gefühl, dass die Behandlung darauf abzielt, ihr Kind durch praktische Maßnahmen zu retten. Folgende Aufgaben erklären wir den Eltern gleich am Anfang: die Entwicklung eines Sicherheitsplans für das Kind, die Entwicklung eskalationsverhindernder Fähigkeiten, die Rekrutierung von Unterstützern, das Verfassen und Übermitteln einer Ankündigung, eine Verstärkung der elterlichen wachsamen Sorge, Maßnahmen zur Verstärkung des kindlichen Zugehörigkeitsgefühls, das Erkennen und Vorenthalten schädlicher Dienstleistungen und die Vorbereitung darauf, suizidale Krisen in Zukunft zu verhindern.

Die erste Aufgabe

Der praktische Charakter der Behandlung offenbart sich schon am Ende der ersten Sitzung, wenn die Eltern mit ihrer ersten Aufgabe zum Handeln nach Hause geschickt werden. Um einige Beispiele zu nennen:

- Denken Sie über mögliche Schritte nach, um die Sicherheit des Kindes zu erhöhen.
- Bereiten Sie sich mit Ihren Unterstützern auf eine Suizidwache vor.
- Sprechen Sie mit zwei potenziellen Unterstützern und erzählen Sie ihnen, was mit dem Kind los ist. – Die Eltern können einen Unterstützer bitten, das Kind zu kontaktieren und ihm zu sagen, dass er von der suizidalen Krise weiß und ihm helfen möchte.
- Sagen Sie Ihrem Kind, dass Sie in Therapie sind, um mit Ihrer Seite der Schwierigkeiten und der Krise umzugehen. Wenn Sie Angst davor haben, dass Ihr Kind protestiert und anführt, sie hätten kein Recht, mit einem Fremden über seine Probleme zu sprechen, sollten Sie sagen: »Wir sprechen über unser eigenes Problem. Diese Krise ist für uns sehr schwierig und wir wollen besser damit klarkommen!« – Die Eltern werden angewiesen, sich mit dem Kind nicht auf Debatten über ihr Recht auf Behandlung in

dieser Sache einzulassen. Sinnlose Diskussionen abzuschneiden, zählt zu den wichtigsten Fähigkeiten der Eskalationsprävention.
- Notieren Sie Beispiele für problematische Interaktionen mit dem Kind. – Jeder Elternteil wird gebeten, diese Aufgabe allein zu erfüllen und mindestens drei Interaktionen oder erfolglose Kommunikationsversuche aufzulisten.
- Vermitteln Sie Ihrem Kind Botschaften der Validierung seines Leidens. Zum Beispiel: »Wir sind in Therapie gegangen, weil wir erkannt haben, dass du schwer leidest und wir nicht immer wissen, wie wir mit deinem Schmerz umgehen sollen.« – Solche Botschaften gewinnen an Bedeutung, wenn sie von einem Elternteil kommen, der den Ernst des Zustands seines Kindes zuvor angezweifelt hat.

Die in diesem Abschnitt dargestellten Elemente erleichtern eine effektivere Rekrutierung der Eltern und den Aufbau einer stabilen therapeutischen Allianz. Wir glauben, dass sie zu der geringen Abbrecherquote der Behandlungen beitragen, die sich am Ansatz der Neuen Autorität orientieren.

Eskalationsprävention

Der Umgang mit Impulsivität und Eskalation ist ein Schlüsselelement jedes Suizidpräventionsprogramms. In der dialektischen Verhaltenstherapie zum Beispiel werden sowohl die Teenager als auch ihre Eltern in Achtsamkeit trainiert, um ihre emotionale Kontrolle zu verbessern. Dieses Element findet sich auch in der Neuen Autorität. Der Unterschied liegt darin, dass Eskalationsprävention in unserem Ansatz eher eine aktive und weniger eine kontemplative Technik ist. Deshalb benutzen wir den Begriff »Selbstkontrolle« anstelle von »Emotionsregulation«, von der im psychologischen Diskurs üblicherweise gesprochen wird. In unserem Programm zur Suizidprävention werden Eltern in bestimmten Maßnahmen geschult, um Druck standzuhalten, ohne die Lage eskalieren zu lassen. Zum Beispiel einer Rollenverteilung bei einer akuten und aggressiven Suiziddrohung des Kindes. Dann bleibt der eine Elternteil beim Kind und der zweite geht in ein anderes Zimmer, um Unterstützer anzurufen. Die Wirksamkeit der Selbstkontrollpraxis im Ansatz der Neuen Autorität ist durch Studien belegt (Lavi-Levavi, Shachar u. Omer, 2013). Eine Integration der Selbstkontrolltechniken der Neuen Autorität mit Praktiken der Achtsamkeit oder anderen in der Einzeltherapie praktizierten emotionalen/kognitiven oder verhaltensbezogenen Methoden zur Selbstregulierung des Teenagers könnte sich als besonders gelungene Kombination erweisen.

»Schmieden Sie das Eisen, wenn es kalt ist!«

Wenn ihr Kind sie ernsthaft provoziert, zum Beispiel gewalttätig wird oder mit Suizid droht, sind Eltern angewiesen, ihre Reaktion zu verzögern. Während des Vorfalls selbst könnten sie dann sagen: »Ich möchte mir überlegen, wie ich reagiere, und werde später mit dir darüber sprechen.« Wenn die Drohung einer Selbstverletzung im Raum steht, können die Eltern auch sagen: »Ich werde alles tun, was ich kann, um zu verhindern, dass du dir Schaden zufügst! Über deine Bitte werden wir später sprechen, wenn wir beide etwas ruhiger geworden sind.« Dann können sie das Thema später oder am nächsten Tag erneut ansprechen. Auf diese Weise demonstrieren sie Selbstkontrolle und gewinnen Zeit. Aber Zeit zu gewinnen ist nur ein Teil des Ziels. Wenn die Eltern das Thema dann wieder aufgreifen, vermitteln sie dem Kind eine Erfahrung von Kontinuität und zeigen ihm, dass sie es auch zwischendurch im Blick haben. Das ist eine der Ausdrucksformen mentaler Präsenz, die ein wichtiges Element der elterlichen wachsamen Sorge darstellt. Zudem gewinnen Eltern durch diese Pause den Vorteil, sich auf das wiederholte Gespräch mit ihrem Kind vorzubereiten. Zum Beispiel, indem sie eine Botschaft formulieren, die den Gefühlen des Kindes Rechnung trägt, ohne dabei seinen Forderungen nachzugeben: »Ich verstehe, dass dich der Gedanke, wieder zur Schule zu gehen, enorm gestresst hat und dass du deine Drohung deswegen ausgesprochen hast. Wir werden einen geeigneten Weg suchen, der dir die Rückkehr zur Schule ermöglicht. Wir können jedoch auf keinen Fall zulassen, dass du aufhörst, zur Schule zu gehen.« Wenn die Eltern nicht imstande sind, allein mit ihrem Kind zu sprechen, können sie das in Anwesenheit eines Unterstützers tun. Ein Unterstützer kann den Konflikt beruhigen und dem Kind dabei gleichzeitig Hilfe anbieten. In jedem Fall eines »Reaktionsaufschubs« muss die Dringlichkeit der Drohung berücksichtigt werden. Wenn äußerste Dringlichkeit besteht und die Eltern das Gefühl haben, das Kind nicht alleinlassen zu dürfen, sollten sie in seiner Nähe bleiben oder für die Anwesenheit eines Unterstützers sorgen. Sie können das Gespräch über die Drohung aber dennoch auf einen späteren Zeitpunkt verschieben. Dadurch setzen die Eltern einen kritischen Schritt des Sicherheitsplans um – in der Nähe des Kindes zu bleiben –, vermeiden es aber gleichzeitig, die Diskussion vor dem Hintergrund von akuten Drohungen zu führen.

Eine Reaktion zu verzögern, ist auch deshalb von Bedeutung, weil so beide Seiten von einer Haltung abrücken, nach der die Eltern das »Sauerstoffgerät« des Kindes sind. Diese Haltung besteht bei vielen Familien, in denen ein Heranwachsender oder ein erwachsenes Kind eine starke Abhängigkeit von problematischen elterlichen Dienstleistungen entwickelt (Dulberger u. Omer, 2021). Die Überzeugung, dass Eltern die Forderungen von Teenagern sofort erfüllen müssen, da sonst eine Katastrophe passieren könnte, zementiert das Problem und lässt das Suizidrisiko fortbestehen. Daher ist es wichtig, Eltern zu erklären, wie schädlich diese Grundannahme ist. Eltern reagieren sehr positiv auf die Feststellung »Solange Sie sich so verhalten, als seien Sie der Sauerstoffschlauch Ihres Kindes, wird es nicht lernen, selbständig zu atmen!« Ein Aufschub ihrer Reaktion hilft Eltern, die »Allianz der Notfälle« zu überwinden, die dann auftritt, wenn das Gefühl des Kindes eine Reaktion bei den Eltern auslöst und umgekehrt. Wenn Eltern sich an dem Leitsatz orientieren, »das Eisen zu schmieden, wenn es kalt ist«, vermitteln sie eine völlig andere Botschaft. Sie zeigen dem Kind, dass ihre Elternschaft kontinuierlich stabil bleibt und nicht auf der sofortigen Befriedigung fraglicher Forderungen basiert. Das Zeitgefühl in der Familie verändert sich von »Jetzt! Jetzt sofort!« auf »morgen«, »übermorgen«, »nächste Woche«, »in einem Monat.« Eltern, die Ausdauer zeigen, sind starke Eltern. Die Quelle ihrer Stärke heißt Beständigkeit und steht im Gegensatz zur Suche nach Instantlösungen.

»Ich kann dich nicht kontrollieren, ich kann nur mich selbst kontrollieren!«

Eines der gefährlichen Missverständnisse in Bezug auf Beziehungen mit gewalttätigen, impulsiven oder suizidalen Kindern ist, dass jede Konfrontation mit dem Sieg oder der Niederlage einer der beiden Parteien enden muss. Viele Menschen tappen in diese Falle und denken in Begriffen wie: »Entweder ich kontrolliere oder ich werde kontrolliert!« Aus so einer Sicht ist jeder Sieg der anderen Seite eine Niederlage der eigenen und umgekehrt. Solche Interaktionen bezeichnet man als »Nullsummenspiel«.

Tatsächlich haben wir keine Kontrolle über andere, nur über uns selbst. Wir alle wissen, dass wir die Gedanken oder Gefühle des Kindes nicht kontrollieren können und für gewöhnlich auch nicht ihre Handlungen. Wie bereits gesagt, ist das Gefühl der Freiheit, zwischen Leben und Tod zu wählen, eine der wertvollen Ressourcen von suizidalen Jugendlichen. Jeder Versuch, Teenager zur völligen Aufgabe ihrer Absichten zu bewegen, könnte auf das Bedürfnis stoßen, zu beweisen, dass sie sich von niemandem kontrollieren lassen.

Wir erklären Eltern die Selbstkontrolle als Weg, nicht nur sich selbst zu beeinflussen, sondern auch den Teenager. Aber Einfluss bedeutet nicht das gleiche wie Kontrolle. Wenn Eltern sich unter Kontrolle haben, werden auch die Teenager in mehrerlei Hinsicht beeinflusst: 1. Sie könnten die Selbstkontrolle der Eltern »auffangen«. Es ist ein allgemein bekanntes Phänomen: In einem Konflikt zwischen zwei Seiten sinkt die Erregung und Aggression beider, wenn sich eine von ihnen beruhigt. 2. Das Gefühl des Teenagers, bedroht zu sein, wird vermindert. Aggressives Verhalten der Eltern drängt den Teenager in das Gefühl, dass er bedroht sei und heftig reagieren müsse, manchmal sogar mit dem ultimativen Mittel eines Suizidversuchs. 3. Wenn Eltern Selbstkontrolle entwickeln, gewinnt ihr Standpunkt an Legitimität. Das verstärkt ihre Unterstützung durch die Umwelt wie auch die Kooperationsfähigkeit des Kindes. 4. Selbstkontrolle ermöglicht langfristig eine wohlwollende Präsenz. 5. Die Entwicklung von Selbstkontrolle erlaubt Eltern, wieder auf die Bedürfnisse des Kindes zu achten und auf diese Weise den liebevollen und fürsorglichen Diskurs wiederherzustellen.

Durchhaltevermögen

Die meisten Eltern können auch unter Druck standhaft bleiben, wenn sie klare Vorstellungen von ihrer Richtung haben. Einer der bemerkenswerten Vorteile des Ansatzes der Neuen Autorität ist, dass sie klare und greifbare Vorgehensweisen bestimmt. Das ist bei suizidalen Krisen besonders wichtig. Die Entwicklung von Standhaftigkeit erlaubt es Eltern, Eskalationen zu vermeiden und dem Teenager beiseite zu stehen. Zudem wirkt die Resilienz gegenüber Druck oftmals sogar ansteckend, sodass die Standhaftigkeit der Eltern auch die Stressresistenz des Teenagers stärkt. Auf keinen Fall dürfen Eltern ihrem Kind jedoch sagen: »Das schaffst du schon!« So eine Bemerkung könnte Widerstand wecken. Sie könnten stattdessen sagen: »Früher dachte ich, ich könnte es nicht aushalten, dich in einer solchen Krise zu sehen. Jetzt weiß ich, dass ich es kann.« Darauf könnte der Teenager antworten: »Aber wie soll mir das helfen?« Darauf können Eltern entgegnen: »Es wird dir vielleicht nicht sofort helfen, aber ich kann dir zumindest beiseite stehen, wenn du leidest.« Diese elterliche Antwort weist auf eine einfache existenzielle Wahrheit hin: Wenn das Kind sein eigenes Leid nicht mehr aushalten kann, ist es umso wichtiger, dass die Eltern das können. Das ist die Bedeutung von elterlicher Verankerung. Die Stärke, die die Eltern ausstrahlen, trägt zur Stabilisierung ihres Kindes bei.

Die Fähigkeit der Eltern, dem Druck auch auf dem Höhepunkt einer suizidalen Krise standzuhalten, wächst, wenn die Therapeutinnen ihnen helfen, Unterstützung zu rekrutieren, anstatt zu versuchen, die Krise alleine zu bewältigen. Allein der Akt, sich an Unterstützer zu wenden, stärkt ihre Position und verringert die »Allianz der Notfälle«. Ein Unterstützer kann dem Kind sagen: »Deine Eltern haben mich um Hilfe gebeten, um sich selbst und dich zu stärken. Zusammen haben wir viel bessere Chancen, dass keiner von uns zerbricht!« Die Botschaft »Das stehen wir zusammen durch!« gehört zu den wichtigsten, die einem suizidalen Teenager vermittelt werden können.

Das elterliche Durchhaltevermögen wird auch durch die Richtungen der Maßnahmen gestärkt, die von der neuen Autorität angeboten werden. Eltern, die es angehen, eine Ankündigung zu schreiben, Unterstützer zu rekrutieren, eine Suizidwache einzurichten und einen langfristigen Plan zu entwickeln, sind viel widerstandsfähiger als solche, die versuchen, Bränden durch übereilte Löschaktionen beizukommen.

Die Einstellung zur Zeit ändern

Mit der Standhaftigkeit verändert sich auch der Blick auf die Zeit. Eltern werden nicht länger von dem Gefühl der Dringlichkeit angetrieben, vom »Jetzt« und vom »Sofort«. Sie sind nun fähig, in Begriffen wie »heute«, »morgen«, »nächste Woche« und »in einem Monat« zu denken. Ein veränderter Blick auf die Zeit ist eine wichtige Ressource im Umgang mit einer suizidalen Krise. Wir alle verstehen, dass ein Läufer, der einen Marathon mit dem Gefühl antritt, nun einen Sprint hinlegen zu müssen, keine Chance auf Erfolg hat. Das gilt umso mehr, wenn die Gleichung aus zwei Seiten besteht. Wenn eine Seite die andere mit einem kurzsichtigen Zeitverständnis infiziert, wird die Wahrscheinlichkeit, dass sie langfristig durchhält, erheblich verringert. Deshalb ist eine veränderte Einstellung zur Zeit eines der wichtigsten Mittel, einen Notfall zu meistern.

Eltern könnten sagen: »Aber sie droht doch gerade jetzt damit, sich etwas anzutun!« Oder: »Er droht mit Selbstmord, wenn wir nicht sofort auf seine Forderung eingehen!« In diesen Situationen verhält sich der Teenager auf eine Weise, die die elterliche Zeitperspektive verengt. Dann müssen die Therapeuten ihnen helfen, ihre Perspektive zu verändern. Sie erklären den Eltern, dass sie so viel mehr gewinnen, wenn sie »Zeit kaufen«, weil sie die Interaktion dann verändern und die Impulsivität einschränken. In anderen Worten: Sie verhalten sich wie ein Anker, der ihr Kind gegen seinen unmittelbaren Impuls stabilisiert. Die beste elterliche Reaktion auf Situationen, in denen der Teenager auf eine sofortige Antwort drängt, lautet: »Wir sind bereit, darüber zu sprechen!« Dieser kurze Satz enthält den Samen eines erweiterten Blicks auf die Zeit. Eine von uns betreute Mutter fand eine originelle Botschaft, um den zeitlichen Faktor in die Interaktion einzubringen. Sie sagte ihrer Tochter: »Wir wollen dich mit diesem schrecklichen Leiden, das du durchmachst, nicht allein lassen. Heute stehen wir dir beiseite, um dir zu helfen. Morgen werden wir darüber nachdenken, wie wir dir helfen können. Übermorgen wollen wir noch einmal darüber nachdenken, wie wir dir helfen können. Und nächste Woche werden wir abermals darüber nachdenken, wie wir dir helfen können.«

Die Rekrutierung von Unterstützern

Wie man das Thema Unterstützer anspricht

Eine suizidale Krise bietet besonders günstige Bedingungen für die Rekrutierung von Unterstützern, weil Eltern in solchen Situationen eine größere Bereitschaft dazu zeigen, Angehörige, nahe Freunde oder sogar Außenstehende um Hilfe zu bitten. Sie sehen ein, dass ein Kind, das einen Suizidversuch unternimmt oder Gefahr läuft, das zu tun, keinen Anspruch auf Geheimhaltung erheben kann.

Häufig öffnen sich sogar Teenager selbst dem Vorschlag ihrer Therapeuten, darüber nachzudenken, welche Personen ihnen bei der Überwindung ihrer Krise helfen könnten. Laura King und ihre Mitarbeiterinnen (2019) haben gezeigt, dass die Gefahr eines wiederholten Suizidversuchs erheblich sinkt, wenn ein suizidgefährdeter Teenager die Namen von vier Personen nennt, die ihm helfen könnten. Dieses Ergebnis kann als Basis für eine Kooperation zwischen einer Therapeutin aus dem Bereich der Neuen Autorität, die mit den Eltern arbeitet, und dem Therapeuten des Jugendlichen dienen. Der Therapeut wird dann versuchen, den Jugendlichen zu ermutigen, Namen potenzieller Unterstützer zu nennen. Dadurch wird das Thema der Unterstützung zum gemeinsamen Projekt der Eltern und ihres Kindes.

Bei unserer Arbeit mit suizidalen Krisen kommt das Thema Unterstützung bereits beim ersten Termin zur Sprache. Die Therapeutinnen können zahlreiche Gründe anführen, warum deren Rekrutierung so unerlässlich ist. Oft eignet sich dafür zum Beispiel folgende Erklärung: »Eltern können mit einer suizidalen Krise nicht optimal umgehen, wenn sie damit allein sind. Deshalb müssen wir uns unter Ihren Verwandten und Freunden nach Unterstützern umsehen. Die Beteiligung von Unterstützern kann das Risiko verringern und zu einer sofortigen Abschwächung der Krise führen. Häufig sind Teenager bereit, mit anderen Personen über Dinge zu reden, die sie mit ihren Eltern nicht besprechen wollen. Manchmal kann ein Unterstützer Ihrem Kind einen Vorschlag unterbreiten, den es sofort zurückgewiesen hätte, wenn er von Ihnen gekommen wäre. Außerdem sind Sie viel anfälliger für Druck und Drohungen, wenn Sie allein bleiben. Und falls es notwendig werden sollte, Ihr Kind zu beobachten, können Sie das unmöglich alleine schaffen. Deshalb müssen wir darüber nachdenken, wer Ihnen und Ihrem Kind eventuell helfen könnte.«

Verallgemeinernde Vorbehalte der Eltern können zerstreut werden, indem man mit ihnen über ganz spezifische Unterstützer spricht. Dazu erkundigt sich der Therapeut direkt nach der Möglichkeit Großeltern, Onkel und Tanten, Geschwister (des Teenagers), Cousins, enge Freunde der Familie, Freunde der Eltern und manchmal auch Freunde des Teenagers miteinzubeziehen. Der Schwerpunkt dieses Gesprächs sollte allerdings nicht auf dem »Ob« liegen, sondern vielmehr auf dem »Wen«. Ein zögerlicher Therapeut, der zunächst vorsichtig nachforschen möchte, ob die Eltern denn bereit sind, Unterstützer zu beteiligen, könnte dadurch nur deren Vorbehalte verstärken. Es wäre ratsamer, vorauszusetzen, dass Unterstützer nötig sind, und sich dann darauf zu konzentrieren, sie zu kontaktieren und zu überlegen, wie man sie einbeziehen kann. Unsere jahrelange Erfahrung hat gezeigt, dass Therapeuten ihre Fähigkeit, Eltern zur Rekrutierung von Unterstützern zu bewegen, sehr schnell verbessern. Ein Therapeut mit nur einem Jahr Erfahrung im Ansatz der Neuen Autorität kann Unterstützer viel effektiver rekrutieren als ein Anfänger seines Fachs. Er hat inzwischen gelernt, die Vorbehalte der Eltern zu antizipieren und darauf einzugehen. Therapeuten sollten den Eltern anbieten, ihnen bei der Formulierung ihrer Bitte an die Unterstützer zu helfen. In einem anderen Bereich, der von einem hohen Maß an Stigmatisierung und Scham gekennzeichnet ist, nämlich unserer Arbeit mit Eltern von jugendlichen Straftätern, reagierten Eltern positiv, wenn wir ihnen den Vorschlag unterbreiteten, Freunde oder Verwandte mit folgenden Worten um Hilfe zu bitten: »Es ist mir nicht leichtgefallen, mich mit diesem Problem an dich zu wenden, aber ich glaube, wir stehen uns nahe genug, um dir mein ganzes Vertrauen zu schenken.« Oder: »Ich war nicht in der Lage, dir schon früher davon zu erzählen, aber wenn ich daran denke, wie sehr dir mein Kind am Herzen liegt, wird mir klar, dass es nicht fair war, das vor dir zu verheimlichen.«

Unterstützer und Eskalationsprävention

Allein schon die Präsenz von Unterstützern reduziert eine Eskalation zwischen Eltern und Kind fast immer. Daher fordern wir Eltern auf, in explosiven Situationen, Fällen von Gewalt oder bei suizidalen Krisen einen Unterstützer ins Haus zu holen. Seine Anwesenheit kann sowohl auf die Eltern als auch auf das Kind beruhigend wirken. Ein besonders effektiver Unterstützer wird in der Lage sein, mit dem Kind zu sprechen, und Zeit, manchmal sogar bedeutende Zeit, mit ihm allein zu verbringen. In Fällen, in denen das Risiko als besonders hoch eingestuft wird, werden spezielle Vorgehensweisen mit mehreren Unterstützern eingesetzt (siehe die Abschnitte zu Suizidwache und »Fleh-Zeremonie«). Anfänglich sollte eine erste unterstützende Person hinzugezogen werden, die die Krise eventuell sofort mildern kann. Diese Person sollte für das Kind bekanntlich wichtig sein und versuchen, einen Dialog mit ihm zu beginnen. Sie wird folgendermaßen angeleitet: »Sagen Sie dem Kind, dass Sie von der Krise wüssten und deshalb gekommen seien. Versuchen Sie, mit dem Kind so fair wie möglich zu sein und führen Sie mit ihm eine Unterhaltung. Jedes Gespräch ist hilfreich. Sie müssen dabei nicht unbedingt über die Krise reden, es sei denn, das Kind möchte darüber sprechen. Allein schon Ihre Präsenz wird wahrscheinlich einen mäßigenden Einfluss ausüben und die unmittelbare Gefahr dämmen. Jedes Gesprächsthema, zum Beispiel Ihre Erinnerung an gemeinsame Unternehmungen in der Vergangenheit, an Erlebnisse mit dem Kind oder auch Dinge, für die Sie sich beide interessieren, sind ein gutes Thema.« Falls keine unmittelbare Gefahr besteht, kann der Unterstützer den Teenager zu einer »Spazierfahrt« einladen oder mit zu sich nach Hause nehmen. In manchen Fällen und vor allem, wenn die Spannungen zwischen dem Teenager und seinen Eltern schwerwiegend sind, kann man planen, dass das Kind ein paar Tage oder sogar länger im Heim des Unterstützers verbringt. Für diese Aufgabe eignen sich Tanten, Onkel und Großeltern besonders gut. Die bei ihnen verbrachte Zeit kann die Spannungen zwischen den Eltern und dem Teenager erleichtern und Raum für neue Handlungsoptionen schaffen, die sich nicht ergeben hätten, wenn der Teenager zu Hause geblieben wäre. Jede suizidale Krise hat eine Dynamik, die sie aufrechterhält. Mitunter schafft man bereits einen bedeutenden Unterschied, indem man den Teenager aus seinem Elternhaus herausholt. Ein Weg, als Unterstützer oder Unterstützerin Zeit mit einem suizidalen Teenager zu verbringen und die Atmosphäre zu verändern, ist, ihn auf eine längere Autofahrt mitzunehmen. Wir haben diese Methode mehrmals angewendet: Ein Onkel oder ein enger Freund der Familie sind dann für einige Stunden mit dem Teenager spazieren gefahren. Eine Autofahrt ermöglicht stressfreie Schweigepausen und kann das Zusammensein vereinfachen. Falls es eine vergnügliche Aktivität gibt, die der Jugendliche schon einmal mit dem Unterstützer unternommen hat, könnte dieser ihm anbieten, sie zu wiederholen. Jede solcher Aktivitäten verstärkt die Stimmen des Lebens, weil sie den Teenager daran erinnern, dass diese Möglichkeiten nach wie vor existieren.

Ein Unterstützer kann als Vermittler zwischen dem Teenager und seinen Eltern auftreten oder den Eltern helfen, die emotionalen Reaktionen des jungen Menschen zu modifizieren. Peter Jakob (2022), der den Ansatz der Neuen Autorität übernommen hat, um mit multitraumatischen und problematischen Familien zu arbeiten, schlug vor, dass alleinerziehende Mütter, die ihre Reaktionen aufgrund ihrer traumatischen Vergangenheit nur schwer kontrollieren können, mit nur einem Unterstützer beginnen sollten. Er glaubt, dass die sofortige Beteiligung einer größeren Gruppe für Mütter in dieser Situation zu schwierig sein könnte. Daher fange man besser mit einem einzelnen Unterstützer an. Dazu sollte die Mutter eine Person wählen, bei der sie sich sicher fühlt. In einem gemeinsamen Therapietermin mit der Mutter und dem Unterstützer wird sie zunächst gebeten, Situationen zu schildern, in denen die Reaktionen ihres Kindes dazu führen könnten, dass sie die Beherrschung verliert. Im weiteren Verlauf der Sitzung üben die beiden solche Szenarien durch Rollenspiele und konzentrieren sich dabei auf die Aspekte der Präsenz des Unterstützers, die der Mutter dabei helfen, ihre Emotionen zu kontrollieren. Dann wird sie gebeten, den Unterstützer einige Male nach Hause einzuladen, um die Praktiken weiter zu üben. Allein die Erinnerung an die Anwesenheit der unterstützenden Person, an Dinge, die sie gesagt hat, oder an ihre Körperhaltung kann der Mutter schließlich als innerer Anker dienen, um ihre Reaktionen angesichts von Herausforderungen besser zu beherrschen.

Diese Technik hat viel mit den Aspekten der von uns geschilderten therapeutischen Ansätze gemeinsam, die angesichts der Herausforderungen einer Suizidkrise eine Verbesserung der emotionalen Selbstbeherrschung des Teenagers oder der Eltern bewirken sollen. Bei diesen Ansätzen werden die Patienten und Patientinnen aufgefordert, sich ein beruhigendes Bild vorzustellen oder in Erinnerung zu rufen, und dieses Bild als Hilfe zur emotionalen Kontrolle zu gebrauchen, wenn es einen störenden Stimulus gibt. Bei der von Jakob (2022) vorgeschlagenen Technik ist dieses beruhigende Fantasiebild keiner imaginären Situation entnommen, sondern basiert auf einer ganz realen Person, nämlich dem Unterstützer, der im Haus anwesend ist und dabei hilft, mit der Herausforderung umzugehen. Dieser Unterschied verwandelt das verankernde Bild nicht nur in eine Quelle der Ruhe, sondern auch in eine der Kraft.

Die Ankündigung

Die Ankündigung ist eine der bekanntesten und am leichtesten anwendbaren Methoden des Ansatzes der Neuen Autorität. Im Gegensatz zu anderen Maßnahmen, die nur in einigen Fällen ergriffen werden, gehört die Ankündigung zu allen Therapien. Das liegt daran, dass sie ein zentrales Instrument darstellt, um das Engagement der Eltern im Kampf um ihre Rolle zu unterstützen. Dieses Engagement gewinnt an Bedeutung, wenn es um einen Kampf um das Leben des Kindes geht. Durch ihre Ankündigung verpflichten sich die Eltern nicht nur sich selbst gegenüber zu diesem Kampf, sondern auch gegenüber dem Kind und den Unterstützern.

Eine Ankündigung ist eine strukturierte Handlung und so angelegt, dass sie als eine Art Übergangsritus zwischen dem, wie die Dinge in der Vergangenheit gehandhabt wurden, und dem, wie sie fortan sein werden, fungiert. Übergangsriten sind festliche und formale Ereignisse, die von der Umgebung ernst genommen werden. Sie markieren das Ende eines alten und den Beginn eines neuen Status. Beispiele dafür sind Konfirmation, Bar- oder Bat-Mitzva, Hochzeiten, Scheidungen, die Unterzeichnung von Verträgen, Abschlussfeiern etc. Übergangsriten können auch in einem gefährlichen Kontext abgehalten werden, etwa in Form von Aufnahmezeremonien einer kriminellen Gang. In all diesen Fällen wird der Statuswechsel durch ein besonderes Ereignis gekennzeichnet, bei dem nicht nur die beteiligten Personen anwesend sind, sondern auch andere, die den Übergang bestätigen und validieren. Der Grund für diese formale Atmosphäre und die Beteiligung von Zeugen, die den Übergangsritus validieren, ist der Wunsch, eine bewusste Grenze zu ziehen, die es den Beteiligten ermöglicht, anders zu denken, zu fühlen und zu handeln.

Aber im Gegensatz zu Situationen, für die es formale Riten gibt, hat die Gesellschaft keine Riten für den Übergang von problematischen zu wünschenswerten Verhaltensweisen. So haben zum Beispiel Menschen, die das Rauchen aufgeben, oft das Bedürfnis nach einem formalen Akt, der diese Veränderung markiert, zum Beispiel in Form einer öffentlichen Bekanntgabe ihrer Entscheidung. Damit wollen sie diesen Wendepunkt in ihrem eigenen Bewusstsein und dem Bewusstsein ihrer Umgebung unterstreichen.

Manche Eltern würden lieber spontan handeln. Nicht nur wegen ihrer Aversion gegen einen Akt, der sich künstlich anfühlt, sondern auch, weil sie keine »Wellen schlagen« wollen. Solche Eltern gehen oft wie auf rohen Eiern. Diese Haltung schwächt sie auch gegenüber der Suizidgefahr ganz erheblich. Wir erklären ihnen, der Zweck ihrer Ankündigung bestehe darin, ihrem Kind in aller Deutlichkeit klarzumachen, dass sich die Spielregeln geändert hätten und sie entschlossen seien, für sein Leben zu kämpfen. Daher gibt allein schon der Akt der Ankündigung den Eltern ihren Mut und ihre Kraft zurück. Die klare Struktur, die Ermutigung des Therapeuten und die potenzielle Hilfe von Unterstützern, mit deren Rekrutierung die Eltern bereits begonnen haben, werden ihnen helfen, sich vorzubereiten und die Ankündigung zu machen. Sehr oft prägt sich die Ankündigung ihrem Bewusstsein als *der* Wendepunkt ihres Umgangs mit der Drohung ein. Sie entdecken, dass sie fähig sind, ihre eigene Kraft wiederzufinden und ihre Elternrolle zurückzufordern, wenn sie die richtige Hilfe bekommen.

Die Ankündigung erfolgt nicht im Eifer des Gefechts oder als unmittelbare Reaktion auf problematisches Verhalten. Sie wird in einem geeigneten Moment gemacht, zum Beispiel, wenn der Teenager in seinem Zimmer ist und nachdem die Eltern ihre täglichen

Aufgaben erledigt haben. Wichtig ist, dass man sich auf die richtige Übermittlung der Ankündigung vorbereitet. Daher werden die Eltern gebeten, zunächst als Hausaufgabe einen Entwurf ihrer Ankündigung zu verfassen. Der endgültige Wortlaut und die Art der Übermittlung werden dann in der Therapie besprochen.

Therapeutinnen können das Thema Ankündigung zum Beispiel so ansprechen: »Ich möchte Ihnen einen konkreten Schritt vorschlagen, der Sie im Kampf um das Leben Ihrer Tochter stärken und ihr zeigen wird, dass Sie an ihrer Seite und auf der Seite jener Stimmen stehen, die in ihr für das Leben plädieren. Das ist Ihre Ankündigung an Ihr Kind. Diese Ankündigung sollte nicht nur verbal, sondern auch schriftlich erfolgen. Darin erklären Sie fast offiziell, dass der Kampf um das Leben Ihrer Tochter für Sie höchste Priorität hat. Ihre Tochter muss fühlen, dass sie nicht alleine ist, sondern dass Sie ihr beiseite stehen. Ein Kind, das in eine gefährliche Situation abgerutscht ist, muss das Gefühl haben, dass seine Eltern ihm als Anker dienen, der es auffängt und stabilisiert. Ihre Ankündigung wird ihm zeigen, dass Sie sich mit Haut und Haar verpflichtet haben, alles zu tun, um es davon abzuhalten, sich etwas anzutun.«

Um die Hauptelemente der Zeremonie zu illustrieren, sollte man Eltern ein Beispiel für eine Ankündigung zeigen:

»Liebste Moni, wir haben beschlossen, alles in unserer Macht Stehende zu tun, um für dein Leben zu kämpfen und dich, uns selbst und unsere Familie zu beschützen. Wir werden alles tun, was möglich ist, um dich in dieser schweren Zeit, die du durchmachst, zu unterstützen. Wir verstehen, dass du entsetzlich leidest. Daher werden wir bei dem Kampf um dein Leben nicht passiv zusehen, sondern so nahe wie möglich bei dir sein. Wir werden die Probleme auch nicht geheim halten, sondern uns bei jedem Hilfe holen, der dazu bereit ist. Wir werden jede positive Richtung unterstützen, jeden Hoffnungsfunken und jeden konstruktiven Plan. Wir wissen, dass wir eine schwere Zeit vor uns haben, aber wir werden sie gemeinsam bewältigen. Deine dich liebenden Eltern.«

Folgende Elemente sind für eine Ankündigung wesentlich:

- Sie wird immer in der ersten Person verfasst. Die Eltern verkünden ihren Standpunkt. Sie versuchen nicht, die Absichten oder Handlungen ihres Kindes zu kontrollieren.

- Der Wortlaut ist liebevoll und unterstützend und fordert weder Erklärungen noch Rechtfertigungen. Manchmal sprechen Eltern ausführlich über ihre Gefühle für das Kind oder versuchen, es zur Kooperation zu bewegen. Andere fügen die Bitte hinzu, dass es in Therapie gehen möge. Solche Aussagen schwächen die Ankündigung allerdings.
- Manchmal wollen Eltern erklären, dass sie im besten Interesse des Kindes handeln. Auch das schwächt die Ankündigung. Es ist wichtig, klar zu sagen, dass die Eltern das Kind beschützen, aber auch sich selbst und die Familie.
- Zur Unterstützung eines Kindes in einer suizidalen Krise ist es wesentlich, sein Leiden zu validieren. Daher muss die formale Ankündigung unbedingt auch einen entsprechenden Satz enthalten. Das wird umso wichtiger, wenn ein Elternteil sich zuvor geweigert hat, den Ernst der Verfassung seines Kindes anzuerkennen.
- Die Ankündigung enthält auch eine Mitteilung darüber, dass die elterliche Präsenz verstärkt wird.
- Die Ankündigung enthält eine klare Aussage darüber, dass der Deckmantel der Geheimhaltung ab sofort gelüftet wird und Unterstützer miteinbezogen werden. Oft vergessen Eltern diesen Satz in ihrem Entwurf. Das schwächt die Ankündigung und verwandelt sie in eine geschlossene und private Veranstaltung. Dabei ist gerade dieses Element ausschlaggebend dafür, dass die Ankündigung die Funktion eines Übergangsritus erfüllt.
- Die Ankündigung ist eine Verbindung aus Widerstand und Unterstützung. Begriffe wie »positive Richtung« und »konstruktiver Plan« weisen darauf hin, dass die Eltern nicht beabsichtigen, problematischen Forderungen nachzugeben.
- Die Ankündigung sollte dem Teenager das Gefühl geben, zum gemeinsamen Kampf eingeladen zu werden. Das ist der erste Schritt einer ganzen Reihe von Handlungen, die zur Zugehörigkeit einladen.

Eltern müssen ihre eigene Ankündigung verfassen. Das ist ihre Aufgabe und das obige Beispiel soll ihnen dabei lediglich als Ausgangspunkt dienen. Manche Eltern schreiben eine Ankündigung, die mit diesem Beispiel fast identisch ist. Daran ist nichts falsch. Dennoch sollte der Therapeut den Text mit ihnen durchgehen, um sicherzustellen, dass der Zweck jedes einzelnen Satzes klar ist.

Andere Eltern verfassen persönliche Ankündigungen. Das zeigt, dass sie die vorgeschlagenen Botschaften so verarbeiten wollen, dass sie sich damit vollständig identifizieren können. Der Therapeut muss sorgfältig auf Sätze achten, die die Ankündigung abschwächen, zum Beispiel weil sie entschuldigend klingen oder langatmige Erklärungen und Versuche darstellen, das Kind zur Zustimmung zu bewegen. Wenn solche Inhalte auftauchen, sollte der Therapeut erklären, warum sie das Ziel verfehlen könnten.

Nach der gemeinsamen Überarbeitung des Texts bespricht der Therapeut mit den Eltern, wie die Ankündigung übermittelt werden soll. Dabei muss betont werden, dass es sich um ihre Ankündigung an das Kind handelt, deren Inhalt nicht zur Debatte steht. Das Kind muss ihr nicht zustimmen. Sollte es sich weigern, zuzuhören (sich die Ohren zuhalten, brüllen oder drohen), teilen die Eltern ihm mit, dass sie nicht mit seiner Zustimmung gerechnet hätten, dies aber dennoch ihr Standpunkt sei, nach dem sie in Zukunft handeln wollen. Dann lassen sie das Papier mit der Ankündigung beim Kind und gehen gelassen aus dem Zimmer. Viele Kinder versuchen, die Ankündigung durch demonstrativ ablehnendes Verhalten für ungültig zu erklären. Ein von uns betreuter Teenager ging so weit, dass er das Blatt mit der Ankündigung verschluckte. Deren Gültigkeit wurde dadurch allerdings nicht aufgehoben.

Der Therapeut bespricht mit den Eltern, wer von ihnen die Ankündigung vorliest. Sollte das Kind Suiziddrohungen ausgesprochen haben, die mit der Forderung nach bestimmten elterlichen Leistungen verbunden waren, empfehlen wir, dass der tendenziell nachgiebige Elternteil die Ankündigung vorliest. In diesem Fall beinhaltet diese auch die Aussage, dass die Eltern nichts tun werden, was durch Drohungen gefordert wird, zum Beispiel: »Wir werden dir beiseite stehen und alles uns Mögliche tun, um dir zu helfen, aber wir werden keinerlei Forderungen nachgeben, die mit Drohungen einhergehen!«

Eine wichtige Anleitung zum Übermitteln von Ankündigungen ist, jede Debatte, jede »Predigt«, jeden Überredungsversuch und jede Forderung zu vermeiden. All das sind Handlungen, die den

Fokus fälschlich von der elterlichen Entscheidung auf die Akzeptanz des Teenagers verlagern und die Ankündigung ins Leere laufen lassen.

Wenn die Eltern die Reaktion des Kindes auf ihre Ankündigung fürchten, sollten sie einen Unterstützer bitten, währenddessen im Haus anwesend zu sein. In den meisten Fällen ist es nicht nötig, dass er mit im Raum ist. Schon seine Präsenz mildert eine Eskalation der Reaktionen beider Seiten.

Manchmal fragen Eltern, was nach der Ankündigung geschieht. Es ist wichtig, zu erklären, dass dies kein Test der Ernsthaftigkeit der Eltern ist. Die verschiedenen Komponenten des Präventionsplans werden zu dem Zeitpunkt und auf die Art und Weise umgesetzt werden, die für sie und die Umstände der Krise geeignet sind.

Validierung

Eine Validierung des Leidens und der Ernsthaftigkeit der Suizidabsicht ist ein Schlüsselelement der verschiedenen Suizidpräventionsansätze. Das gilt auch für den Ansatz der Neuen Autorität: Dieser verfügt über erprobte Mittel, mit der man die Situation des Kindes validiert und seine suizidalen Impulse dabei gleichzeitig entschlossen bekämpft. Die Einbeziehung von Unterstützern ermöglicht es Eltern, diese komplizierte Aufgabe optimal zu erfüllen.

Die verschiedenen Parteien im Umfeld des Teenagers (Eltern, organische Unterstützer, externe Unterstützerinnen und therapeutische Fachkräfte) haben unterschiedliche Aufgaben, Wege und Mittel, ihre Validierung auszudrücken. Zum Beispiel erwartet keiner von den Eltern, mit ihrem Kind auf eine Art zu sprechen oder so zu reagieren, wie es dessen Therapeut tut. Im Gegensatz zu anderen, externen Parteien werden die Eltern vom Strudel der suizidalen Krise ebenso mitgerissen wie das Kind. Sie fühlen die Bedrohung unmittelbar, müssen in Echtzeit reagieren und sind intensiv in die Interaktion mit dem suizidalen Jugendlichen verwickelt.

Die Mutter eines sechzehnjährigen Mädchens, das einen Suizidversuch mit Tabletten hinter sich hatte, kam zur Therapie und sagte: »Mit unserer

Tochter erleben wir gerade eine schwere Zeit. Sie hat versucht, Suizid zu begehen, und ihr Zustand verschlechtert sich nach wie vor, obwohl wir bereits bei drei Therapeuten waren. Immer wieder sagt man uns, wir sollten validieren, validieren, validieren. Wir haben versucht, das so gut wie möglich zu tun. In letzter Zeit weist sie aber jeden positiven Zuspruch von mir oder ihrem Vater zurück. Es ist, als sei sie gegen unsere ermutigenden Worte richtiggehend allergisch geworden!«

Die dreifache Wiederholung des Wortes »validieren« lässt einen repetitiven Vorgang erkennen, der seine Wirkung verloren hat. Diese Eltern haben versucht, ihrer Tochter näherzukommen, sie zu trösten und zu stärken, jedoch vergeblich. Ihre Erfahrung ist nicht ungewöhnlich. Wir glauben, dass die Notwendigkeit, ein Gleichgewicht zwischen der Aufforderung zur Validierung und den praktischen Möglichkeiten herzustellen, das Kind zu schützen und seinem Suizidimpuls zu widerstehen, bei diesen therapeutischen Beratungen ganz eindeutig gefehlt hat.

Eltern können und dürfen nicht allzu stark validieren. Sie können es nicht, weil sie unter extremem emotionalen Stress stehen. Und sie dürfen es nicht, weil sich allein schon die elterlichen Worte an sich als problematischer Faktor entpuppen könnten ... wie die Mutter des Mädchens in unserem Beispiel sagte: »Es ist, als sei sie gegen unsere ermutigenden Worte richtiggehend allergisch geworden!« Wir glauben, dass eine verbale Validierung der Eltern kurz gehalten werden sollte. Oft reicht eine klare Aussage wie die folgende: »Ich weiß, dass du ganz schrecklich leidest.« Manchmal können Eltern auch hinzufügen: »Vielleicht habe ich das früher nicht so richtig verstanden, aber jetzt verstehe ich es.« Darüber hinaus sollte die Validierung vor allem durch nonverbale Reaktionen erfolgen.

In vielen Fällen teilt die unterstützende Person (Oma, Opa, Tante, Onkel, Freund der Familie) dem Jugendlichen offen mit, dass man sie über die Situation informiert habe. Zum Beispiel: »Ich habe mit deinen Eltern gesprochen und verstanden, dass du eine ernste Krise erlebst und sogar daran gedacht hast, dir etwas anzutun.« Allein die Tatsache, dass die Person informiert worden ist, zeigt, dass die Eltern die Krise ernst nehmen. Weiter kann sie hinzufügen: »Ich kann mir vorstellen, dass du ganz schrecklich leiden musst, wenn es dich an diesen Punkt gebracht hat.« Diese Worte können für den Jugendlichen wertvoll sein, auch wenn er wütend ist, weil die Eltern jemandem von seiner Situation erzählt haben. Das Angebot der Unterstützung muss sich nicht nur auf validierende Worte beschränken. So sagte zum Beispiel der Großvater seinem suizidalen Enkel: »Du bist mein erster Enkel. Du nimmst in meinem Herzen einen ganz besonderen Platz ein. Ich glaube, dass du das bewältigen kannst. Ich habe dich schon in anderen schwierigen Situationen kämpfen sehen und du hast sie immer überwunden. Du kannst mich zu jeder Tages- und Nachtzeit anrufen, und ich werde da sein, um mit dir zu reden, dich zu begleiten und zu unterstützen.«

Diese Botschaften geben dem Jugendlichen das Gefühl, emotional aufgefangen zu werden. Dies schafft gute Bedingungen dafür, gewalttätigen Verhaltensweisen wie Drohungen gegenüber den Eltern zu begegnen. Zum Beispiel: »Ich werde von nun an täglich mit dir und deiner Mutter Kontakt halten. Ebenso wie du mein geliebter Enkelsohn bist, ist sie meine geliebte Tochter. Ich weiß, dass es Situationen gegeben hat, in denen du ihr angedroht hast, dir etwas anzutun. Ich werde alles mir Mögliche tun, um ihr zu helfen, ebenso, wie ich alles tun werde, um dir zu helfen.« Diese Aussage enthält sowohl eine Validierung wie auch eine Herausforderung. Allein die Erwähnung der Mutter, der Beziehung zu ihr und ihrem Schmerz fügen der Unterstützung des Großvaters für seinen Enkel ein Element des Widerstands hinzu.

Anders verhält es sich, wenn der fragliche Unterstützer kein Teil des organischen Umfelds der Familie ist – zum Beispiel dic Therapeutin des Kindes oder ein Vertreter der Gemeinschaft. In der Einzeltherapie ist die Validierung viel detaillierter und ausgedehnter als in der Familie. Eine Therapeutin hat die emotionale Verfügbarkeit, die Ausbildung und auch die Aufgabe, auf sämtliche Facetten im Kopf des Jugendlichen einzugehen, eine Aufgabe, die für Eltern, Großeltern, Onkel und Tanten weithin als unmöglich und auch als nicht wünschenswert gilt. Diese Menschen sind nicht vom Fach und jeder Versuch, sie anzuweisen, als ob sie es seien, verkennt ihre Situation und ihre Rolle. Das ist es vermutlich, was die Mutter im obigen Beispiel zu ihrem verzweifelten Aufschrei geführt hat: »Validieren, validieren, validieren!«

Zur Ausbildung von therapeutischen Fachkräften gehört auch die Fähigkeit einer präzisen und detaillierten empathischen Spiegelung. Aber selbst die empathischste Therapeutin muss nicht nur bestätigen, sondern auch hinterfragen, insbesondere bei Standpunkten und Absichten, die den Jugendlichen und sein Umfeld gefährden. In der dialektischen Verhaltenstherapie, in der die Validierung eine besonders wichtige Rolle spielt, ist die Aufgabe des Herausforderns nicht weniger wichtig. Manchmal vergessen Therapeutinnen das und verfolgen einen unausgewogenen Ansatz, bei dem die Validierung so dominant ist, dass der herausfordernde Teil untergeht. Als Schutzimpfung gegen diese Tendenz könnten therapeutische Fachkräfte sich das Video der Arbeit von Marsha Linehan[7] ansehen, der Gründerin der Dialektischen Verhaltenstherapie. In ihren Therapiesitzungen besteht eine perfekte Balance zwischen Validierung und Herausforderung. Validierung darf nie eine statische Aussage bleiben. Sie muss vielmehr wegweisend sein, zur Ermutigung wie auch als Herausforderung.

Verschärfung der wachsamen Sorge

Wachsame Sorge bedeutet, die Situation im Griff zu behalten und ebenso alarmbereit wie aufmerksam zu sein, damit man als Eltern Gefahren erkennt, vorbeugen und bei Bedarf entschlossen eingreifen kann, um das Kind zu schützen (Omer, 2017). Anhand von Studien und einem umfassenden Literaturüberblick haben wir aufgezeigt, dass wachsame elterliche Sorge entscheidend dafür ist, gefährlichem Verhalten bei Kindern aller Altersgruppen vorzubeugen (Omer et al., 2017). Wenn Suizid- oder Selbstverletzungsgefahr besteht, ist wachsame Sorge eine elterliche Haltung, die folgende Botschaft vermittelt: »Ich bin ganz in deiner Nähe und sehe, was du durchmachst und was mit dir passiert. Ich werde alles tun, was ich kann, um dich zu beschützen!« Diese Botschaft wird nicht nur durch Worte vermittelt, sondern auch durch eine Reihe von elterlichen Handlungen.

---

7 https://www.youtube.com/watch?v=x0Iky4NWN2U (Zugriff am 18.03.2025).

Wachsame Sorge ist keine enge oder gar invasive Überwachung. Sie spiegelt sich vielmehr in variierenden Intensitäten der elterlichen Beteiligung wider. Die Eltern müssen das Maß ihrer Wachsamkeit an das von ihnen wahrgenommene Risikoniveau anpassen:

- *Offene Aufmerksamkeit:* Das ist die Grundebene der wachsamen Sorge. Sie sollte zum Tragen kommen, wenn keine merklichen besorgniserregenden Anzeichen einer tatsächlichen Suizidgefahr bestehen. Auf dieser Ebene zeigen die Eltern Interesse, stellen ihre Fragen jedoch nicht so, dass sie den Teenager dazu führen würden, sich zu verschließen und den Dialog abzubrechen. Interesse zeigt man durch ehrliche und offene Fragen, in denen es um den Bereich der Suizidgefahr geht. Die Eltern sind präsent, greifen jedoch nicht direkt ein, solange der Pegel der Besorgnis nicht ansteigt. Sobald das geschieht, müssen sie um Hilfe bitten. Auf dieser Ebene bleiben die Eltern mit den Menschen in Kontakt, die das Kind umgeben. Die offene Aufmerksamkeit wird auch dann noch weiter fortgesetzt, wenn die Eltern bereits auf einem höheren Niveau der wachsamen Sorge agieren. Sie sensibilisiert dafür, Gefahrensignale rechtzeitig zu erkennen. Eines der Hauptziele für Eltern auf der Ebene der offenen Aufmerksamkeit ist, mit ihrem Kind mögliche Szenarien zum Umgang mit suizidalen Impulsen abzustecken, falls solche auftreten sollten. Dazu ist es wichtig, dass die Eltern (oder der Elternteil, der dem Kind nähersteht) sich in einer möglichst entspannten Situation mit ihrem Kind hinsetzen, um ein offenes Gespräch zu führen. Die Eltern können auch einen Unterstützer einschalten, der dieses Gespräch mit ihnen zusammen oder an ihrer Stelle führt. Das ist eine wichtige Option für Fälle, in denen das Kind nicht gut mit seinen Eltern kommuniziert. Die Eltern sagen dem Kind, dass sie wegen seiner Stimmung, dem Druck, unter dem es stehe, oder der schweren Erfahrungen, die es durchmache, besorgt seien. Nach dieser Einleitung sollten sie direkt fragen, ob der Teenager über den Tod oder über Suizid nachdenke. Sie müssen fragen, ob das Kind konkret darüber nachgedacht habe, ob es einen Plan oder eine Absicht habe, und ob es sich über die Mittel oder den Zeitpunkt der Ausführung Gedanken mache. Wenn der Teenager eine Antwort darauf verweigert, darf man

ihn nicht tadeln. Falls es den Eltern gelingt, ein offenes Gespräch mit ihrem Kind zu führen, sollten sie hinzufügen: »Ich will, dass wir gemeinsam über eine Situation nachdenken, in der du den Drang verspüren könntest, dir etwas anzutun. Ich schlage vor, dass wir darüber nachdenken, welche Umstände dich in eine solche Situation bringen könnten.« Wenn die Eltern wissen, in welchen Bereichen ihr Kind besonders sensibel ist, sollten sie diese ansprechen, zum Beispiel so: »Ich weiß, dass dir Erfolg in der Schule / beim Sport / im Freundeskreis sehr wichtig ist. Kannst du dir eine Situation vorstellen, in der ein ungutes Gefühl in einem dieser Bereiche dich dazu bringen könnte, an Tod oder Suizid zu denken?« Es ist wichtig, das gemeinsam mit dem Kind entworfene Szenario zu ergänzen und darüber zu reden, wo es Hilfe finden könnte, beispielsweise so: »Wenn du in einer solchen Lage wärest, würdest du denn zu mir kommen und um Hilfe bitten?«, oder: »Gibt es irgendjemand anderen, bei dem du das Gefühl hast, dass du dich ihm in so einer Situation anvertrauen kannst?«, oder: »Darf ich dich zu einem Termin mit einem Psychologen begleiten, der auf Krisen von Jugendlichen spezialisiert ist? Natürlich werde ich dich dann allein mit dieser Person reden lassen!« Die Eltern können das Gespräch mit einer Aussage, die ihre geistige Präsenz und somit den Kern der wachsamen Sorge unterstreicht, abschließen. Zum Beispiel: »Ich sehe, dass du traurig bist und es beschäftigt mich die ganze Zeit. Ich möchte, dass du spürst, dass ich dir nah bin, dass ich dich liebe und dass ich alles tun werde, um dir zu helfen.«
– *Fokussierte Aufmerksamkeit:* Wir befinden uns nun auf der Ebene der wachsamen Sorge, die aktiviert wird, wenn die Eltern bestimmte Signale wahrnehmen (Anspielungen und Drohungen), aber keine weiteren Hinweise auf eine unmittelbare Gefahr vorliegen. Auf dieser Ebene initiieren die Eltern Kontrollmaßnahmen zur Einschätzung des Risikoniveaus, zum Beispiel regelmäßige tägliche Gespräche vor dem Schlafengehen; regelmäßigen Kontakt zur Schule, um die Anwesenheit und das Sozialverhalten des Kindes im Blick zu behalten; Kontaktaufnahme mit wichtigen Schlüsselfiguren aus dem Umfeld (Klassenleitung, Schulberaterin, Jugendberater, Sportcoach), um diese darüber

aufzuklären, dass der Jugendliche eine Krise durchmacht und Suizidgefahr besteht. Diese Maßnahmen ermöglichen es den Eltern, den Puls der Situation zu spüren und dem Kind zu zeigen, dass sie im Bilde sind. Auf der Ebene der fokussierten Aufmerksamkeit raten wir Eltern, Unterstützer zu rekrutieren und sie über die Signale zu informieren, die auf eine Suizidgefährdung des Kindes hindeuten.
- *Schutzmaßnahmen für das Kind:* Nun befinden wir uns auf der höchsten Stufe der wachsamen Sorge. Sie wird erforderlich, wenn Eltern Anzeichen einer wirklichen Gefahr erkennen. Auf dieser Ebene begnügen sie sich nicht länger mit Nachfragen oder Stichproben, sondern greifen resolut durch, um das Kind zu schützen und aus der Gefahr zu befreien. Zum Beispiel, indem sie das Unterstützungsnetzwerk erweitern, Unterstützer – auch ohne Einverständnis des Kindes – einbeziehen, eine Suizidwache abhalten, einen Psychiater hinzuziehen etc. Manchmal ist auch eine präventive Einweisung ins Krankenhaus erforderlich. Wenn die Risikosignale abnehmen, können auch die Eltern je nach Situation wieder zur fokussierten oder offenen Aufmerksamkeit zurückkehren. Ein Teil der therapeutischen Arbeit der Neuen Autorität konzentriert sich darauf, den Eltern zu helfen, Warnzeichen zu erkennen und ihnen beizubringen, sie richtig einzustufen.

Auf allen drei Ebenen bekommen die Jugendlichen das Gefühl, dass ihre Eltern sie wahrnehmen und über sie nachdenken. Auf jeder davon findet ein Gespräch über die emotionale Verfassung des Kindes statt. Und die Suizidgefahr wird – je nach Ebene – beobachtet. Zwei essenzielle Methoden, um wachsame elterliche und professionelle Sorge zu demonstrieren, die für die höchste Stufe von Wachsamkeit geeignet sind, sind die folgenden:
- *Die Suizidwache:* An dieser Wache sind nicht nur die Eltern beteiligt, sondern auch mehrere Unterstützer. Sie beginnt optimalerweise damit, dass jederzeit mindestens zwei Unterstützer im Haus sind. Ihre Präsenz vermittelt die Botschaft eines breiten Unterstützungsnetzwerks, das dazu einlädt, sich zugehörig zu fühlen. Die Mitglieder dieses Netzwerks beschützen den Jugendlichen

nicht nur, sie versuchen auch, mit ihm in Interaktion zu treten. Die Wache ist keine hundertprozentige Garantie dafür, dass der Jugendliche keinen Suizidversuch unternehmen wird. Sie ist nicht dasselbe wie eine Hospitalisierung, die empfehlenswert sein könnte, wenn das Risiko als besonders hoch eingeschätzt wird. Die Wache ist kein Schutzwall, sondern vielmehr ein zwischenmenschliches Netzwerk, das begleitet, einlädt und Vertrauen schafft. Es ist nicht nötig, während der Wache die Haustür abzuschließen. Die Sicherheit, die dieses Netzwerk bietet, beruht auf der Präsenz ihrer Beteiligten und nicht auf einer physischen Prävention. Falls der Teenager erklärt, niemand könne ihn daran hindern, Suizid zu begehen, sollte man ihm Folgendes antworten: »Du hast recht. Wir haben keine Kontrolle über dich. Aber es ist unsere Pflicht, dir in dieser schwierigen Zeit beizustehen und in deiner Nähe zu bleiben. Du bist uns wichtig und wir werden nicht auf dich verzichten.« Ein Unterstützer kann dem Jugendlichen sagen, Suizid sei eine irreversible Lösung für ein vorübergehendes Problem, für das es auch andere Lösungen gäbe. Manchmal kann ein Unterstützer, der das Vertrauen des jungen Menschen genießt, diese Botschaft wirksamer vermitteln als die Eltern. Ganz allmählich wird die physische Präsenz der Unterstützer durch eine virtuelle ersetzt. Dann verkürzt sich die Länge ihrer Aufenthalte im Haus. Sie bleiben mit dem Jugendlichen und seinen Eltern aber in täglichem Telefonkontakt. Sollte der Jugendliche den Anruf nicht beantworten wollen, kann man schriftliche Nachrichten senden. Die Eltern können sie ausdrucken und ihrem Kind geben. Die Organisation einer Suizidwache verändert den Status der Eltern, weil sie nun Teil einer von ihnen ins Leben gerufenen und geführten Gruppe sind. Wenn sie jetzt »wir« sagen, hat das einen tieferen Widerhall. Wachsame Sorge als Team verfügt über eine einzigartige Komponente, die dadurch zum Ausdruck kommt, dass sich die Mitglieder des Netzwerks gegenseitig berichten, was sie sehen und tun. Jede Person, die einen Bericht erhält, lässt auch den Teenager wissen, dass sie auf dem neuesten Stand ist. Dieser Prozess schafft ein Gefühl der geteilten Sorge. Zum Beispiel: »Dein Cousin hat mir erzählt, dass ihr gestern zusammen joggen wart. Es hat mich gefreut, das zu hören!«, oder: »Deine Mutter hat mir erzählt, dass du in den letzten Tagen wieder unter Stimmungsschwankungen gelitten hast. Ich möchte dir gern helfen. Was hältst du davon, mit mir zum Strand zu gehen?«

Die Fähigkeit des Netzwerks, ein Gefühl der Zugehörigkeit zu schaffen, wächst, wenn die Mitglieder aktiv an den täglichen Aufgaben teilnehmen. Zum Beispiel, wenn Unterstützer etwas zu essen mitbringen und eine Mahlzeit vorbereiten. Dann entsteht ein gegenseitiges Gemeinschaftsgefühl, das auf den suizidalen Jugendlichen anziehend wirken kann. Die Einladung zur Zugehörigkeit wird dabei ganz praktisch vermittelt: »Komm, setz dich zu uns. Tante Martha hat dir Lammrippchen gemacht, die magst du doch so gern.« Wenn der Jugendliche lieber in seinem Zimmer bleibt, könnten ein oder zwei Unterstützer ihm ein Tablet mit Essen bringen und ihm dort eine Mahlzeit herrichten. Das vermittelt die Botschaft: »Du gehörst zu uns, auch wenn du dich isolierst.«

Eine ganz besondere Art der Suizidwache ist die »Wache auf Rädern«. Dabei nehmen zwei oder drei Unterstützer den Jugendlichen auf eine mehrstündige oder sogar ganztägige Autofahrt mit. Solche Ausflüge schaffen Gelegenheit zu einem Gespräch über neue Möglichkeiten, die die Teenager ignoriert hätten, wenn man sie in ihrem gewöhnlichen Umfeld angesprochen hätte. Auf diese Weise sehen wir, wie eine Suizidwache langsam zu einer Rückreise ins Leben werden kann.

- *Telefonrunde und gemeinsame Suche:* Eine weitere Vorgehensweise bei wachsamer Sorge auf der höchsten Ebene ist die Telefonrunde oder gemeinsame Suche, wenn die Jugendliche verschwindet und nicht sagt, wo sie ist. Solche Maßnahmen müssen rechtzeitig vorbereitet werden. Die Eltern müssen die Telefonnummern der Freunde ihrer Tochter oder anderer Personen sammeln, mit denen sie in Kontakt steht oder stand, also auch Menschen aus ihrer Vergangenheit. Zweck dieser Telefonrunde ist es nicht nur, das Mädchen zu finden, sondern auch, ihm eine Botschaft von Präsenz und wachsamer Sorge zu vermitteln. Daher ist eine Telefonrunde ein wichtiges Werkzeug zur Erweiterung des Unterstützungsnetzwerks. Im Rahmen dieser Runde rufen die Eltern nicht nur dort an, wo sie ihr Kind vermuten, sondern kontaktieren so viele Menschen wie möglich aus dieser Liste. Eine typische Runde umfasst zwischen zehn und zwanzig Kontakten. Die Eltern beginnen damit, die Freunde, Klassenkameraden oder Bekannten anzurufen, zu denen das Mädchen in jüngster Zeit Kontakt hatte. Sie stellen sich vor und erklären, dass sie anriefen, weil sie nicht wüssten, wo ihre Tochter sei. Sie sorgten sich um sie, da sie in einer Krise stecke, die gefährlich sein könnte. Diese Einleitung garantiert häufig auch die Kooperation von Kindern, die andernfalls vielleicht gezögert hätten. Die betroffenen Eltern rufen beispielsweise eine Freundin ihrer Tochter an und fragen diese, wann sie die verschwundene Tochter zuletzt gesehen und ob sie irgendeine Ahnung habe, wo diese sein könnte. Sie bitten sie um die Namen und Telefonnummern anderer, die vielleicht mit ihrer Tochter in Kontakt stehen. Abschließend fragen sie: »Wärst du bereit, zu versuchen, Kontakt zu unserer Tochter aufzunehmen? Bitte sage ihr, dass wir dich angerufen haben und sie suchen, weil wir uns Sorgen um sie machen. In ihrer derzeitigen Verfassung ist es ganz besonders wichtig, dass sie weiß, wie sehr wir uns um sie sorgen.« Am Ende des Gesprächs mit den Freunden sollten die Eltern darum bitten, auch ein paar Worte mit deren Eltern zu sprechen. Wenn die Eltern des suizidalen Mädchens die Eltern der Freundin bereits kennen, sollten sie vielleicht zuerst mit ihnen sprechen und erst dann darum bitten, auch mit der Freundin selbst zu reden. Eine gute Art, ein Gespräch mit dem Vater oder der Mutter einer Freundin zu beginnen, wäre: »Ich würde Sie nicht belästigen, wenn ich nicht so ernsthaft besorgt wäre. Meine Tochter steckt in einer suizidalen Krise und wir wissen nicht, wo sie ist. Deshalb habe ich Ihre Tochter angerufen und sie gebeten, unsere Tochter zu kontaktieren. Könnten bitte auch Sie mit Ihrer Tochter sprechen? Vielleicht finden Sie ja etwas heraus, was sie uns nicht erzählen wollte. Wäre das möglich?« Die Reaktion der angesprochenen Eltern auf diese Bitte wird uns verraten, inwiefern sie fähig sind, zu helfen. So können auch die Eltern von Freunden dem Kreis der Unterstützer angeschlossen werden. Manchmal liefert die Telefonrunde Informationen, die helfen, die Jugendliche zu finden, wo immer sie sein mag. Auf keinen Fall sollten Eltern sich allein auf die Suche nach ihrem Kind begeben. Es ist besser, wenn beide Eltern zusammen losziehen oder einer von ihnen von einem Unterstützer begleitet wird. Gemeinsam aufzutauchen verringert das Risiko einer Eskalation. Für die Begegnung mit der jugendlichen Person gibt es eine Reihe von Sicherheitsregeln. Die Eltern sollten den Teenager bitten, mit ihnen nach Hause zu kommen, jedoch nicht versuchen, ihn unter Anwendung von Gewalt heimzuholen, ihm hinterherjagen oder sich in eine lautstarke Konfrontation verwickeln lassen. Am besten zeigt man seine Entschlossenheit, indem man gegebenenfalls auch mehrere Stunden an Ort und Stelle bleibt. Das vermittelt dem Teenager und seinen Freunden eine starke Botschaft. Sollte der Teenager davonrennen, dann jagen Sie ihm nicht hinterher. Bleiben Sie da und fangen Sie ein Gespräch mit seinen Freunden oder deren Eltern an. Eine Suizidgefahr sollte offen angesprochen werden. Wir vertreten den Standpunkt, dass die Privatsphäre des Teenagers in diesem Fall dem Schutz seines Lebens untergeordnet werden muss. Die Einbeziehung von Freunden und manchmal auch von ihren Eltern kann für die Rettung des suizidalen Teenagers entscheidend sein. Bei einer ernsten, unmittelbaren Gefahr sollte die Polizei gerufen werden. Dieser Punkt muss den Eltern deutlich klargemacht werden, um eventuelle Vorbehalte gegen einen solchen Schritt auszuräumen. Die Polizei zu rufen, ist nicht nur potenziell eine praktische Hilfe, sondern ist auch eine klare Botschaft, die zeigt, wie sehr sich die Eltern sorgen.

Ein achtzehnjähriger Jugendlicher verschwand von zu Hause, nachdem er während eines Streits mit seinen Eltern mit Suizid gedroht hatte. Die Eltern waren zutiefst besorgt, zumal er bereits einen Suizidversuch hinter sich hatte. Nach einer kurzen Reihe von Telefonanrufen fanden sie heraus, dass er sich bei einem Freund aufhielt. Sie riefen den Freund an, sprachen mit ihm und seinem Vater und erklärten ganz offen die Situation. Dann baten sie den Vater um die Adresse. Als sie vor Ort eintrafen, kam der Vater des Freundes zu ihnen hinaus. Die Eltern baten ihn, mit seinem Sohn sprechen zu dürfen, der der beste Freund seines Sohnes war. Der Vater des Freundes ging zurück ins Haus und bat seinen Sohn, aus dem Zimmer zu kommen, in dem er sich mit dem suizidalen Jungen aufhielt. Dann sagte er ihm, dass die Eltern seines Freundes draußen seien. Nach einem Gespräch zwischen den beiden Freunden versprach der suizidale Junge, dass er bei seinem Freund bleiben werde, bis er sich beruhigt habe und bereit sei, nach Hause zu kommen. Das war ein akzeptabler Kompromiss, nicht zuletzt, weil er dem Jungen eine Lösung ohne Gesichtsverlust bot. Am nächsten Morgen brachte der Freund ihn mit dem Auto seiner Familie nach Hause. Im weiteren Verlauf erwies sich dieser Freund für den Jungen und seine Eltern als wichtiger Unterstützer.

Schritte zur Wiedergutmachung

Schritte zur Verbesserung der Eltern-Kind-Beziehung stehen im Zentrum einer Reihe von Suizidpräventionstherapien. Das Konzept der Wiedergutmachung steht für die einzigartige Betonung, die die Neue Autorität auf eine Verbesserung der Beziehung legt. Versöhnungsakte sind notwendig. Gleichzeitig sollten die Eltern ihre Widerstandsmaßnahmen fortsetzen, zum Beispiel, Unterstützer beteiligen und schädliche Dienstleistungen einstellen. Diese Maßnahmen irritieren den Teenager. Die Versöhnungsakte sollen die Situation ausbalancieren und zeigen, dass die Grundhaltung der Eltern positiv und liebevoll ist, auch wenn sie problematischen Verhaltensweisen entschlossen entgegentreten. Es ist eine einzigartige Form der Aussöhnung, wenn die Eltern dem Teenager zeigen, dass sie ihre frühere Haltung bedauern und bereit sind, ihren Fehler zu korrigieren.

Ein künstlerisch begabtes neunzehnjähriges Mädchen malte düstere Bilder, die ihrer Mutter Sorgen machten. Der Vater hingegen zerstreute die Bedenken der Mutter und spielte die Anzeichen für ein Leiden seiner Tochter herunter. Dann unternahm das Mädchen einen Suizidversuch. Sie schluckte Tabletten, die sie aus dem Medikamentenschrank ihrer Mutter entwendet hatte. Während ihre Tochter in der psychiatrischen Abteilung eines Krankenhauses lag, wandten sich die Eltern mit der Bitte um Anleitung an deren Therapeutin. Schon beim ersten Termin erklärte sich der Vater einverstanden, seiner Tochter zu sagen, wie leid es ihm täte, ihren Schmerz nicht ernstgenommen zu haben. Als er das tat, brach das Mädchen in Tränen aus und schmiegte sich in seine Arme. Die Therapeutin erzählte den Eltern, eine der Ursachen für die suizidalen Gedanken ihrer Tochter sei, dass sie das Gefühl habe, nicht in diese Welt zu gehören. Die Mutter bestätigte den Eindruck der Therapeutin und fügte hinzu, dass die Malereien ihrer Tochter auch Hinweise auf eine Romantisierung des Todes enthielten. So male sie zum Beispiel mit Blumen verzierte Totenschädel. Der Vater sagte, er habe immer geglaubt, dass ihre Kunst seine Tochter nur noch depressiver mache. In ihren weiteren Gesprächen konnte die Therapeutin ihm klarmachen, dass die Kunst für das Selbstverständnis des Mädchens und seinen Lebenswillen eine wichtige Rolle spiele. Weiter erklärte sie, dass ein romantischer Flirt mit dem Tod ein weithin bekanntes kulturelles Motiv sei. Wenn der Vater seiner Tochter sagen könnte, dass er ihre Kunst als legitim ansehe, wäre das für sie ein bedeutendes Zeichen der Wertschätzung. Nach und nach ließ sich der Vater überzeugen und erklärte seiner Tochter, dass er sie bei ihrem Antrag auf Aufnahme in eine Kunstakademie unterstützen werde.

In diesem Fallbeispiel unternahm der Vater einen ersten korrektiven Schritt, als er erklärte, wie leid es ihm tue, den Schmerz des Mädchens nicht ernst genug genommen zu haben. Einige Wochen später machte er eine weiteren Wiedergutmachungsschritt und verkündete, dass er bereit sei, ihr Kunststudium zu unterstützen. Ein besonders wichtiger Akt der Aussöhnung ist, dem Teenager zu zeigen, dass die Eltern bereit sind, um ihre Beziehung zu kämpfen.

Eine Sechzehnjährige in einer ernsten suizidalen Krise sagte, die Tatsache, dass ihre Mutter darauf bestanden habe, ihre in jüngster Zeit schwächer gewordene Beziehung zu erneuern, habe ihr große Kraft gegeben: »Das war es, was ich brauchte. Daran erinnert zu werden, dass ich geliebt und umsorgt werde. Zu wissen, dass ich nicht allein auf der Welt bin.«

Manchmal schrecken Eltern davor zurück, Versöhnungsgesten zu machen und zu versuchen, die Beziehung zu kitten, weil sie befürchten, der Teenager werde ihre Bemühungen zurückweisen. In solchen Fällen müssen die Therapeuten den Eltern die Wichtigkeit von unilateralen Maßnahmen zum Aufbau einer Beziehung erklären. Wenn man die Eltern auf potenzielle Ablehnung vorbereitet, kann das ihre Befürchtungen mildern.

Ein vierzehnjähriger Junge litt an einer extremen Aufmerksamkeitsdefizit- und Impulsivitätsstörung. Stundenlang zog er sich mit Computerspielen in sein Zimmer zurück. Seine alleinerziehende Mutter lernte allmählich, ihn dabei in Ruhe zu lassen, weil er begann, auf sie einzuschlagen, wenn sie es wagte, an seine Tür zu klopfen oder ihn zum Essen zu rufen. Zweimal griff er während einer solchen Konfrontation sogar nach einem Küchenmesser und drohte, sich etwas anzutun. Langsam aber sicher entwickelten sich die beiden auseinander und die Mutter war davon überzeugt, jeder Annäherungsversuch ihrerseits würde nur auf eine grobe Abfuhr stoßen. In der Therapie wurde sie gefragt, was ihr Sohn sich denn von ihr wünsche. Sie sagte, er sei verrückt nach einem Karamellkuchen, dessen Rezept sie von ihrer Mutter gelernt habe. Von der Therapeutin ermutigt, backte die Mutter schließlich einen Karamellkuchen für ihren Sohn und brachte ihn zu seinem Zimmer, als er wieder einmal in sein Spiel versunken war. Sie klopfte an, und als er zu brüllen begann, sagte sie, sie habe ihm einen Karamellkuchen gebacken. Daraufhin teilte er ihr mit, sie möge sich doch mitsamt ihrem verdammten Kuchen zum Teufel scheren. Die Mutter, die auf eine feindselige Reaktion vorbereitet gewesen war, entgegnete: »Ich habe dir Omas Karamellkuchen gebacken, weil ich dich liebe. Aber ich kann dich nicht dazu zwingen, ihn zu essen. Er wird bis morgen im Kühlschrank auf dich warten.« Der Junge gab nicht nach und rührte den Kuchen nicht an. Am nächsten Tag kam sein Onkel zu Besuch. Als der Junge aus dem Zimmer kam, sah er, wie der Gast dasaß und den Kuchen genoss. Eine Woche später wiederholte die Mutter ihre Geste. Diesmal aß der Sohn den Kuchen, aber heimlich in der Nacht. Wir sind davon überzeugt, dass ein Stück Kuchen von der Mutter oder der Großmutter im Magen eines Kindes eine positive emotionale Wirkung erzeugt, selbst wenn das Kind ihn heimlich verzehrt.

Mit der virtuellen Welt verbundene Schritte zur Wiedergutmachung

Eltern können Gesten der Aussöhnung und des (Wieder-)Aufbaus einer Beziehung machen, indem sie Interesse an zentralen Bereichen im Leben ihres Kindes zeigen. Wir sprechen von Bereichen, denen sie in der Vergangenheit gleichgültig oder kritisch gegenüberstanden, beispielsweise den Aktivitäten des Kindes in der virtuellen Welt. In einem unserer Programme zur wachsamen elterlichen Sorge bei problematischem Medienkonsum (Omer, 2017) bitten die Eltern ihr Kind zunächst, ihnen eine Führung durch seine digitale Welt zu geben. Dafür sollten sie mehrere Stunden einplanen und dem Kind mitteilen, der Zweck dieser Verabredung bestehe nicht darin, es auszuspionieren, sondern die sozialen Netzwerke und Computerspiele kennenzulernen und zu verstehen, die ein so wichtiger Teil seines Lebens seien. Wenn das Kind auf den elterlichen Vorschlag eingeht, was in unserer Studie fast immer der Fall war, öffnet das ein Türchen zu einem fruchtbaren Dialog. Nach der Führung können die Eltern ein weiteres Treffen mit dem Kind verabreden, bei dem sie versuchen, ihre Bedenken anzusprechen. Zum Beispiel, dass ihr Kind mit gefährlichen Inhalten in Berührung kommen könnte, dass es persönliche Daten preisgeben und in finanzielle Schwierigkeiten geraten oder Online-Mobbing erleben könnte und vieles mehr. Die Eltern sprechen ihre spezifischen Bedenken für jeden dieser Bereiche an und bitten ihr Kind, ihnen zu sagen, wie es sich vor solchen Gefahren schützen will. In dieser Atmosphäre können sie sich dann auf eine Einschränkung des Konsums einigen, zum Beispiel, das Handy oder den Computer vor Mitternacht auszuschalten. Diese Art von Einschränkung hat sich als praktikabler erwiesen als der Versuch, die tägliche Internetzeit zu begrenzen. Letzteres führt meist zu Debatten, wenn man aber klare Grenzen wie eine Ausschaltzeit bestimmt, wird die Maßnahme akzeptabler und leichter zu verwirklichen. Bei unserem Programm der wachsamen elterlichen Sorge im Hinblick auf den Konsum digitaler Medien baten die Eltern das Kind darum, ein Abkommen über seinen Computer- und Handygebrauch zu unterschreiben. Solche Unterschriften sind für Jugendliche unter anderem deshalb nicht ungewöhnlich, weil sie es gewöhnt sind, die Nutzungsbedingungen von Apps zu unterschreiben. Wir haben den Eltern das Programm in drei zweistündigen Gruppensitzungen vorgestellt. Es führte zu einem deutlichen Rückgang der Bildschirmzeit, der Besuche problematischer Websites und der Konflikte zwischen Eltern und Kindern (Sela, 2020).

Bei suizidalen Krisen von Jugendlichen, die sich in der virtuellen Welt einigeln, ist es wichtig, die Inhalte kennenzulernen, denen das Kind im Internet ausgesetzt ist. Die Eltern könnten das Kind beispielsweise direkt danach fragen. Eine andere Möglichkeit wäre, dass ein Unterstützer diesen Teil des Gesprächs übernimmt. In diesen Fällen ist es wichtig, den Besuch von suizidfördernden Websites in die Vereinbarung mit dem Kind aufzunehmen. Sollte sich die gegenseitige Kommunikation durch die virtuelle Führung des Kindes verbessert haben, könnten die Eltern damit fortfahren, ihr Kind auf die Probleme anzusprechen, die es dazu bringen, Suizid-Websites zu besuchen. Der Zweck eines solchen direkten Gesprächs ist nicht etwa, es davon abzuhalten, sondern der Versuch, zu verstehen, wie man auf positive Art auf die Bedürfnisse des Kindes eingehen kann.

Eine Siebzehnjährige litt an einer Hauterkrankung, die ihr Gesicht und ihren Körper ästhetisch verunstaltete und sie in eine suizidale Krise stürzte. Ihr Vater, der an unserem Kurs über wachsame Sorge in der virtuellen Welt teilgenommen hatte, führte mit ihr darüber ein offenes Gespräch. Abschließend fragte er seine Tochter direkt, ob sie auf Websites unterwegs sei, die Menschen ermutigten, sich das Leben zu nehmen. Sie antwortete, dass sie bereits Euthanasie-Seiten besucht habe. Der Vater fragte, was sie fühle, wenn sie solche Seiten besuche, und sie erklärte, sie vermittelten ihr das Gefühl, dass es einen Ausweg aus der Verzweiflung gäbe. Der Vater dankte ihr für ihre Aufrichtigkeit und sagte ihr, dass er sie sowohl in Momenten der Verzweiflung als auch in Momenten der Hoffnung begleiten wolle. Dieses Gespräch wurde zu einem Wendepunkt in ihrer Beziehung.

Manchmal wird es nicht einfach sein, das Misstrauen eines ausweichenden und zurückgezogenen Teenagers zu überwinden, vor allem, wenn es zwischen den Eltern und ihm bereits in der Vergangenheit Konfrontationen zum Thema Medienkonsum gegeben hat. Mitunter liegen die Schwierigkeiten auch bei den Eltern, die dazu neigen, in der virtuellen Welt nichts anderes zu sehen als einen gefährlichen Feind. Uri Weinblatt (2022) hat Methoden entwickelt, um Eltern, die die digitalen Aktivitäten ihres Kindes kategorisch kritisieren, zu einer Änderung ihrer Haltung zu bewegen und ihnen beizubringen, wie man darüber einen konstruktiven Dialog führt. Er verbindet bewährte Techniken aus dem Ansatz der Neuen Autorität wie das Sit-in und die Einbeziehung von Unterstützern, passt diese jedoch an das ausweichende und zurückgezogene Kind an. Viele Jugendliche, die in eine suizidale Krise geraten, zählen zu dieser Kategorie. Je tiefer die Kluft zwischen ihnen und ihren Eltern ist, desto stärker sind sie gefährdet. Man darf dabei jedoch auf keinen Fall vergessen, dass die virtuelle Welt für diese Kinder nicht nur Gefahren, sondern auch Hoffnung verkörpert. Sollte es den Eltern durch die digitale Führung des Kindes gelungen sein, eine Atmosphäre des Vertrauens zu schaffen, können sie es bitten, ihnen eine Suizid-Website zu zeigen. Der gemeinsame Besuch einer solchen Website ist unendlich viel besser als eine pauschal kritische Position. Allein das gemeinsame Betrachten schafft eine geistige Präsenz, die sich im Kopf des Kindes zu den Stimmen für das Leben addiert.

Ein Teenager, der sich wie eine Schnecke in ihrem Haus vergräbt, erfordert ein hohes Maß an Geduld. Jeder Versuch, ihn durch Befehle oder Schimpfen herauszulocken, ist zum Scheitern verurteilt und kann zu einem weiteren Rückzug führen. Die Eltern müssen lernen, auch kleinste Fortschritte wahrzunehmen und dafür dankbar zu sein. Weinblatt (2022) erklärt, dass zurückgezogene Jugendliche meist von Schamgefühlen für ihr tatsächliches oder ihr eingebildetes Versagen überflutet sind. Zurückgezogenheit und der Wunsch zu verschwinden sind universale Reaktionen auf Scham. Sätze wie »Ich wollte vor lauter Scham am liebsten im Erdboden versinken« illustrieren diese Reaktion sehr deutlich. Manchmal ist es besser, bei solchen Kindern kleine Fortschritte anzustreben und zu verstehen, dass »weniger mehr ist.« Das liegt daran, dass jeder Fortschritt, selbst der kleinste, die Gefahr birgt, die Erwartungen des Teenagers an die Umgebung und an sich selbst zu erhöhen, wodurch die Angst vor Enttäuschung und einem erneuten Schamgefühl entsteht. Für einen Teenager, der das Gefühl hat, in der Außenwelt keine Chancen zu haben, ist Rückzug eine Überlebensstrategie, weil er sich in seiner Höhle nicht den entblößenden Blicken der anderen aussetzen muss.

Die Schamerfahrung des Kindes ist eines der ersten Themen, das im Gespräch mit Eltern von ausweichenden und zurückgezogenen Kindern angesprochen wird (Weinblatt, 2018). Scham entsteht, wenn wir uns als minderwertig, als Enttäuschung oder als Versager empfinden. Scham kann ebenso qualvoll sein wie ein ernster physischer Schmerz. Wir müssen nicht unbedingt von anderen Menschen beschämt werden, um Scham zu empfinden. Die betroffenen Kinder spüren, dass sie eine Enttäuschung darstellen, selbst wenn die Umwelt keine Erfolgserwartungen an sie richtet. Perfektionistische Kinder fühlen sich als Versager, wenn sie ihren eigenen Ansprüchen nicht genügen, sogar wenn ihre Eltern nie auch nur die leiseste Andeutung einer kritischen Bemerkung gemacht haben. Zurückgezogenheit ist meist das Ergebnis einer solchen Sensibilität. Die Hauptaufgabe bei diesen Kindern besteht darin, ihnen zu helfen, die Fähigkeit zu entwickeln, Scham zu tolerieren und zu regulieren. Computerspiele können überraschenderweise einen Ausweg aus diesem Dilemma darstellen.

Das Gespräch mit den Eltern über die »Spieleaktivitäten« ihres Kindes beginnt mit zwei Hauptthemen:

1. der Erklärung, dass die Trennung zwischen »realem Leben« und »virtuellem Leben« oder zwischen »echten Beziehungen« und »virtuellen Beziehungen« problematisch und schädlich ist;
2. der Erklärung, dass das Kind in seinen Computerspielen Wirksamkeiten entdecken und Fähigkeiten entwickeln kann, die ihm beim Umgang mit unterschiedlichen Schwierigkeiten helfen können, darunter auch der Suizidgefahr.

Weinblatt (2022) führt an, dass das zurückgezogene Kind sich nicht nur von anderen ablöst, sondern auch von sich selbst. Sich in die Tiefen der virtuellen Welt zu versenken, ermöglicht ihm, nicht über sich nachdenken oder seine Gefühle fühlen zu müssen. Kein Wunder also, dass solche Kinder Fragen über sich selbst, ihre Pläne und ihre Zukunft oft mit »ich weiß nicht« beantworten. Ihre Antwort ist real, weil sie sich daran gewöhnt haben, nicht zu wissen. Dieses Muster führt dazu, dass sie »ihre Stimme verlieren«. Tatsächlich hat unsere Fähigkeit, uns zu äußern, damit zu tun, wie gut wir mit unseren Gedanken, Gefühlen und Plänen in Kontakt stehen. Eines der Ziele des Gesprächs, das Weinblatt erleichtern möchte, ist es, die Stimme des Kindes wiederzufinden. Bei Kindern, die in eine Welt der Computerspiele abgetaucht sind, können die Spuren ihrer verlorenen Stimmen und Fähigkeiten darin entdeckt werden, wie sie mit den Herausforderungen des Spiels umgehen. Es folgen einige Fragen, die Sie Ihrem Kind in diesem Zusammenhang stellen können:

– Was frustriert dich an diesem Spiel am meisten? Wie gehst du damit um?

- Was machst du, wenn du verlierst?
- Wie überwindest du Hindernisse?
- Wie bist du zu so einem guten Spieler geworden?
- Was sind deine ganz besonderen Talente in diesem Spiel?
- Was gefällt dir an deinem Avatar?
- Kommt es vor, dass du anderen Ratschläge erteilst?
- Wie lernst du von anderen? Was nimmst du aus den Spielen anderer Leute mit?
- Kannst du mir dieses Spiel beibringen? Kannst du mir beibringen, meine Fehler zu erkennen?
- Mit wem spielst du gern? Worin sind diese Leute gut? Wer sind deine Konkurrenten?

Manchmal erwecken diese Fragen bei Jugendlichen Misstrauen. Damit geht man am besten um, indem man offen sagt: »Du hast doch sicher gemerkt, dass ich jetzt anders über den Computer zu dir spreche. Ich habe erkannt, dass es falsch war, deine Onlinespiele immer nur schlechtzumachen. Ich möchte das ändern, möchte die Spiele verstehen. Ich glaube, ich muss das erst begreifen, damit sich unsere Beziehung bessern kann.« Dasselbe gilt für die Aktivitäten des Kindes in den sozialen Medien, die beim Suizid von Teenagern eine zentrale Rolle spielen können – im Guten wie im Schlechten. Die Eltern sollten die Social Media-Welt, in der ihr Kind sich bewegt, in ihren verschiedenen Facetten kennenlernen. Auch hier hat sich eine geführte Tour als effektiv erwiesen. Eltern können die Kooperationsbereitschaft ihres Kindes fördern, indem sie ihm sagen, dass es im Vorhinein entscheiden darf, was es ihnen zeigen, und was es lieber für sich behalten möchte. Allein die Tatsache, dass die Eltern ihm erlauben, eine solche Wahl zu treffen, verringert das Misstrauen und ermöglicht den Aufbau einer Beziehung.

Dieser Dialog setzt einen langsamen Prozess in Gang, bei dem die innere wie die zwischenmenschliche Isolation des zurückgezogenen Jugendlichen geheilt wird. Oft betrachten die Eltern ihre Kinder als Mischung aus zwei rivalisierenden Identitäten (die Kinder tun dies ebenfalls): In ihrer »gespielten Identität« sind sie motiviert, fähig, neugierig und lebhaft, in ihrer »realen Identität« hingegen gleichgültig, gelangweilt, resigniert und apathisch. Weinblatt

(2022) fragt Teenager gern, welches ihr echtes Selbst sei. Manche von ihnen antworten darauf, dass sie es nicht wüssten. Eines der Ziele bei der Behandlung von Kindern sowie der Arbeit mit den Eltern besteht darin, die Fähigkeiten des virtuellen Selbst zu entdecken. So ein Gespräch kann anstelle von Scham dazu führen, dass der Blick der anderen (Eltern, Unterstützer oder Therapeutinnen) versteckte Begabungen offenbart, die letztlich ermöglichen, den Teenager aus der Haut zu befreien, in der er gefangen ist.

Dieser Prozess erinnert an die Arbeit zur doppelten Blase, die wir in unserem Text »Was würden Sie der Person auf dem Dach sagen?« beschrieben haben (Elitzur u. Omer, 2001)[8]. Indem sie ehrliches Interesse an der virtuellen Welt ihres Kindes zeigen, sprengen die Eltern eine Öffnung in die Blase, die es umgibt. Ihre Anteilnahme bekommt eine gefühlte Ausdrucksform, wenn sich der Vater oder die Mutter neben ihr Kind setzen. Solche Gelegenheiten vergrößern die Chance darauf, dass das Kind auch an anderen Aktivitäten teilnehmen wird, zum Beispiel zusammen essen, gemeinsam fernsehen oder miteinander ausgehen. Ganz allmählich kann der Dialog mit dem Kind um neue Inhalte erweitert werden. Wenn ein Kind seiner Mutter oder seinem Vater etwas über die virtuelle Welt beibringt, erzählt es ihr bzw. ihm von den Leuten in seiner Online-Community, spricht über seine Fähigkeiten und Stärken und bereichert dadurch beide Beteiligten um eine neue Erfahrung. Da, wo das Kind zuvor vor allem Scham empfunden hat, fühlt es sich nun stolz.

Dieser Prozess wird weiter verstärkt, wenn auch die Unterstützer mit dem Kind eine positive Unterhaltung über seine Spieleaktivitäten führen. Ganz allmählich könnten die Eltern und Unterstützer auch in anderen Bereichen erste Samen der spielerischen Fähigkeiten des Teenagers erkennen. Wenn ein Junge sich zum Beispiel bereiterklärt, einen Unterstützer in ein Einkaufszentrum oder zu einem Strandspaziergang zu begleiten, kann dieser zu ihm sagen: »Das ist, als hätte ich in deinem Spiel die nächste Stufe erreicht.« Ein erster Schultag nach einer längeren Fehlzeit kann mit dem Durchqueren eines Labyrinths oder einem Hindernislauf verglichen werden. Wenn eine solche Bemerkung im richtigen Tonfall gemacht wird, könn-

8 Siehe viertes Kapitel.

te sie sogar ein Lächeln hervorlocken und den aufkeimenden Stolz des Teenagers stärken.

Wenn man in diesem Geist arbeitet und dabei geduldig vorgeht, kann der Jugendliche größere Bereitschaft zeigen, sich Situationen auszusetzen, die er zuvor gemieden hat, zum Beispiel Freunde zu treffen, miteinander auszugehen und allmählich wieder in die Schule zurückzukehren. Sollte man damit jedoch nicht vorankommen, sind resolutere Maßnahmen zum Schutz des Kindes erforderlich. Diesen Punkt werden wir in dem Abschnitt, in dem wir auf das Verbot schädlicher Dienstleistungen (z. B. unbegrenzter Internetzugang) eingehen, noch weiter erläutern.

Die Fleh-Zeremonie

Cloé Madanes (1990) hat eines der beeindruckendsten Rituale in der Geschichte der Familientherapie entwickelt, ursprünglich, um in Familien mit Fällen von sexuellem Missbrauch einen Durchbruch zu ermöglichen. Auf dem Höhepunkt dieser Zeremonie sinkt der Täter vor dem Opfer in die Knie, bringt seine Reue zum Ausdruck und bittet um Vergebung. Das Opfer muss ihm diese nicht gewähren. Es geht vornehmlich um die Bitte, selbst wenn das Opfer darauf überhaupt nicht reagiert. Cloé Madanes Arbeit diente uns als Inspiration. Dabei bitten zwei oder drei Personen, die für den suizidalen Teenager besonders wichtig sind, ihn darum, sich nichts anzutun.

In Fällen, in denen es bereits einen Suizidversuch gegeben hat oder die unmittelbare Gefahr eines solchen besteht, kann die »Fleh-Zeremonie« eine der ersten therapeutischen Maßnahmen sein. Dann fragen die Therapeuten die Eltern, welche Personen für ihr Kind außer ihnen selbst die wichtigsten seien. Gute Kandidaten für diese Rolle sind Großeltern, Onkel, Tanten oder Geschwister, sogar wenn sie noch sehr jung sind. Diese Kinder wissen oder ahnen, dass ihr Bruder oder ihre Schwester Probleme hat. Manchmal sind sie auch schon zu Zeugen schwerer Zwischenfälle geworden. In solchen Fällen kann es ganz besonders problematisch sein, sie nicht in die Krise miteinzubeziehen. Kinder können leichter mit klaren Schwierigkeiten umgehen als mit vagen Situationen. Jüngere Geschwister an der Fleh-Zeremonie zu beteiligen, verleiht dieser sowohl für den suizidalen Teenager als auch für das Geschwisterkind eine einzigartige emotionale Kraft. Experten äußern mitunter ihre Bedenken darüber, dass jüngere Geschwister an schweren Schuldgefühlen leiden könnten, wenn ein Teenager danach dennoch Suizid begeht. Wir glauben nicht, dass diese Einstellung gerechtfertigt ist, da das Verharren in der passiven Zuschauerrolle während einer Krise, geschweige denn angesichts einer tatsächlich eingetretenen Tragödie, ebenso tiefe emotionale Schäden verursacht wie das Scheitern des Versuchs, das suizidale Geschwisterkind von seiner Absicht abzubringen. Gerade das Flehen eines jüngeren Bruders oder einer jüngeren Schwester ist manchmal der ausschlaggebende Faktor, der die Zeremonie in ein wirkungsvolles präventives Ereignis verwandelt.

Ein an Depressionen leidendes sechzehnjähriges Mädchen plante einen Suizid und versorgte sich nach im Internet gefundenen Anleitungen sogar mit den dazu erforderlichen Produkten. Auf Facebook veröffentlichte sie einen Post, der vage auf ihre Absicht hinwies. Eine ehemalige Freundin, die mit ihr seit über einem Jahr keinen Kontakt mehr hatte, ihr aber immer noch folgte, erkannte die Gefahr und rief die Mutter des depressiven Mädchens an. Die Eltern gingen zu ihrer Tochter ins Zimmer, erzählten ihr vom Anruf der Freundin und fragten sie direkt nach ihrer Absicht. Zunächst bestritt sie ihre Pläne, gab dann aber sehr bald zu, dass sie daran gedacht hatte, sich an diesem Tag das Leben zu nehmen. Die Eltern brachten sie in die Notaufnahme. Von dort wurde sie mit einer Risikoeinschätzung auf höchstem Niveau in eine psychiatrische Abteilung verlegt. Einige Wochen später riefen die Eltern mich (Haim Omer) an und baten um Hilfe. Das Mädchen war zu diesem Zeitpunkt nach wie vor im Krankenhaus. Ich fragte die Eltern, wer für ihre Tochter die wichtigsten Menschen seien. Bedauernd erklärten sie, der Vorfall habe ihr Vertrauen in ihre eigene Bedeutung erschüttert. Sie glaubten aber, dass die Großmutter und der jüngere Bruder (12) im Herzen des Mädchens einen besonderen Platz einnähmen. Daraufhin bat ich darum, diese beiden sobald wie möglich mit den Eltern zusammen zu treffen. Der Termin fand schon am nächsten Tag statt. Gemeinsam mit mir informierten die Eltern die Großmutter und den Bruder über die aktuellen Entwicklungen. Dann fragte ich sie, ob sie bereit seien, das Mädchen zu besuchen und eine Fleh-Zeremonie abzuhalten. Ich erklärte ihnen, dass flehen ihrerseits eine größere Wirkung haben könnte, als jede andere Therapie, und auch mehr als alles, was die Eltern tun könnten. Als die Großmutter fragte, was sie sagen solle, erläuterte ich, die beste Botschaft sei oft auch die einfachste: »Ich habe von deinen Eltern erfahren, dass du dich umbringen wolltest. Ich verstehe, dass du schwer leidest, flehe dich aber an: Tue es nicht!« Die Großmutter brach in Tränen aus und sagte, dass sie das von Herzen gern tun wolle. Auch der Bruder erklärte seine Bereitschaft, obwohl er im Verlauf des Gesprächs nachdenklicher und weniger überzeugt gewirkt hatte als die Großmutter. Aber dieser Fall hielt noch eine Überraschung bereit. Als die Familie ins Krankenhaus kam, bat er darum, allein mit seiner Schwester zu sprechen. Nach einer kurzen telefonischen Beratung mit mir stimmten die Eltern zu. Er ging zu seiner Schwester ins Zimmer und saß lange bei ihr. Nach einer Weile klopften die Eltern an und die Tochter rief sie herein. Als sie die Tür öffneten, fanden sie Bruder und Schwester in enger Umarmung und in Tränen aufgelöst vor. Das Mädchen erklärte, sie habe ihrem Bruder versprochen, sich nie etwas anzutun. Die Großmutter, die mit den Eltern zusammen das Zimmer betreten hatte, sagte ihr: »Ich bin mit deinem Bruder und deinen Eltern hergekommen und bitte dich, es nicht zu tun!« Daraufhin wiederholte das Mädchen sein Versprechen auch gegenüber der Großmutter und den Eltern. Nach ihrer Entlassung aus dem Krankenhaus wurde das Mädchen, das die Eltern angerufen hatte, nachdem es den Facebook-Post gesehen hatte, zu einer ihrer wichtigsten Unterstützerinnen.

Wir empfehlen eine Fleh-Zeremonie in Fällen, in denen es bereits einen Suizidversuch gegeben hat oder wo klare Anzeichen einer Gefahr bestehen (zum Beispiel, weil es eine Drohung, einen Brief oder Äußerungen von Todessehnsucht gegeben hat). In einem unserer Fälle entdeckte die Ehefrau eines Mannes, der wegen Wirtschaftskriminalität verurteilt worden war, dass dieser Mann zwei Wochen vor Antritt seiner Haftstrafe eine Pistole gekauft und ein Testament verfasst hatte. Die Fleh-Zeremonie wurde mithilfe ihrer beiden Töchter durchgeführt, die noch im Teenageralter waren. Der Mann brach in Tränen aus, gab seiner Frau die Pistole, und versprach, sich nichts anzutun. Er ging ins Gefängnis, leistete seine Haftstrafe ab und kehrte zu seiner Familie zurück.

Manchmal lohnt es sich sogar, die Zeremonie auch ohne konkreten Hinweis auf unmittelbare Gefahr abzuhalten. Das gilt unter anderem, wenn ein Teenager in Depressionen abrutscht oder überaus heftig auf Enttäuschungen reagiert, zum Beispiel bei schulischem Versagen oder Liebeskummer. Dann sollten die Eltern mit den Freunden des Teenagers sprechen, die oft besser informiert sind als sie selbst.

Die Eltern eines 18-Jährigen beobachteten bei ihrem Sohn einen extremen Stimmungswandel. Sie versuchten, mit ihm zu sprechen und schlugen professionelle Hilfe vor, aber er weigerte sich. Daraufhin wandten sie sich an eine Therapeutin, die nach unserem Ansatz arbeitet und sie ermutigte, mit dem besten Freund ihres Sohnes zu sprechen. Sie fragten den Freund, ob er bereit sei, der Therapeutin Dinge zu erzählen, die ihm anvertraut worden waren. Er war einverstanden und erzählte der Therapeutin, der depressive Sohn habe bei seiner ersten sexuellen Erfahrung ein Versagen erlebt, das ihn verzweifeln ließ. Die Therapeutin wies den Freund an, mit seinem Freund zu reden und ihn anzuflehen, sich nichts anzutun. Zudem sprachen die Eltern mit dem Lieblingscousin ihres Sohnes, der zehn Jahre älter war als er. Der Cousin sagte dem Jungen, er habe mit seinem Freund gesprochen und wisse, was passiert sei. Er erklärte dem Teenager, dass es eine wirksame Spezialbehandlung für sexuelle Funktionsstörungen gebe und begleitete ihn zu einem Experten auf diesem Gebiet. Mithilfe der Behandlung ließ sich das Problem schnell beheben.

Die Fleh-Zeremonie ist eine konzentrierte Serie von immunisierenden Faktoren. Zunächst schafft sie schnell das Gefühl, dass der Teenager mit seinem Problem nicht allein ist. Weiter betont sie, wie schwer die Menschen in Mitleidenschaft gezogen werden, die dem Teenager wichtig sind. An dritter Stelle steht das Element der Verpflichtung gegenüber wichtigen Bezugspersonen. Viertens bietet sie dem Teenager einen ehrenhaften Ausweg, falls er bereits eine vollmundige Drohung ausgesprochen hat. Zudem eröffnet sie eine Gelegenheit, weitere Unterstützer (wie zum Beispiel den Cousin im Fall des Jungen mit der sexuellen Funktionsstörung) hinzuzuziehen, die dabei helfen können, eine alternative Lösung zu finden. Diese Komponenten sind auch in anderen Interventionen nach unserem Ansatz enthalten, in der Fleh-Zeremonie aber treten sie alle hochkonzentriert und auf eine Weise auf, bei der die Stimmen des Lebens mobilisiert werden, um der Schwere der Krise gerecht zu werden.

Wenn wir den Teilnehmenden erklären, was sie zu tun haben, sagen wir: »Du musst um das Leben des Kindes flehen!« Dieser so negativ besetzte Begriff verleiht ihrer Rede eine einzigartige emotionale Kraft. Wenn die Angesprochenen »um das Leben des Kindes flehen«, zeigen sie das Entsetzen von Menschen, die mit einem Todesurteil konfrontiert werden. Die Rede gleicht einem Flehen um Gnade. Der Junge oder das Mädchen werden aufgefordert, sich selbst zu vergeben und dadurch auch dem oder der Flehenden. Im Lauf der Geschichte haben diejenigen, die um Gnade baten, immer schon eine einzigartige Funktion erfüllt. Sie waren die wichtigen Vertreter der Gemeinschaft, die sich an die Mächtigen wandten und für ihre Mitmenschen baten. Dasselbe gilt für die Flehenden in den von uns vorgestellten Fallbeispielen. Sie sind die wichtigsten Fürsprecher all derer, für die der Tod des Teenagers eine schreckliche Tragödie wäre. Sie sprechen für sich selbst und für andere. Sie wenden sich an den suizidalen Jugendlichen, als ob er ein mächtiger Delegierter sei, der die Macht habe, zum Leben oder zum Tod zu verurteilen. Der suizidale Jugendliche, der das Gefühl hatte, den Tiefpunkt seiner Ohnmacht erlangt zu haben, wird durch die Bitten der Flehenden auf den Status einer Person erhoben, die das Allerwertvollste gewähren kann. Diese Umkehrung mag eine der Quellen für die Kraft dieser Zeremonie und ihre Fähigkeit sein, suizidale Jugendliche von ihrer Absicht abzubringen.

Eine Einladung zur Zugehörigkeit

Einer der größten Risikofaktoren im Kontext von Suizid ist die Erfahrung von Einsamkeit und eines Mangels an Zugehörigkeit (van Orden et al., 2010). Die Beteiligung von Unterstützern zeigt dem suizidalen Teenager, dass es eine Reihe von Menschen gibt, die ihn lieben und als Teil ihrer Gruppe betrachten. Mit der allmählichen Ausdehnung des Unterstützernetzwerks erhält der Teenager diese Botschaft aus den verschiedensten Richtungen, sodass er einen ganzen Chor von Menschen erlebt, die ihn einladen, dazuzugehören.

Die Eltern eines Siebzehnjährigen gründeten eine WhatsApp-Gruppe für all ihre Unterstützer, wo sie ständig Updates veröffentlichten. Irgendwann bekam der Jugendliche eine Wut auf diese Gruppe und drohte, den Kontakt zu ihren Mitgliedern abzubrechen. Daraufhin schlug die Therapeutin vor, dass er sich der Gruppe als passiver Teilnehmer anschließen könne. Nun war er der liebevollen Fürsorge der Gruppenmitglieder ausgesetzt, was seine Einstellung tiefgreifend veränderte.

Der Anthropologe Daniel Naveh fragte die Mitglieder einer nomadischen Gemeinschaft in Indien, wonach sie definierten, wer zu ihrer Gruppe gehöre. Diese Frage fußte auf seiner Beobachtung, dass die Gruppe auch solche neuen Mitgliedern aufnahm, die keine Verwandten waren. Die Antwort lautete: »Jeder, der Nahrung mit uns teilt« (Levi-Belz u. Assaf, 2022). Sie wies auf eine der tiefsten Wahrheiten der menschlichen Seele hin: die Bereitschaft zu teilen schafft Zugehörigkeit.

Ein 18-jähriger Jugendlicher steckte bereits seit mehreren Monaten in einer tiefen Depression und hatte schon versucht, sich mit Tabletten das Leben zu nehmen. Sein Großvater hatte ihm bis zu Beginn der Pubertät ganz besonders nahegestanden. Sie beide teilten eine Leidenschaft: Briefmarken sammeln. Obwohl sich sein Enkel in den letzten Jahren von ihm entfernt hatte, sprachen sie immer noch über Briefmarken und der Großvater informierte ihn, wenn er seine Sammlung um ein wichtiges Exemplar erweitert hatte. Beim Treffen mit Unterstützern aus der Verwandtschaft erklärte der Therapeut, dass es den Lebenswillen des Jugendlichen stärken würde, wenn sich auch sein Gefühl, dazuzugehören, verstärken würde. Daraus entwickelte sich eine lebhafte Debatte über mögliche Wege, wie die Gruppe dem Jungen Botschaften der Zugehörigkeit vermitteln könnte. Der Therapeut fragte, wer von den Teilnehmenden ein bedeutendes Objekt mit dem Jungen teilen könne und erklärte, dass ein solches Teilen die Zusammengehörigkeit symbolisieren könne. Der Großvater erzählte, wie viele Tage sein Enkel und er in der Vergangenheit mit ihren beiden Briefmarkensammlungen verbracht hätten. Am nächsten Tag besuchte er den Jungen und brachte ihm zwei wertvolle Briefmarkenalben aus dem 19. Jahrhundert mit. Er sagte: »Eigentlich hatte ich vor, dir all meine Briefmarken zu vermachen, aber nun habe ich beschlossen, damit nicht länger zu warten. Daher gebe ich dir diese Alben schon jetzt. Du kennst jede einzelne Marke darin, ebenso wie ihre Geschichte und ihren Wert. Jede davon ist für uns beide wie ein guter alter Freund. Jetzt gehören sie dir. Ich werde mich bis an mein Lebensende an die Tage erinnern, die wir mit unserem gemeinsamen Hobby zusammen verbracht haben.«

Das Teilen von Nahrung oder Besitz ist vielleicht das tiefste und elementarste Fundament von Zugehörigkeit. Zum Beispiel, wenn eine Freundin eine suizidale Jugendliche besucht und ihr einen Snack mitbringt, den sie beide lieben; wenn eine Tante für das Mädchen, seine Eltern und die anwesenden Mitglieder der Suizidwache eine Mahlzeit kocht; ein jüngerer Bruder ihr ein T-Shirt mit dem Autogramm eines Stars bringt, den sie beide bewundern. Solche Gesten können Stellen berühren, die mit Worten nicht erreichbar sind. Dabei besteht keine Notwendigkeit für allzu große Erklärungen. Es genügt, dem Mädchen zu sagen: »Du bist mir ungeheuer wichtig! Ich wollte das mit dir teilen.« Diese Geste ist eine Einladung zur Zugehörigkeit.

In unserer Arbeit mit verhaltensgestörten Kindern schlagen wir Eltern vor, ein »Album des guten Kindes« zu basteln, um das Kind – und sich selbst – an seine positiven Seiten zu erinnern. Eine auf suizidale Jugendliche zugeschnittene Variante dieser Idee ist es, ein Album mit dem Titel »Was du uns bedeutest« zusammenzustellen. Darin erzählen Eltern und Unterstützer von gemeinsamen Erlebnissen und fügen Fotos und Dokumente hinzu, die diese belegen. Sinnvoll ist, dieses Album auch den ins Haus kommenden Unterstützern oder den Freunden des Teenagers zu zeigen und sie zu bitten, selbst etwas hinzuzufügen. Diese Aktivität ist eine Einladung zur Zugehörigkeit, das Album ist ihr konkreter Ausdruck.

Die Eltern eines Vierzehnjährigen bastelten ein Album, in dem sie eine Reihe von Gründen auflisteten, warum sie das Leben ihres Sohnes für lebenswert hielten. Hinein klebten sie unter anderem Fotos von seinem geliebten Hund, Fotos von ihm selbst und der Sportsmannschaft, in der er mitgespielt hatte, sowie Erinnerungen an eine gemeinsame Reise nach New York, wo er die Ferien bei seinem Großvater verbracht hatte. Bei Abschluss seiner Einzeltherapie erzählte der Junge, er habe zu Beginn seiner Krise keine Gründe mehr gesehen, weiterzuleben, aber das Album habe ihm geholfen, sich wieder an sie zu erinnern.

Schon seit Jahren sammeln wir Botschaften von Eltern und anderen, die Einladungen zur Zugehörigkeit darstellen. Solche Botschaften können durch eine Aussage, schriftlich oder durch einen Unterstützer vermittelt werden (»Ich habe mit deiner Mutter gesprochen, und sie sagte mir, dass ... «). Um einige Beispiele zu nennen:

- »Ich bin dein Vater und werde immer dein Vater bleiben!« oder »Ich werde alles in meiner Macht Stehende tun, um dir zu helfen!«
- »Tief in mir weiß ich, dass du alles Erdenkliche tun würdest, um uns zu helfen, wenn deine Mutter, deine Schwester oder ich in Gefahr wären.«
- »Nicht jeder könnte einem derartigen Leidensdruck so standhalten, wie du es tust. So schmerzhaft das Ganze auch ist, ich bin stolz auf deine Standhaftigkeit!«
- »Ich werde alles mir Mögliche tun, damit du das Gefühl bekommst, ein Zuhause und eine Familie zu haben!«
- »In unserer Familie gilt: einer für alle und alle für einen!«
- »Wir geben dich nicht auf!«
- »Niemand kann dich kontrollieren, aber wir werden auf jede uns mögliche Art um dein Leben kämpfen!«

Drohungen standhalten

Wenn ein Jugendlicher im Rahmen eines Konflikts mit seinen Eltern droht, sich etwas anzutun, ist die Hauptfrage, wie man dieser Drohung entgegentritt und dabei gleichzeitig eine Eskalation verhindert und das Risiko reduziert. Viele Eltern haben das Gefühl, eine Suiziddrohung lasse ihnen keine große Wahl. Sie können entweder nachgeben oder alternativ dazu auf Konfrontationskurs gehen und herausfordern (»Du willst springen? Dann spring doch!«). Beide Reaktionen verstärken die Eskalation.

Eine Suiziddrohung kann oft nach einer Reihe anderer Drohungen auftreten. Jedes weitere Glied in dieser Kette steigert das Bedürfnis des Teenagers, seine Drohungen zu verstärken, wenn man ihnen Widerstand leistet. Jede weitere Runde in diesem Prozess erhöht das Risikoniveau. Angestaute Wut führt viele Eltern an die Grenze eines

Ausbruchs. Ausbrüche wiederum führen viele Eltern zurück zum Punkt der Kapitulation. Das Pendel zwischen dem Drang, mit gleicher Münze heimzuzahlen, und der elterlichen Angst, die zur Kapitulation führt, erzeugt einen Teufelskreis, bei dem sich das Risikoniveau immer weiter hochschraubt. Dieser Mechanismus kann nur neutralisiert werden, wenn man die Eltern mit nicht-eskalativen Mitteln rüstet, damit sie den Drohungen standhalten.

Zu jeder Erpressung gehört auch, dass die bedrohte Seite aufgefordert wird, sie geheim zu halten. Meist enthält die erpresserische Drohung eine weitere Drohung, nämlich die, die erste wahr zu machen, wenn die erpresste Person das Geheimnis verrät. Selbst wenn diese Forderung nicht laut ausgesprochen wird, ist sie doch die Grundlage jeder Suiziddrohung, die darauf abzielt, Dienstleistungen (z. B. Internetzugang) zu erzwingen oder Eltern dazu zu bringen, ihre Forderungen fallen zu lassen. Wir helfen Eltern, diese Gleichung umzukehren: Allein schon die Drohung führt unweigerlich dazu, dass das Geheimnis preisgegeben wird und Unterstützer rekrutiert werden. Jede weitere Debatte findet dann nicht mehr hinter den verschlossenen Türen des Teenagers und seiner Eltern statt, sondern mit dem Wissen und der Begleitung von Unterstützern. Die Beteiligung von Unterstützern führt zu einer 180-Grad-Wende.

Mithilfe der Unterstützer können die Eltern signalisieren, dass sie nicht bereit sind, unter Drohungen zu verhandeln. Am besten ist es, wenn Eltern diese Botschaft während einer relativ ruhigen Phase übermitteln. Falls es schwer ist, einen geeigneten Zeitpunkt zu finden oder die Eltern zu viel Angst haben, Derartiges zu verkünden, können sie Unterstützer zu sich einladen, um die Botschaft zu übermitteln. Allein schon die Anwesenheit von Unterstützern im Haus reduziert die Gefahr eines Ausbruchs. Wenn es den Eltern schwerfällt, ein Gespräch zu initiieren, bei dem sie bekanntgeben, dass sie sich weigern, unter Drohungen zu debattieren, können sie einen Zettel mit einer Mitteilung wie dieser auf den Schreibtisch des Teenagers legen: »Wir lieben dich und wollen helfen. Aber wir werden deine Forderungen nicht unter Drohungen diskutieren.«

Die Übermittlung dieser Botschaft erlaubt den Eltern, sich in Echtzeit auf eine angemessene Reaktion vorzubereiten. Sollte der Teenager drohen, sich etwas anzutun, müssen sie jede Diskussion über seine Forderungen sofort abbrechen. Sie können sagen: »Wir sind bereit, noch einmal mit dir zusammen zu überlegen, sobald wir uns alle beruhigt haben.« Sollte die Drohung wiederholt werden, müssen sich die Eltern an ausgewählte Unterstützer wenden, sie über die jüngsten Entwicklungen informieren und bitten, Kontakt zu dem Teenager aufzunehmen. Dieser Prozess kann die Eskalation rasch abschwächen und die Erpressung stoppen. Viele Eltern sind über ihre eigene Fähigkeit überrascht, anders zu sprechen, zu handeln und zu fühlen. Die Teenager hingegen sind von ihrer Fähigkeit überrascht, sich in einer Situation zu beherrschen, die zuvor von Panik, Lähmung oder Ausbrüchen gekennzeichnet war. In der Zwischenzeit bauen die Unterstützer eine wachsende Nähe zu dem Teenager auf und zeigen sich fürsorglich und hilfsbereit.

Eltern fragen, inwiefern das Programm auf ihre Forderungen an den Teenager eingeht, zum Beispiel, sein Zimmer zu verlassen, an den Mahlzeiten teilzunehmen oder wieder zur Schule zu gehen. Hier gilt das Prinzip »weniger ist in Wahrheit mehr«. Die Eltern können dem Teenager sagen: »Wir verstehen, dass es dir noch schwerfällt, an familiären Ereignissen teilzunehmen und wieder zur Schule zu gehen. Wir verstehen, dass wir zu viele Dinge allzu schnell wollten. Es würde uns freuen, mit dir über eine Reihe kleiner Schritte nachzudenken, die für dich möglich sind. Vielleicht können dein Freund Chris oder dein Onkel Josh uns helfen, mit dir einen Stufenplan auszuarbeiten. Du musst jetzt nicht gleich auf unseren Vorschlag antworten. Lass dir ein paar Tage Zeit, darüber nachzudenken.« Wenn Sie einen Zeitraum zum Nachdenken schaffen, verringert sich die Tendenz des Teenagers, negativ zu reagieren.

Eine suizidale Dreizehnjährige lag schon seit mehr als achtundvierzig Stunden im Bett. Jede Aufforderung, irgendetwas zu tun, fühlte sich für sie unmöglich an. Mit der Hilfe von Unterstützern konnten langsam kleine Fortschritte erzielt werden. Zunächst setzte sie sich im Bett auf, anstatt nur zu liegen. Der nächste Schritt war, an ihrem Tisch zu essen, anstatt im Bett. Zwei Tage später zeigte sie sich bereit, in der Küche zu essen. Zwei Wochen später begann sie, am Küchentisch mit ihren Eltern gemeinsam zu essen und schon einen Monat danach begleitete sie ihre Eltern zu einem Essen bei der Großmutter.

Die Fähigkeit der Eltern, Drohungen zu widerstehen und dabei Eskalationen zu vermeiden, führt dazu, dass sie ihre wohlwollende Präsenz langsam wiederherstellen können. Dafür gibt es mehrere Gründe: 1. Konfrontationen und Drohungen erzeugen eine Distanz, bei der der Teenager sich zunehmend verlassener fühlt. 2. Die Kapitulation der Eltern vertieft das Ausweichen und den Rückzug des Teenagers und damit auch seine Depression und Verzweiflung. 3. Die Beschwichtigungsgesten und Forderungen, die ein zentraler Bestandteil der Eskalationsprävention sind, stellen das Verhältnis wieder her. 4. Die Beteiligung von Unterstützern entschärft die Gewalt und stärkt das Zugehörigkeitsgefühl. Diese Prozesse werden blockiert, solange Eltern und Kind in einem Teufelskreis aus Drohungen, Kapitulation und Rache gefangen sind. Die Fähigkeit zu geben ist eng mit der Fähigkeit zum Neinsagen verbunden. Das ist eine Erfahrung, die viele Eltern teilen, wenn sie Bekanntschaft mit dem Ansatz der Neuen Autorität machen. Sie stellen fest, dass Stärke und Liebe zwei Seiten derselben Medaille sind.

Die Eröffnung neuer Möglichkeiten

Eines der Merkmale von Konfrontationen, die von einer Suiziddrohung begleitet werden, ist die Tendenz beider Seiten, die Dinge aus einer polarisierten Perspektive zu betrachten: »Entweder wir gewinnen oder wir verlieren!«, oder: »Entweder meine Eltern geben nach oder ich bringe mich um!« Solange die Eltern und der Teenager in dieser Betrachtungsweise feststecken, sind die Chancen auf eine Lösung der Krise gering. Solche Konfrontationen werden als »Nullsummenspiel« bezeichnet, weil die Beteiligten davon ausgehen, dass jeder Sieg der einen Seite zwangsläufig die gleichzeitige Niederlage der anderen Seite mit sich bringt. Und umgekehrt. Wenn beide Seiten in der Ansicht verharren, dass es sich bei dem Konflikt um ein Nullsummenspiel handelt, führt das zu einer Eskalation der Suizidgefahr. Sogar wenn keine explizite Suiziddrohung im Raum steht, haben viele Eltern das Gefühl, dass sich die Chancen erheblich verringern. Das liegt daran, dass suizidale Teenager dazu neigen, sich zu verbarrikadieren. Das weist auf einen weiteren Vorteil der Beteiligung von Unterstützern hin: Derselbe Vorschlag, der vom Teenager abgelehnt wurde, als er von seinen Eltern kam, kann positiv aufgenommen werden, wenn er von einem Unterstützer gemacht wird. Die Unterstützer bringen Flexibilität in die Situation, indem sie nicht nur neue Alternativen aufweisen, sondern auch ermöglichen, in Bereichen, die nicht als Teil der Krise wahrgenommen werden, gemeinsam etwas zu tun. Zum Beispiel, wenn ein Unterstützer den Teenager auf eine längere Autofahrt mitnimmt. Das eröffnet einen Dialog mit neuen Gesichtspunkten, die im engen familiären Umfeld nicht aufgetaucht wären.

Nachdem sie wiederholt von zu Hause abgehauen war, gefährliche Substanzen konsumiert, ihre Mutter tätlich angegriffen und Suiziddrohungen gemacht hatte, wurde die 17-jährige Mona in eine Institution für gefährdete junge Frauen eingewiesen. Nach drei Monaten in dieser Einrichtung schlug sie eine der Betreuerinnen. Ein enger Freund der Familie, der eine gute Beziehung zu ihr unterhielt, holte sie ab und brachte sie nach Hause, weil die Befürchtung bestand, dass es einen neuen Ausbruch geben könnte, wenn ihre Mutter sie fahren würde. Trotz ihres aufbrausenden Charakters war sie ein freundliches Mädchen, das Tiere und die Natur von Herzen liebte. Daher dachte der Freund, der sie abholte, ein längerer Ausflug in die Natur wäre vielleicht eine Auszeit, die ihren inneren Aufruhr ein wenig beruhigen könnte. Er fuhr mit ihr aufs Land und schlug vor, die Rinderfarm seines Cousins zu besuchen. Mona reagierte begeistert. Schon wenige Stunden später lud der Bauer sie ein, zu bleiben und mit den Kühen zu helfen. Der Freund rief die Mutter an und bat sie um Erlaubnis, ihre Tochter auf der Farm zu lassen. Er versprach, mit ihr dort täglich in Kontakt zu bleiben. Nach einer Woche auf dem Bauernhof erklärte Mona sich bereit, vorübergehend zu ihren Großeltern zu ziehen. Mithilfe der Unterstützer gelang es diesen, mehrere Krisen zu bewältigen, ohne dass es zu einer Flucht, zu Gewalt oder zum Suizid gekommen wäre. Einige Monate später begann Mona, in einer Eisdiele zu arbeiten. Ihre erste Begegnung mit der Mutter fand etwa ein halbes Jahr nach dem Umzug zu den Großeltern statt.

Dabei muss man verstehen, dass die möglichen Alternativen in der Ausgangssituation noch nicht vorhanden sind. Solange der Teenager mit seinen Eltern in einem Nullsummenspiel festhängt, sind die Chancen für konstruktive Alternativen gering. Im oben geschilderten Fall musste der Kontaktkreis des Mädchens geändert werden, bis sich eine Umgebung und ein Unterstützungssystem fanden, die positive Optionen ermöglichten. Die Leser und Leserinnen könnten bezweifeln, dass dieses Mädchen wirklich Aussichten auf Verbesserung hat, solange ihre Probleme nicht eingehend behandelt werden. Zweifellos ist eine solche Behandlung notwendig. Aber in der gegebenen Ausgangssituation, in der weder eine minimale Stabilität noch eine Basis von Zugehörigkeit und Schutz bestanden, war sie nur schwer vorstellbar.

Zugeständnisse reduzieren

Der Begriff »elterliche Gefälligkeiten« bezieht sich auf Zugeständnisse, die Eltern ihren Kindern – freiwillig oder gezwungenermaßen – machen. Sie beziehen sich auf ihre Regeln, Grenzen und zur Verfügung gestellte Dienstleistungen und sollen verhindern, dass das Kind emotional in Stress gerät (Storch et al., 2007). Elterliche Gefälligkeiten wurden bislang nur im Zusammenhang mit Angststörungen untersucht, wo eine direkte Verbindung zwischen den Zugeständnissen und dem Angstniveau, den Depressionen und der Dysfunktion der Kinder nachgewiesen werden konnte (Lebowitz et al., 2012; Leonard et al., 2021). Das SPACE-Coachingprogramm für Eltern ist eine Adaption des Ansatzes der Neuen Autorität, die darauf abzielt, die Zugeständnisse an Kinder mit Angststörungen zu reduzieren. Eine Reihe von Studien hat gezeigt, dass eine Einschränkung der Zugeständnisse zu einer bedeutenden und nachhaltigen Verbesserung der kindlichen Ängste und Funktionsfähigkeit führt, ebenso wie zu einer Verbesserung der elterlichen Bedrängnis. Ähnliche Ergebnisse konnten auch für andere Störungen wie vermeidende/restriktive Nahrungsaufnahmestörungen (ARFID) (Shimshoni et al., 2020), Autismus-Spektrum-Störungen (Golan et al., 2016) und Zwangsstörungen (Lebowitz, 2013) nachgewiesen werden. Eines der Programme zur Einschränkung von Zugeständnissen, das direkt mit der Suizidprävention verbunden ist, wurde für Eltern von erwachsenen Kindern mit einer tief verwurzelten Abhängigkeit von ihren Eltern entwickelt. Solche erwachsenen Kinder arbeiten nicht, gehen nicht zur Schule und bleiben normalerweise bei den Eltern zu Hause, wobei sie völlig von ihnen abhängig sind (Dulberger u. Omer, 2021). In vielen dieser Fälle schwebt die Wolke des Suizids über der Familie. Unser Programm hat sich für die Einschränkung von Gewalttätigkeit, Drohungen, Selbstisolation und Dysfunktion dieser jungen Erwachsenen als effektiv erwiesen und konnte weiter auch die Lebensqualität der Eltern verbessern und den auf ihnen lastenden Druck verringern (Lebowitz et al., 2012).

Obwohl Zugeständnisse zu den Faktoren gehören können, die das Suizidrisiko vergrößern, ist es für Therapeuten oft schwierig, dieses Phänomen in der Therapie anzusprechen. Der Grund ist verständlich: Während einer Suizidkrise besteht immer Angst vor Maßnahmen, die das Leid und die Wut des Jugendlichen steigern könnten. Dennoch erfordern bestimmte Aspekte der elterlichen Zugeständnisse auch während einer akuten Phase der Krise Behandlung. Zum Beispiel das geheiligte Recht auf Privatsphäre, das es Jugendlichen ermöglicht, sich in ihr Zimmer einzusperren und sich vom Rest der Welt zu isolieren. Deshalb haben wir für Fälle von Suizidgefahr ein Zweistufenprogramm entwickelt:

1. Während der akuten Phase helfen wir den Eltern, Dienstleistungen (Internet, Handy etc.) einzustellen, die die Suizidgefahr unmittelbar erhöhen.
2. Sobald die unmittelbare Gefahr vorüber ist, bereiten wir uns darauf vor, bestimmte Dienstleistungen, die die Situation aufrechterhalten, systematisch zu reduzieren.[9]

Was Zugeständnisse anrichten können

Viele Eltern sind sich gar nicht bewusst, dass sie ihrem Kind genau die Dienstleistungen bieten, die zu seinem dysfunktionalen Verhalten beitragen. So ist zum Beispiel die Abschottung von Heranwachsenden in ihrem Zimmer ein Verhalten, das zahllose elterliche Dienstleistungen erfordert. Dennoch ist die Vorstellung von der Unantastbarkeit der Privatsphäre bei Eltern so tief verankert,

9 Die folgende Diskussion darüber, wie elterliche Zugeständnisse reduziert werden sollten, basiert zum Teil auf unserem Arbeitsplan für Eltern erwachsener Kindern mit einer tief verankerten Abhängigkeit von ihren Eltern (Dulberger u. Omer, 2021).

dass sie ihrem Kind das Recht zugestehen, ihnen den Zutritt zu seinem Zimmer zu verwehren. Um die Eltern auf solche Zugeständnisse aufmerksam zu machen, sollten Therapeuten folgende Fragen stellen: »Wie konnte es so weit kommen?«, » Wann haben Sie aufgehört, ihr Zimmer zu betreten?«, »Wie verhält es sich mit dem Essen?«, »Wie lauten Ihre Vereinbarungen zur Benutzung von Computer und Internet?«, »Was passiert, wenn der Computer kaputtgeht?«, »Wie gehen andere Familienmitglieder mit der Situation um?«, »Wer kümmert sich darum, das Zimmer zu putzen?« Solche Fragen bringen das Bild einer Interaktion ans Tageslicht, bei der sich der Isolationsprozess möglicherweise zum ersten Mal als Ergebnis einer langen Reihe beidseitiger Handlungen entpuppt. Die Eltern tragen dazu bei, wenn auch unbeabsichtigt, dass sich das Problem verfestigt.

Schädliche Zugeständnisse und Dienstleistungen können in vielen Bereichen zum Ausdruck kommen, darunter: das Kind vor den Anforderungen des Lebens schützen zu wollen; an seiner Stelle Handlungen auszuführen, die ihm schwerfallen; zwanghafte Rituale zuzulassen; Spielschulden zu begleichen oder Bußgelder zu bezahlen und vieles mehr. Diese elterlichen Dienstleistungen können aus Mitleid, unter Zwang oder einer Mischung aus beidem gewährt werden. Manchmal sind beide Eltern an diesem Prozess beteiligt, manchmal werden die Zugeständnisse jedoch unter einem schweren elterlichen Disput und sogar unter Ausgrenzung jenes Elternteils gewährt, der sich dagegen ausspricht. Mitunter werden auch Geschwister dadurch geschädigt und bisweilen kommt es sogar zu einer vollständigen Trennung zwischen ihnen und ihrem dysfunktionalen Bruder bzw. ihrer dysfunktionalen Schwester, wobei für die verschiedenen Mitglieder eines Haushalts unterschiedliche Regeln gelten.

Ein Weg, Eltern zu mehr Entschlussfähigkeit und zur Einschränkung ihrer Zugeständnisse zu ermutigen, ist der Hinweis darauf, dass sich viele suizidale Jugendliche innerlich wünschen, ihre Eltern würden ihnen nicht länger nachgeben. Manchmal kommt das in einer Einzeltherapie zur Sprache.

Ein suizidaler Fünfzehnjähriger brachte in seiner Therapie den Wunsch zum Ausdruck, seine Eltern würden ihn zwingen, den Computer stehenzulassen und aus dem Haus zu gehen. Mit Tränen in den Augen fragte er: »Warum verhalten sie sich nicht wie verantwortungsbewusste Eltern?«

Die akute Phase: Zimmer und Geheimnis

In der akuten Phase konzentrieren sich die Therapeutinnen auf zwei elterliche Zugeständnisse, die die unmittelbare Gefahr erhöhen: die Wahrung des Geheimnisses und die »Heiligkeit« des Zimmers ihres Kindes.

- Die Wahrung des Geheimnisses: Häufig entspricht die Geheimhaltung familiärer Probleme auch dem Wunsch der Eltern. Sie wahren das Geheimnis wegen ihrer eigenen Scham, ihrem Schuldgefühl oder weil sie ihr Kind nicht bloßstellen wollen. Freiwillige Zugeständnisse können nicht weniger schaden als erzwungene. Eine suizidale Krise geheim zu halten, verhindert die Hilfe, die über Leben und Tod entscheiden könnte.
- Die Heiligkeit des Zimmers: Für Jugendliche in einer suizidalen Krise ist die Möglichkeit, sich in ihrem Zimmer zu isolieren und manchmal rund um die Uhr vor dem Computer zu sitzen, eine bedeutende Gefahr. Diese Art von Abschottung ist für gewöhnlich das Ergebnis eines langen Prozesses von Zugeständnissen. Aber im Gegensatz zur Einschränkung von Zugeständnissen in anderen Bereichen, die für gewöhnlich schrittweise vorgenommen wird, ist es in Notfällen unabdingbar, die »Heiligkeit« des Zimmers und den rund um die Uhr gewährten Zugriff auf Computer und Handy sofort aufzuheben. Dies wird durch die hochgradige elterliche Mobilisierung und die rasche Beteiligung von Unterstützern möglich.

Die Fähigkeit der Eltern, Drohungen zu widerstehen und das Geheimnis mit der Beteiligung von Unterstützern zu enthüllen, führt blitzartig dazu, dass das Zimmer des Teenagers nicht mehr unantastbar ist. Allein schon die Präsenz von Eltern und Unterstützern im Zimmer des Teenagers vermittelt eine Botschaft von wachsamer Sorge und Schutz, und demonstriert deren entschlossenen Willen, um sein Leben zu kämpfen. Manchmal müssen dazu auch drastischere Maßnahmen ergriffen werden, zum Beispiel muss das Türschloss ausgebaut werden. In Härtefällen ist sogar eine Suizidwache angebracht, bei der ein Unterstützer solange im Zimmer bleibt, bis sich die Situation allmählich entspannt. Man sollte dem Teenager erklären, dass er sein Recht auf Privatsphäre schrittweise wiedererlangen kann, sobald die Gefahr vorbei ist. Ein Unterstützer, der zu dem Teenager einen direkten Draht hat, könnte entscheidend dazu beitragen, eine akzeptable Vereinbarung zu erreichen.

Ein Siebzehnjähriger, der an einer Zwangsstörung litt, schloss sich wochenlang in seinem Zimmer ein. Die Situation verschärfte sich weiter, als er nach Beantragung eines Sportstipendiums einen ärztlichen Untersuchungstermin bekam. Als die Eltern sagten, dass sie eine Psychiaterin hinzuziehen wollten, drohte der Sohn, sich umzubringen. Von diesem Augenblick an verriegelte er seine Zimmertür und war nur noch bereit, mit seiner Mutter zu sprechen und auch das nur noch übers Handy. Seinen zwanghaften Anforderungen entsprechend bereitete die Mutter ihrem Sohn spezielle Mahlzeiten zu und stellte ihm das Tablett dreimal täglich vor die Zimmertür. Durch die Absonderung und die Suiziddrohung entstand eine neue Situation, bei der die Wahrung des Geheimnisses und der Unantastbarkeit des Zimmers selbst zu Risikofaktoren wurden. Mithilfe der Therapeutin zogen die Eltern nun ihre eigenen Eltern und Geschwister hinzu. Der Vater und der Onkel brachen das Schloss auf und betraten das Zimmer. Der Sohn versuchte, seinen Vater anzugreifen, aber der Onkel trat dazwischen und konnte ihn stoppen. Vater und Onkel blieben mehrere Stunden lang im Zimmer. Allmählich zeigte sich der Sohn bereit, mit seinem Onkel zu sprechen. Mithilfe von zwei weiteren Unterstützern wurde eine Suizidwache eingerichtet. Sie dauerte vier Tage. Danach bekam der Jugendliche allmählich einen Teil seiner Rechte auf Privatsphäre zurück, durfte sich aber nach wie vor nicht in seinem Zimmer isolieren. Ein Jahr später erhielt er die Zusage einer Universität. Seine Beziehung zum Vater blieb noch lange sehr reduziert. Erst Jahre später war der Sohn, von seiner Freundin dazu ermutigt, bereit, mit ihm zu sprechen.

Ein weiteres Werkzeug, das vielen Eltern hilft, die während der akuten Phase erforderlichen Maßnahmen durchzuziehen, ist ein Brief an die Polizei oder den zuständigen Psychiater. Dieser Brief wird den Eltern zur Verwahrung gegeben, damit sie ihn nötigenfalls benutzen können. Anbei ein Beispiel:

Ich habe Familie X seit vergangenem März behandelt, als die Eltern mich um Hilfe mit ihrem 16-jährigen Sohn baten, der ihnen und sich selbst gegenüber gewalttätig ist. Ich kenne die Familie gut und kann bezeugen, dass die Eltern ihrem Sohn gegenüber niemals Gewalt angewandt haben, sondern vielmehr äußerst aufopfernd und bereit sind, alles Erdenkliche zu tun, um ihn zu beschützen. Dieser Brief wird für den Fall in ihren Händen hinterlegt, dass sie die Polizei oder einen Rettungswagen rufen müssen – sei es, weil der Junge gewalttätig wurde oder weil er mit Suizid droht. Ich bitte Sie, den Wunsch der Eltern ernst zu nehmen und sich zu bemühen, ihre Sicherheit und die Sicherheit ihres Sohnes zu gewährleisten. Falls nötig, sollte der Junge in eine psychiatrische Notaufnahme gebracht werden, um seinen Zustand zu beurteilen.

Dabei sollten auch die Unterstützer über den Inhalt des Briefes informiert werden. Einer von ihnen kann mit dem Jugendlichen sprechen und ihn informieren, dass seine Eltern einen solchen Brief besitzen, damit sie im Fall von Gefahr rasch Hilfe rufen können. Es ist wichtig, dem Kind bei diesem Gespräch zu erklären, dass der Brief sowohl dem Schutz seiner Eltern als auch seinem eigenen dient. Dabei sollte der Unterstützer möglichst vermeiden, einen drohenden oder tadelnden Ton anzuschlagen. Er sollte ganz im Gegenteil warm und hilfsbereit klingen.

Die Herausforderungen der akuten Phase versetzen Eltern in die vorteilhafte Position, Zugeständnisse in anderen Bereichen einzuschränken. Das hat eine Reihe von Gründen: 1. Die Notlage ermöglicht es ihnen, Maßnahmen zu ergreifen, die in normalen Zeiten undenkbar schienen. 2. Das Brechen von Tabus wie der »Heiligkeit des Zimmers« und der »Wahrung der Geheimhaltung« lässt eine neue Situation entstehen, in der auch die Einschränkung anderer schädlicher Dienstleistungen nicht länger als skandalöses Vorgehen betrachtet wird, sondern als natürliche Fortsetzung dessen, was die Eltern bereits unternommen haben. 3. Die Einbeziehung der Unterstützer in der akuten Phase schafft optimale Bedingungen zur Einschränkung von Zugeständnissen. Die Unterstützer können dazu beitragen, Eskalationen zu verhindern, den Eltern Legitimität zu verleihen und dem jungen Menschen dabei helfen, mit den Veränderungen umzugehen. Unserer Ansicht nach ist die Suizidpräventionsarbeit ohne die gleichzeitige Einschränkung von Zugeständnissen in anderen Bereichen nur die halbe Arbeit.

Die volle Verantwortung übernehmen

Den Eltern muss klargemacht werden, dass sie nicht erwarten dürfen, dass ein Ende der Zugeständnisse zu einer sofortigen Verbesserung führt. Es schafft vielmehr die Voraussetzungen, die eine solche Verbesserung erst ermöglichen. Viele Eltern fragen: »Aber wie können wir unser Kind davon überzeugen, dass das zu seinem eigenen Besten geschieht?«, oder: »Wie können wir unser Kind in die Welt zurückholen?« Solche Fragen reflektieren ihre Annahme, dass es allein sie selbst sind, die die volle Verantwortung und die absolute Pflicht haben, ihr Kind dazu zu bringen, sich für das Leben zu entscheiden. Daher ist es wichtig, ihnen zu erklären, dass der Widerstand ihres Kindes weiter wachsen könnte, je stärker sie sich bemühen, diese Ziele zu erreichen. Eltern fragen: »Aber wird unser Kind am Ende dieses Prozesses wieder gesund sein?« Darauf sollten Therapeuten ihnen geduldig antworten: »Wenn Sie Zugeständnisse einschränken, bieten Sie Ihrem Sohn eine echte Chance auf ein besseres Leben. Aber Sie haben ihn nicht unter Kontrolle.«

Es ist schwer für Eltern, die Vorstellung von ihrer uneingeschränkten Verantwortung aufzugeben. Sie alle haben das Gefühl, es sei ihre höchste Pflicht, jede Möglichkeit eines Suizids auszuschließen. Und tatsächlich ist es ihre Pflicht, um das Leben ihres Kindes zu kämpfen. Letztendlich gilt jedoch, dass sie ihr Kind nicht unter Kontrolle haben. Dies zeigt sich deutlich in der folgenden Aussage vieler Teenager: »Egal, was ihr tut, ihr könnt mich nicht am Leben halten.« Diese Kinder haben recht. Schlussendlich kann man dem Akt des Suizids oder anderen selbstzerstörerischen Handlungen Widerstand entgegensetzen und die Stimmen des Lebens im Geist des Kindes verstärken, es ist jedoch unmöglich, das Ergebnis zu kontrollieren. Eine Person, die um jeden Preis zum Suizid entschlossen ist, wird einen Weg finden, ihre Absicht zu verwirklichen, wenn nicht heute, dann später. Die Vorstellung von einer absoluten Verantwortung ist nicht nur falsch, sondern auch gefährlich. Wir haben bereits erklärt, wie wichtig das Autonomiegefühl und der »suizidale Stolz«

vieler Heranwachsender sind. Die Vorstellung von der totalen Verantwortung stärkt den Willen des Teenagers, an seiner Position festzuhalten. Eine der größten Errungenschaften von Eltern ist die Fähigkeit, ihrem Kind und sich selbst zu sagen: »Ich habe dich nicht unter Kontrolle. Ich werde jedoch alles in meiner Macht Stehende tun, um für dein Leben zu kämpfen!« Ein Teenager, der eine solche Botschaft bekommt, wird die Hingabe seiner Eltern erfahren und Respekt vor ihrer Integrität empfinden.

Warum Zugeständnisse auch nach der akuten Phase weiter eingeschränkt werden müssen

Die Formen elterlicher Zugeständnisse an Teenager in suizidalen Krisen unterscheiden sich von Fall zu Fall. Für Eltern von vermeidenden und zurückgezogenen Jugendlichen ist es typisch, ihr Kind rund um die Uhr im Internet surfen zu lassen etc. Manchmal gehen sie sogar so weit, dass sie ihm einen destabilisierenden Zufluchtsort zur Verfügung stellen. Im Gegensatz zu ihnen sehen sich die Eltern von Teenagern mit einer Tendenz zur Gewalttätigkeit, Straffälligkeit oder zum Glücksspiel gefordert, eine andere Art von »Dienstleistungen« zu gewähren: Sie begleichen zum Beispiel Schulden, drücken ein Auge zu und erlauben dem Teenager, sein Zimmer als Versteck für Drogen oder Diebesgut zu nutzen. Ganz besonders gefährlich wird es, wenn Eltern es zulassen, dass der Teenager sie selbst und seine Geschwister zu Opfern macht. Diese »Opferrolle-Dienstleistungen« sind ein wichtiger Schritt auf dem Weg der Jugendlichen in ein Leben der Marginalität, sei es innerhalb oder außerhalb ihres Heims. Ihre Eltern und Geschwister zu Opfern zu machen, passiert mitunter bei solchen Teenagern, die an einer Zwangsstörung oder einer Autismus-Spektrum-Störung leiden. Manchmal diktieren solche Kinder das Verhalten eines ganzen Haushalts, weshalb man sie auch als »tyrannische Kinder« bezeichnet hat (Frank u. Omer, 2017). Eine andere, jedoch nicht weniger ernste Situation tritt in vielen Fällen bei Jugendlichen mit einer Verhaltens- oder Borderline-Persönlichkeitsstörung auf, für die die Eltern und Geschwister die Rolle des »Boxsacks« erfüllen. Kinder aus beiden Kategorien können eine Suizidgefährdung entwickeln, und zwar in direkter Fortsetzung desselben problematischen Lebensstils, den sie unter dem Schutzschirm der elterlichen Zugeständnisse beibehalten.

Für die Notwendigkeit, Zugeständnisse nach der akuten Phase systematisch einzuschränken, bestehen zwei Gründe: 1. Die elterlichen Dienstleistungen verwandeln die Dysfunktion in einen dauerhaften Zustand und führen dadurch zu einer Vertiefung der Verzweiflung und der suizidalen Gefährdung. 2. Suiziddrohungen sind ein untrennbarer Teil des Prozesses, durch den diese Jugendlichen die schädlichen Dienstleistungen ihrer Eltern aufrechterhalten. Auf diese Weise sind Suizid und Zugeständnisse miteinander verflochten, sodass es schwierig ist, das eine zu verhindern, ohne das andere aufzukündigen.

Wie man Zugeständnisse schrittweise einschränkt

Jeder elterliche Versuch, Zugeständnisse einzuschränken, wird wahrscheinlich auf heftigen Widerstand stoßen. Dennoch können Eltern Eskalationen mithilfe der Prinzipien der Neuen Autorität bedeutend mäßigen. Eltern, die gerade vor der Herausforderung einer akuten Phase stehen, sind in einer guten Ausgangsposition, um schädliche Dienstleistungen auch später einzuschränken. Dabei lernen die Teenager nicht zuletzt, dass ihre Eltern unterstützt werden und ebenso entschlossen wie fähig sind, Konflikten standzuhalten, ohne auszuweichen. Sehr oft erleben suizidale Jugendliche diese Veränderung als den Wendepunkt, der die Rückkehr ihrer Eltern in ihr Leben kennzeichnet.

Eine sechzehn Jahre alte Schulverweigerin zog mit ihrem Großvater los, um neue Schulsachen zu besorgen. Sie hatte zuvor all ihre Bücher und Hefte verbrannt, um gegen die Forderung ihrer Eltern zu protestieren, wieder zur Schule gehen. Sie wusste, dass sie ihre Eltern damit besonders hart treffen würde, weil sie schon in der Vergangenheit einen Brand im Haus verursacht und dabei schlimme Verletzungen davongetragen hatte. Die Eltern besuchten bereits seit zwei Monaten eine Beratung zur Suizid- und Selbstverletzungsprävention. Auf dem Weg ins Einkaufszentrum unterhielt sie sich mit ihrem Großvater über die Veränderungen in ihrer Familie und sagte: »Was meine Eltern tun, macht mich total wütend. Aber bitte, Opa, sag ihnen, dass sie nicht damit aufhören sollen!«

Eltern neigen dazu, den problematischen Charakter ihrer Dienstleistungen herunterzuspielen, zum Beispiel, indem sie sagen, das fiele ihnen doch nicht schwer: »Ich muss doch sowieso mit dem Wagen in die Stadt, warum sollte ich sie also nicht mitnehmen?« Sie führen an, das sei ihre Art, dem Kind ihre Liebe zu zeigen, oder das Kind hätte kein Sozialleben, wenn sie ihm diese Dienstleistungen verweigerten: »Wenn ich sie nicht chauffiere, wird sie mit niemandem mehr in Kontakt bleiben!« Therapeutinnen müssen die Eltern stärker für den Schaden sensibilisieren, den diese vermeintlich wohlwollenden Taten ihrem Kind zufügen. Ganz besonders wichtig ist das für Familien, die im Schatten einer suizidalen Krise leben. Mit jeder neuen Stufe, mit jeder neuen Einschränkung ihrer Zugeständnisse, wächst auch ihre Sensibilität für den Schaden, den sie verursachen. Sie lernen, wie sie ihrem Kind mitteilen können, dass sie bestimmte »Services« von nun an reduzieren werden, lernen, Eskalationen zu verhindern, sich gegen Drohungen zu wehren und Unterstützer einzubeziehen. In jeder neuen Phase dieses Vorgehens erlernen Eltern genau die Fähigkeiten, die sie brauchen, wenn wieder eine suizidale Krise zu befürchten ist.

Nach der akuten Phase ist der Abbau der Dienstleistungen, die das Zimmer des Teenagers in einen degenerationsfördernden Unterschlupf verwandeln, eine der wichtigsten Aufgaben. Das offensichtliche Zeichen dafür sind Verwahrlosung und Schmutz. Oft räumt nicht nur der Teenager selbst sein Zimmer nicht auf, sondern verbietet auch seinen Eltern oder anderen Personen, das zu tun. Manchmal verwandeln sich diese Räume in schmutzige und stinkende Höhlen voller Essensreste, Pizzakartons und achtlos auf den Boden geworfener Kleidungsstücke. Jeder elterliche Versuch, dem ein Ende zu setzen, stößt auf wütendes Gebrüll: »Raus aus meinem Zimmer!« Die Eltern sind wie gelähmt, nicht nur aus Angst vor der Reaktion des Kindes, sondern auch, weil sie das Gefühl haben, dass es im Recht sei: »Aber es ist doch wirklich *ihr* Zimmer!« Diese Aussage zeigt, wie ohnmächtig sie sind und wie sehr sie ihre elterliche Rolle untergraben. Wir empfehlen ihnen, das Betreten des Zimmers ihres Kindes in eine dreimal täglich stattfindende Routine zu verwandeln und dabei jeweils zehn Minuten im Raum zu bleiben. Manchmal verlassen die Teenager ihn dann selbst aus Protest. Wenn das passiert, sollten die Eltern dennoch dort bleiben und Zeichen ihrer Präsenz hinterlassen, zum Beispiel aufräumen oder eine schriftliche Nachricht auf den Tisch legen. Mitunter wird der Teenager dann einen Vergeltungsakt ausüben, zum Beispiel im Zimmer der Eltern vandalieren. Wir raten Eltern, sich darauf vorzubereiten und nach den Prinzipien des gewaltfreien Widerstands zu reagieren (Dulberger u. Omer, 2021).

Ein wichtiges Element, durch das ein Zimmer mehr fragwürdiger Unterschlupf denn Safe Space wird, ist ein uneingeschränkter Zugriff aufs Internet. Besonders problematisch wird die Situation bei Jugendlichen oder Erwachsenen, die die Nacht zum Tag machen. Wie bereits gesagt, ist es nicht von vornherein negativ, wenn ein Teenager in der virtuellen Welt unterwegs ist. Aber wenn er sich dort ein Parallelleben zu dem seiner Eltern oder der Außenwelt aufbaut und kaum noch zwischenmenschliche Begegnungen hat, darf man getrost feststellen, dass die pausenlose Medienzeit zum Problem geworden ist. Selbst dann schlagen wir Eltern vor, zunächst zu versuchen, mithilfe von Unterstützern eine Beziehung aufzubauen. Wenn der Jugendliche auf diese elterlichen Annäherungsversuche eingeht, eröffnet das die Möglichkeit, über die Nutzungsbedingungen zu verhandeln. In besonders schwierigen Fällen, in denen keinerlei Kooperation möglich ist, empfehlen wir Eltern, den gesamten Haushalt nachts vom Netz zu nehmen und damit aufzuhören, für das Handy des Kindes zu zahlen. Letzteres ist natürlich ein symbolischer Akt, weil Jugendliche Wege finden, selbst für ihre Handys zu zahlen. Dennoch glauben wir, dieser Schritt kann dazu beitragen, Eigenverantwortung zu entwickeln und Zugeständnisse zu begrenzen. Diese Maßnahmen gehen nicht reibungslos vonstatten. Aber mithilfe von Unterstützern und einer guten Vorbereitung, um Eskalationen vorzubeugen, sind die meisten Eltern fähig, sie umzusetzen. Die Unterstützer können als Fürsprecher der Eltern auftreten: »Auch wenn das jetzt ärgerlich ist, geschieht es doch aus Liebe!« Manchmal weist ein Kind diese Botschaft demonstrativ zurück. Wir glauben aber, dass sie dennoch wichtig ist, auch wenn das Kind sich dagegen sperrt.

Es kann Monate dauern, Zugeständnisse zu regulieren. Wichtig ist dabei, dass den Eltern eine klar umrissene, begrenzte Aufgabe gestellt wird, die sie in einer jeweiligen Woche ausführen können. In anderen Veröffentlichungen haben wir ausführlich dargestellt, wie man das am besten umsetzt (Lebowitz u. Omer, 2013). Wenn die Einschränkung der Zugeständnisse zum Hauptthema wird, nähert sich die Behandlung ihrem Ende, denn sie ist bereits Teil der Rückfallprävention.

Rückfallprävention

Die Vorbereitung auf zukünftige Krisen ist Teil der meisten Suizidpräventionstherapien. Der besondere Beitrag des Ansatzes der Neuen Autorität zu diesem Thema ist, es um präventive Elemente zu bereichern, die Eltern und Unterstützer miteinbeziehen.

Ein Frühwarnsystem entwickeln

Etwa fünfzig Prozent der Kontaktaufnahmen wegen psychischer Probleme oder anderen Präventionsleistungen bei suizidalen Krisen werden von Eltern initiiert (Luoma, Martin u. Pearson, 2002). Die Neue Autorität hat sich zum Ziel gesetzt, die elterliche Rolle als Frühwarnsystem zu verbessern, damit Eltern nicht nur in der Lage sind, die Gefahrensignale früher zu erkennen, sondern auch erste Schritte zu unternehmen, um damit umzugehen. Das ist das Thema des letzten Behandlungstermins. Gemeinsam mit den Eltern bespricht der Therapeut noch einmal den Sicherheitsplan, den sie mit ihrem Kind durchlaufen haben. Er hilft ihnen, früh Warnsignale zu erkennen und zu benennen, zum Beispiel: starke Stimmungsschwankungen des Kindes, Anzeichen von Depressionen, Drohungen, Rückzug, Gefühlsausbrüche und mehr. Rückblick, Erkennen und Benennen erhöhen die Sensibilität der Eltern für die für ihr Kind typischen Zeichen.

Dann bespricht der Therapeut mit den Eltern die Präventionsoptionen, die sich in der letzten Krise bewährt haben. Beispielsweise mehr Präsenz, gemeinsame Aktivitäten, Beteiligung von Unterstützern, Einzeltherapie, psychiatrische Bewertung und Suizidwache. Er ermutigt die Eltern, diese Schritte zu unternehmen, sobald es wieder erste Anzeichen zur Besorgnis gibt. Zwischenzeitlich werden sie gebeten, ihren Therapeuten und die Therapeutin des Kindes umgehend zu informieren. Um die Sensibilität des elterlichen Warnsystems zu erhöhen, sollte man auch Zweifelsfälle ansprechen, bei denen sich die Eltern nicht sicher sind, ob es sich um eine echte Krise oder um normale Stimmungsschwankungen handelt. Sie sollten ermutigt werden, in solchen Situationen offen mit ihrem Kind zu sprechen, es nach suizidalen Gedanken oder Verhaltensweisen zu fragen und ihm zu zeigen, dass sie ihm beiseite stehen.

Ein weiteres Element, das hilft, das Frühwarnsystem zu schulen, bezieht sich auf die Kommunikation zwischen dem Therapeuten der Eltern und der Einzeltherapeutin des Jugendlichen. Sollte es bereits während der ersten Krise zu einer Zusammenarbeit gekommen sein, können die beiden im Vorhinein vereinbaren, sich gegenseitig zu informieren, sollten besorgniserregende Anzeichen auftreten. Durch die gegenseitige Meldung kann besser überprüft werden, ob diese Anzeichen wirklich eine gefährliche Wende signalisieren oder ob sie mit Routinemaßnahmen behandelt werden können.

Zukunftsszenarien entwerfen

Zukunftsszenarien zu entwerfen ist bei einer Reihe unterschiedlicher Therapieformen eines der wichtigsten Elemente, um Rückfällen vorzubeugen (Stanley et al., 2009). Eine der Möglichkeiten, potenzielle Szenarien anzusprechen, besteht darin, gemeinsam über anstehende Veränderungen im Leben des Kindes nachzudenken. Dazu zählen Abiturprüfungen, Umzüge, Schulwechsel und das Studium. Die Therapeutin sollte mit den Eltern über jeden einzelnen dieser Übergänge sprechen, über die Reaktionen, die dabei von ihrem Kind zu erwarten sind und wie sie sich darauf vorbereiten können. So entstehen Notfallpläne für die verschiedensten Situationen, die auch auf unerwartete Szenarien übertragbar sind. Somit verbessert die Vorbereitung auf das, was zu erwarten ist, auch die Fähigkeit, mit Unerwartetem umzugehen.

Wenn eine Kooperation mit dem Einzeltherapeuten des Jugendlichen besteht, sollte man auch mit diesem über zukünftige Szenarien sprechen. Dadurch entstehen kombinierte Szenarien, wobei der Therapeut der Eltern deren Sichtweise vertritt und der Einzeltherapeut die Sichtweise des Teenagers. Diese Integration fungiert als kreuz und quer verlaufendes Gewebe, das das Sicherheitsnetz des Teenagers stärkt. Wenn Einzeltherapeuten auch die Prinzipien der Neuen Autorität in ihre Arbeit integrieren, können sie den Teenager um Erlaubnis bitten, die in der Einzeltherapie entworfenen Szenarien mit den Eltern zu teilen und umgekehrt. Das kann auch im Rahmen einer gemeinsamen Besprechung geschehen. Ist der Teenager mit dem Vorschlag einverstanden, dann stärkt das die mentale Präsenz der Eltern in problematischen Situationen. Diese Präsenz ist oft eines der wichtigsten Elemente der Rückfallprävention.

Stufen der Verpflichtung

Zu den üblichen in Einzeltherapien getroffenen Präventionsmaßnahmen zählt eine manchmal sogar formelle vertragliche Verpflichtung des Jugendlichen, in der er verspricht, die Therapeutin anzurufen, sobald er den Drang verspürt, sich etwas anzutun. Eine solche Verpflichtung ist zu Beginn der Behandlung Teil des Sicherheitsplans und tritt bei deren Abschluss wieder in Erscheinung. Sie ist eine potenzielle Barriere, die der Verwirklichung der Tat vorbeugt. Die Suizidforschung hat jedoch gezeigt, dass eine Verpflichtung gegenüber der Therapeutin allein nicht genügt, um eine Suizidgefahr einzuschränken (Simon, 1999). Wir glauben, dass die in unserem Ansatz angewandten Formen von Verpflichtung eine andere Art von Barriere schaffen können. Zum Beispiel, wenn der suizidale Jugendliche verspricht, sich nichts anzutun, weil andere um sein Leben »flehen« (siehe Fleh-Zeremonie). Diese Aufgabe sollte von Unterstützern übernommen werden, die dem Teenager ganz besonders nahestehen. Deshalb fallen ihr Flehen und die Verpflichtung des Teenagers ihnen gegenüber ganz besonders ins Gewicht. Sie können ihm versprechen, ihm sofort zur Hilfe zu eilen, wenn er in Schwierigkeiten gerät.

Auch die Eltern können ihrem Kind versprechen, alles in ihrer Macht Stehende zu tun, um ihm in einer Krisensituation zu helfen. Die folgende Verpflichtung wurde sowohl verbal als auch schriftlich getroffen:

> »Wir, dein Vater und deine Mutter, verpflichten uns hiermit, dir zu vertrauen, dich in deinem Leid zu unterstützen und jede Kritik an dir zu

vermeiden, falls du wieder in ernsthafte Schwierigkeiten geraten und etwas Ähnliches erleben solltest wie in der gegenwärtigen Krise. Wir bitten dich von ganzem Herzen, dich uns anzuvertrauen, wenn du eine Krise oder eine schwere Phase erlebst. Wenn es dir schwerfällt, dich direkt an uns zu wenden, kannst du deinen Therapeuten, Großvater oder deinen Freund Stefan kontaktieren. Sie haben unsere Verpflichtung als Zeugen unterschrieben. Deine dich liebenden Eltern.«

Wie bereits gesagt, sind Teenager, die bereit sind, Namen potenzieller Unterstützer zu nennen, weniger rückfallgefährdet (King et al., 2019). Auch in diesen Fällen kann eine schriftliche Verpflichtung der betreffenden Personen eine wertvolle Barriere darstellen. Zum Beispiel:

»Es hat mich zutiefst berührt, dass du mich als eine der Personen genannt hast, die dir im Fall einer Krise helfen können. Ich verspreche dir, alles andere beiseite zu schieben und einen Weg zu finden, dich auf jede erdenkliche Weise in dem zu unterstützen, was für dich am besten ist, wenn du dich in einer Notlage an mich wendest. Dein Onkel Jack.«

Eine weitere Handlung von nahezu ritueller Bedeutung ist ein Wiedergutmachungsakt des Teenagers. Darin drückt er sein Bedauern über den Schaden aus, den er durch seinen Suizidversuch angerichtet hat. Das wird dann möglich, wenn der Jugendliche mit der Therapeutin kooperiert und mit ihr gemeinsam nach Wegen sucht, einen Rückfall zu verhindern. Die Therapeutin erklärt ihm, wie dieser Akt die Zugehörigkeit verstärkt und eine wichtige Barriere gegen suizidale Versuchungen schafft. Ein Beispiel für einen solchen Wiedergutmachungsakt wäre die Vorbereitung eines symbolischen Geschenks, begleitet von einer Notiz, die das Bedauern des jungen Menschen über den von ihm verursachten Schmerz zum Ausdruck bringt.

Ein junger Mann von neunzehn Jahren hatte einen Suizidversuch unternommen, nachdem er von seiner Freundin verlassen worden war. Nach einer zweimonatigen Therapie brachte er sein Bedauern über seine Tat zum Ausdruck, vor allem wegen des Schmerzes, den er seiner Zwillingsschwester und seiner Großmutter zugefügt hatte. Als die Therapeutin ihn fragte, ob er diesen beiden ein symbolisches Wiedergutmachungsgeschenk machen wolle, stimmte er freudig zu. Seiner Schwester schenkte er seinen Strickpullover, den sie ganz besonders liebte. Seiner Großmutter kaufte er eine Pflanze und versprach, einmal wöchentlich vorbeizukommen und sie zu gießen, bis er zur Uni ginge. Beiden Geschenken legte er ein Schreiben mit folgendem Wortlaut bei: »Nachdem meine Freundin mich verlassen hatte, war ich so verzweifelt, dass ich euch völlig vergaß. Ich verstehe jetzt, wie tief ich euch verletzt habe und es tut mir so unendlich leid.«

Fazit

In so komplexen Situationen wie einer Suizidkrise erfordert die Behandlung eine konzeptionelle Einheit, die der therapeutischen Fachkraft ermöglicht, sämtliche präventive Maßnahmen zu einem Gesamtgewebe zu verflechten. Ohne gemeinsamen Nenner wäre die Behandlung nicht mehr als eine Ansammlung zusammenhangloser Interventionen. Das verbindende Konzept unseres Ansatzes ist die Ankerfunktion. Alle von uns aufgelisteten Interventionsformen fördern eine Erfahrung von Verankerung, in der die Eltern und die Unterstützer eine wohlwollende und stabilisierende Präsenz schaffen und dabei zugleich das Suizidrisiko bekämpfen. Die Ankerfunktion ist ein Konzept, das nicht nur von den meisten Therapeuten verstanden und akzeptiert wird, sondern auch im Dialog mit den Eltern eine nützliche Metapher darstellt. Hier sind einige Beispiele für den vereinheitlichenden Gebrauch des Ankersymbols bei der Arbeit mit Eltern:

> »Mit der Hilfe von Unterstützern können Sie sich gegen die Suizidgefahr Ihres Kindes stabilisieren. Sie werden dann zu dem Anker, der der Versuchung des Todes Widerstand leistet.«
>
> »Wenn Ihr Kind Ihnen Angst macht oder droht, ist das für Sie eine Erschütterung. Wir wollen gemeinsam Wege finden, um sie gegen diese Turbulenzen zu stabilisieren. Wenn Sie stabil bleiben, werden Sie auch Ihrem Kind als Anker dienen können.«

»Eltern, die alleine bleiben, sind angesichts einer suizidalen Krise sehr schwach. Sie brauchen ein breiteres Fundament. Deshalb brauchen Sie Unterstützer. Jeder eingeweihte Unterstützer ist wie ein Ankerpunkt, der Sie und Ihr Kind gegen das Abdriften in den Suizid schützt.«

»Vielleicht kennen Sie die Geschichte von der Erfindung des Hebels. Archimedes sagte, wenn man ihm einen Platz zum Stehen gäbe, könnte er die ganze Welt bewegen. Die Ankündigung ist Ihr Platz zum Stehen. Mit der Ankündigung pflanzen Sie einen Anker tief in Ihren elterlichen Boden. Sie sagen: Wir stehen hier und rühren uns nicht von der Stelle!«

»Wir wollen eine Zeremonie veranstalten, bei der Unterstützer, die Ihrem Kind nahestehen, um sein Leben flehen. Unserer Erfahrung nach können Teenager einen solchen Appell nicht ignorieren. Es ist ein Ereignis, das sich ihrem Gedächtnis einprägt und wie ein Anker wirkt, der sie ans Leben bindet.«

»Wir werden eine Reihe von Situationen schaffen, die auf Ihr Kind wie eine Einladung zur Zugehörigkeit wirken. Es wird sich verbunden fühlen und spüren, dass es sehr viel mehr ein Teil von Ihnen allen ist, als es dachte. Zugehörigkeit ist sowohl ein Anker gegen Suizidgedanken als auch ein breites Sicherheitsnetz, das das Kind vor Gefahren schützt.«

Viertes Kapitel: »Was würden Sie der Person auf dem Dach sagen?«

Co-Autor dieses Kapitels ist Avshalom Elitzur

In diesem Kapitel wollen wir beginnen, über den externen Kreis zu sprechen, der sich aus Fachleuten der verschiedenen Einrichtungen und Personen zusammensetzt, die in Suizidpräventions- oder Hilfsorganisationen für notleidende Jugendliche aktiv sind. Bei Letzteren handelt es sich in der Regel um Freiwillige ohne professionelle therapeutische Ausbildung. Der gemeinsame Nenner des Großteils der Personen aus dem externen Kreis ist, dass sie keine vorherige persönliche Beziehung zu dem Jugendlichen oder seinen Eltern unterhalten. Das gilt mit Ausnahme von Lehrkräften oder Jugendberatern, aber selbst bei ihnen geht die Beziehung nicht auf eine persönliche Bindung zu dem Jugendlichen oder seiner Familie zurück, sondern ist Teil ihrer beruflichen Aufgabe.

Zweck dieses Kapitels ist es, die Menschen des externen Kreises mit Prinzipien und Hilfsmitteln auszustatten, die ihre Kommunikation mit suizidgefährdeten Jugendlichen verbessern. Zu den erforderlichen Grundfertigkeiten gehören die Fähigkeit zur empathischen Validierung des Schmerzes dieser jungen Menschen und die Auseinandersetzung mit ihren inneren Stimmen für das Leben und gegen den Tod. Kein externer Unterstützer kann suizidale Absichten herausfordern, wenn er nicht zuvor bewiesen hat, dass er den emotionalen Zustand eines Jugendlichen empathisch versteht. Daher besteht die Aufgabe der Kommunikation mit einem suizidalen Jugendlichen aus zwei Stufen: Zunächst muss der Unterstützer den Schmerz des Jugendlichen validieren und sogar Empathie für dessen Todeswunsch zeigen (Orbach, 2001). Er muss erklären, wie gut er verstehe, dass der Teenager den Tod als Lösung betrachtet, wenn er von unerträglichem Schmerz und Hoffnungslosigkeit überwältigt wird und keine Mittel hat, damit umzugehen. Das bedeutet nicht, dass er das suizidale Verhalten legitimieren würde. Ganz im Gegenteil. Indem der Unterstützer sein Verständnis ausdrückt, vermehrt er die Chance, dass der Jugendliche ihm Gehör schenkt und bereit ist, sich auch den herausfordernden Teil der Botschaft anzuhören, die er gleich übermitteln wird. Das ist die zweite Stufe: Die unterstützende Person geht von der Validierung der Suizidabsicht dazu über, sie herauszufordern. Zur Schulung potenzieller Unterstützer aus den externen Kreisen haben wir, wie bereits erwähnt, einen Text mit folgendem Titel verfasst: »Was würden Sie der Person auf dem Dach sagen?« (Omer u. Elitzur, 2001). Diese Abhandlung wurde von einer Reihe gemeinnütziger Organisationen in das Training ihrer freiwilligen Mitarbeiter und Mitarbeiterinnen aufgenommen.

Dieses Kapitel enthält Erklärungen und Übungen. Dabei empfehlen wir nicht etwa, den Text wörtlich wiederzugeben, sondern ihn vielmehr als Grundlage für eine Kommunikation zu benutzen, die sich von Fall zu Fall unterscheidet. Die erste Frage, die wir uns beim Verfassen dieses Textes stellten, war, ob die umfangreichen angesammelten Kenntnisse zum Thema Suizid gemeinsame Nenner zwischen Menschen in suizidalen Krisen erkennen lassen. Die Antwort lautet ja (Omer u. Elitzur, 2001). Zwei Hauptmerkmale des emotionalen Zustands einer suizidgefährdeten Person verdienen dabei besondere Beachtung: Das erste ist ein tiefes Gefühl der Vereinsamung und Isolation. Daraus entsteht ein Teufelskreis. Einerseits verstärkt Einsamkeit die Neigung zum Suizid. Andererseits gilt: Je ernsthafter die suizidale Person ihre Absicht verfolgt, desto vehementer wird sie die Hilfsversuche anderer zurückweisen, was wiederum ihre Einsamkeit verstärkt. Das zweite Merkmal ist ein Schrumpfen des emotionalen Raums. Je näher die suizidale Person dem Akt kommt, desto mehr ist sie in einen engen Tunnel eingeschlossen, der für alternative Botschaften undurchlässig wird. Wie der hebräische Dichter Chaim Nachman Bialik einmal schrieb: Wenn der Finger eines Menschen zwischen Tür und Türrahmen eingeklemmt ist, fühlt sich dieser Mensch, als befände sich sein ganzes Sein in diesem Zwischenraum. Dasselbe gilt für den Suizid. Hier hat die Person das Gefühl, weiterzuleben bedeute die Fortsetzung ihres Leids. Die Gleichung »leben = leiden« erfüllt ihr ganzes Bewusstsein.

Diese beiden Merkmale bedeuten nicht, dass die suizidale Person ein Solipsist ist, der glaubt, sein Selbst sei das einzig wahrhaft

Existierende und die ganze restliche Welt nicht real. Ganz im Gegenteil: Die meisten suizidalen Personen hinterlassen Briefe und ergreifen verschiedene Maßnahmen, um bei den Zurückbleibenden einen bestimmten Eindruck zu hinterlassen. Dieser Riss in der Mauer, mit der eine suizidale Person sich umgibt, nämlich die Tatsache, dass es ihr wichtig ist, was andere von ihr denken, ist ein Vorteil, den wir für unsere Annäherungsversuche erweitern und ausnutzen wollen.

Aus diesen beiden Merkmalen ergeben sich auch die zwei Schlüsselprinzipien, die den Unterstützer anleiten. Das Merkmal der Einsamkeit verlangt nach dem Leitsatz der »empathischen Haltung«: Der Unterstützer sollte so vorgehen, dass der suizidale Jugendliche das Gefühl bekommt, er sei imstande, ihm näherzukommen, bemühe sich, ihn zu verstehen und in seine Schuhe zu schlüpfen. Dazu gehört auch das Bemühen, sogar auf den Todeswunsch des Jugendlichen validierend einzugehen. Auf keinen Fall enthält diese Haltung jedoch eine Validierung der suizidalen Absichten. Schon im ersten Satz, mit dem sich der Unterstützer dem jungen Menschen vorstellt, sagt er offen, dass er auf der Seite des Lebens stehe und sich gegen den Tod positioniere. Diese Einleitung ermöglicht ihm, sich emotional mit dem suizidalen Teenager zu identifizieren, ohne zu befürchten, dadurch das suizidale Verhalten zu verstärken. Zudem weiß er, dass dieser Ausdruck von Identifizierung nur der erste Schritt ist. Ihm folgt die Phase einer entschlossenen Herausforderung der Suizidabsicht. Sich dessen bewusst zu sein, wirkt für den Unterstützer als immunisierender Faktor gegen den Verlust seiner eigenen Hoffnung, wenn er das Wagnis eingeht, sich emotional auf den Zustand des suizidgefährdeten Jugendlichen einzulassen.

Es gibt auch therapeutische Fachkräfte, die suizidgefährdete Menschen lieber mit einem nüchternen professionellen Ansatz behandeln. Diese Haltung mag zwar die Therapeuten schützen, ihre Auswirkung auf einen suizidalen Jugendlichen kann jedoch tödlich sein: Sie verstärkt sein Gefühl der Entfremdung zwischen ihm und der restlichen Welt. Im Gegensatz dazu bevorzugen wir einen Ansatz, bei dem sogar der nicht professionelle Unterstützer emotional reagiert und dadurch das Leid der suizidalen Person zumindest mit einem aufrichtigen Echo validiert.

Eine weitere, ebenso natürliche Tendenz ist es, dem suizidalen Jugendlichen auf Konfrontationskurs zu begegnen. Ein Unterstützer mit dieser Haltung hält sich für verpflichtet, dem Jugendlichen zu beweisen, dass er sich irrt. Das wird nicht nur durch Inhalte, sondern auch durch den Tonfall vermittelt. Ebenso wie die neutrale Haltung vertieft auch dieses Verhalten die gefühlte Einsamkeit der suizidalen Person, die sich nun nicht nur als von den anderen getrennt betrachtet, sondern auch als Objekt von Wut und Tadel. Daher muss der Unterstützer dem suizidalen Teenager mit einer klaren empathischen Haltung beiseitestehen. Nur dann kann er erwarten, dass diese Person auf ihn hört.

Nachdem wir uns das Recht verdient haben, dem suizidalen Jugendlichen beizustehen – durch Empathie und die Vermittlung des Gefühls, dass er nicht so einsam ist, wie er glaubt – müssen wir ihn mit allen uns verfügbaren Mitteln mit den lebensbejahenden Inhalten konfrontieren, gegen die er sich sperrt. Das ist die »herausfordernde Haltung«. Auch hier versuchen wir mithilfe unseres Prinzips, einen häufigen Fehler zu vermeiden – die Tendenz, nur Empathie und emotionale Validierung zu zeigen, ohne dem Jugendlichen dabei die Botschaften bewusst zu machen, die seiner Absicht widersprechen.

Diese beiden Haltungen stehen in einer dialektischen Beziehung zueinander, sodass die Anerkennung der einen die andere verstärkt. Indem wir uns klar an die Seite des suizidalen Jugendlichen stellen, sichern wir uns seine Aufmerksamkeit, wenn wir seine Suizidabsichten herausfordern. Indem wir ihm jedoch die Botschaften bewusst machen, die im Widerspruch zu seiner Absicht stehen, zeigen wir ihm, dass unser Beistand einen Kampf um sein Leben bedeutet. Die Akzeptanz der herausfordernden Haltung wird durch die empathische Haltung gefördert, die Glaubwürdigkeit der empathischen Haltung hingegen wird durch die herausfordernde Haltung verstärkt.

So überraschend es auch scheinen mag: Wir kennen in der Fachliteratur kein konkretes Beispiel für eine detaillierte Botschaft, die von Unterstützern übermittelt werden könnte, um suizidale Jugendliche von ihren Absichten abzubringen. Aber vielleicht ist es auch verständlich, dass es keinen solchen Text gibt ... Bestehen nicht in jedem Fall völlig individuelle Ursachen und Motive, die ihn von allen anderen unterscheiden? Wir denken, dass eine allgemeine Vorlage existieren sollte, die dem Unterstützer dabei hilft, in jedem speziellen Fall zu improvisieren. Selbst wenn er in einigen Punkten anderer Meinung sein sollte, kann jeder potenzielle Unterstützer, der unseren Beispieltext liest, daraus seine persönliche Version schaffen, die ihn besser auf den Umgang mit der realen Situation vorbereitet. Ähnliches kennen wir aus dem Bereich von Entspannungs- und Hypnosetechniken: Je vertrauter eine Therapeutin mit dem Ausgangstext ist, desto besser wird sie ihn an Patienten mit unterschiedlichen Eigenschaften anpassen können. Bei suizidalen Kindern zum Beispiel muss man die Sprache anpassen und darf keine allzu komplizierten Sätze benutzen. Indem wir diese Vorlage bereitstellen, laden wir jeden Leser, jede Leserin und insbesondere diejenigen ein, die solche Situationen bereits erlebt haben, aus ihrer Erfahrung beizutragen, um zukünftige Versionen zu verbessern.

Dabei dürfen wir aber nicht vergessen, dass Reden allein in einer Situation von akuter Gefahr nicht genügt und wir sofort Hilfe holen müssen. Die Faustregel lautet: Wenn zu befürchten ist, dass die Jugendliche akut gefährdet ist, muss man um Hilfe rufen. Am besten ist es wahrscheinlich, sich an den Rettungsdienst zu wenden oder die Jugendliche in eine allgemeine bzw. psychiatrische Notaufnahme zu bringen.

Unser folgender Textvorschlag ist kursiv gedruckt, während die Erklärungen für die einzelnen Abschnitte in normaler Schrift erscheinen. Der ursprüngliche Wortlaut (Omer u. Elitzur, 2001) wurde nicht nur für Jugendliche, sondern auch für erwachsene mit Suizidabsicht verfasst. Der aktuelle Text wurde auf junge Menschen zugeschnitten. Die Intervention besteht aus zwei Teilen – der erste drückt die empathische Haltung aus, der zweite die herausfordernde.

Erster Teil: die empathische Haltung

Hallo, ich heiße Soundso. Und wie heißt du?

Wie wichtig der Name des jungen Menschen ist, den wir zu überzeugen versuchen, kann gar nicht überbewertet werden. Eine Wiederholung dieses Namens in den richtigen Momenten und im richtigen Tonfall ist ein direkter Ausdruck von Besorgnis und zeigt den persönlichen Zugang des Unterstützers. Hier haben wir den Namen von Ryan gewählt, einem Dreizehnjährigen[10], der einen Suizidversuch unternahm, nachdem er intensiv gemobbt worden war.

Hallo, Ryan. Falls du nichts dagegen hast, bin ich hier, um für eine deiner inneren Konfliktparteien zu dir zu sprechen, nämlich für die Seite, die weiterleben will.

Damit sollte der Unterstützer seine Botschaft eröffnen. Wir wollen »die Seite, die weiterleben will« gleich zu Beginn ansprechen. Wir wissen, dass auch ihre Stimmen im Kopf des suizidalen Jugendlichen existieren. Mit dieser Einleitung betonen wir, dass wir auf seiner Seite stehen, das heißt, auf der Seite seiner eigenen inneren Lebensstimmen. Wenn diese Eröffnung im Herzen des jungen Menschen ein Echo hervorruft, haben wir bereits einen ersten Riss in der Blase geschaffen, die ihn umhüllt.

Ich möchte mit dir reden, weil ein Mensch, sogar wenn er sich völlig isoliert fühlt oder meint, dass jeder gegen ihn ist, es verdient, jemanden zu haben, der ihm hilft, der an seiner Seite steht und ihn beschützt. Sogar vor Gericht hat ein Angeklagter das Recht auf jemanden, der alles tun wird, um ihn zu verteidigen. Das ist die Aufgabe der Verteidiger. Während du dich zum Kläger, Richter und Vollstrecker ernannt hast, all das in einer Person. Daher bitte ich dich um das Recht, als dein Verteidiger aufzutreten.

Das ist der erste Schritt zur »Externalisierung des Problems« (White u. Epston, 1990). Es bedeutet, dass man den Selbstmordimpuls in etwas verwandelt, das außerhalb des Jugendlichen liegt *(»zum Kläger, Richter und Vollstrecker«)*, während der Unterstützer ihm als Verteidiger beisteht.

Ich verstehe, dass du das Gefühl hast, nicht weitermachen zu können. Ich verstehe, wie ungeheuer die Tiefe deines Schmerzes ist. Schlimmer noch, wie ungeheuer groß die Dimension des Schmerzes ist, von dem du befürchtest, dass er dich noch erwartet. Vielleicht bist du dir sicher, das nicht ertragen zu können und glaubst, dass es nichts Vergleichbares gäbe, dass es keinen Weg gibt, dem zu entkommen oder es zu überwinden. Dass du etwas tun musst, um diesem unerträglichen Schmerz mit seinen unmenschlichen Dimensionen ein Ende zu set-

---

10 Ryan Patrick Halligan.

zen. Vielleicht fühlst du dich auch erschöpft und von Kräften besiegt, die stärker sind als du und denen du nicht länger widerstehen kannst.

In diesem und in den folgenden Abschnitten versuchen die Unterstützer, dem Schmerz des Jugendlichen und seinen Gefühlen der Verzweiflung eine Stimme zu geben. Das verfolgt ein doppeltes Ziel:

1. Die Aufmerksamkeit des Jugendlichen zu erwecken. Indem wir die Emotionen des suizidalen Teenagers widerspiegeln, verstärken wir die Chance, dass er uns zuhört. Es ist ein Versuch, »auf derselben Wellenlänge« zu sein, weil es für Botschaften, die von seiner subjektiven Erfahrung abweichen, sehr viel schwerer ist, in sein Bewusstsein vorzudringen. Wenn der Jugendliche uns zuhört, kann sich das empathische Echo unserer Worte ausdehnen, und sei es nur ein bisschen, um seinen Panzer zu durchbrechen.
2. Dem Jugendlichen beizustehen und seine Einsamkeit zu verringern. Indem wir mit einer leicht zu akzeptierenden Botschaft eine erste Kerbe in seine emotionale Blase schlagen, schaffen wir auch eine winzige Öffnung in der zwischenmenschlichen Blase, die ihn gefangen hält. Unser Ziel ist bescheiden: Wir wollen erreichen, dass er beginnt, uns zuzuhören, wenn auch nur halb. Wir hoffen, dass ein Teil seiner inneren Stimmen durch den so geschaffenen schmalen Spalt von den Befürwortern des Todes auf die Seite der Fürsprecher des Lebens überwechselt, wenngleich nur vorübergehend.

Ich sehe, erkenne an und verstehe, wie echt dein Schmerz und dein Gefühl von Ausweglosigkeit sind, das Gefühl, dass du am Ende des Weges angelangt bist. Es gibt Zeiten, in denen ein Mensch an einen Punkt kommt, an dem er sich sagt: Das war's, so viel bin ich zu ertragen bereit und nicht mehr. Ich verstehe die Tatsache, dass du diesen Punkt erreicht hast. Dennoch will ich mit dir auch über die andere Richtung sprechen. Ich glaube, dass es in dir eine Seite gibt, die einen anderen Weg in Betracht zieht.

Vielleicht fragst du dich, wer ist diese Klugscheißerin, die versucht, mir meinen Suizidplan auszureden? Vielleicht bin ich für dich nur eine Fachkraft, die dafür bezahlt wird und dich auf jede erdenkliche

Weise austricksen will, damit du es bloß nicht tust. Ich bitte dich, mir zu glauben, dass das ganz und gar nicht stimmt. In diesem Moment, in dem ich zu dir spreche, bin ich nicht nur Psychologin, Polizistin oder Sozialarbeiterin. In diesem Moment bin ich einfach nur ein Mensch, der große Angst vor der Tat hat, die du begehen willst.

Die unverkennbar emotionale Haltung der Unterstützerin zeigt sie als autarke Person, die ihre eigene Stimme und ihre eigenen Emotionen hat, der Erfahrung des suizidgefährdeten Jugendlichen aber dennoch so nah wie möglich steht. Wir glauben, dass ein Mensch nur in der Fülle seines Andersseins wahre Präsenz vermitteln kann. Diese These leitet uns auch bei unserer Arbeit mit den Eltern an, nämlich wenn wir versuchen, ihnen zu helfen, sich aus der Irrelevanz zu befreien, die sie transparent, selbstverständlich oder zum ausführenden Werkzeug für die Wünsche ihres Kindes gemacht hat.

Du darfst nicht glauben, dass ich grundsätzlich gegen Suizid bin. Ich sage nicht, dass man auf keinen Fall Suizid begehen darf. Ich glaube auch nicht, dass es immer eine Sünde ist, Suizid zu begehen. Es gibt Situationen, in denen eine Person sagt: »Ich wäre tot besser dran als lebendig«, und in solchen Situationen respektiere ich ihre Entscheidung, die Tat zu begehen. Deshalb will ich dich darum bitten, mir zuzuhören, mit mir zu sprechen und über das nachzudenken, was ich sage.

Das ist natürlich eine Frage des Glaubens. Für uns ist es wichtig, das zu sagen, weil es unseren Glaubenssätzen entspricht und uns hilft, einen empathischen Ansatz zu wählen. Es wird uns auch später dabei helfen, eine herausfordernde Position zu beziehen, wenn wir versuchen, den Jugendlichen davon zu überzeugen, dass die Entscheidung für das Leben sich auch aus seiner Perspektive lohnt, und nicht nur aus dem Blickwinkel einer externen Ideologie oder einer abstrakten Idee. Es ist kaum anzunehmen, dass eine grundsätzliche Überzeugung von der Unantastbarkeit oder »Heiligkeit des Lebens« bei einer suizidalen Person in diesem Augenblick auf Resonanz stößt.

Falls ich dich richtig verstehe, Ryan, sieht es aus deiner Sicht so aus, als gäbe es nur einen Ausweg aus dem Albtraum, den du gerade erlebst: dein Bewusstsein auszuschalten, das Licht auszuknipsen, jeder Möglichkeit ein Ende zu setzen, etwas zu fühlen, zu denken, zu leben oder zu erleiden.

Ich würde sogar sagen, dass die Wahl für dich nicht nur zwischen einer unerträglichen Situation und der Möglichkeit besteht, sie zu beenden. Aus deiner Sicht ist die Situation nicht nur unerträglich, sie könnte sogar immer schlimmer werden. Ich glaube, du siehst voraus, dass dein gegenwärtiges Leiden nur der Anfang eines viel größeren Leidens ist. Deshalb sagt dir dein Verstand, dass du dein Leben beenden musst. Du glaubst offenbar, falls du dich davon überzeugen lässt, keinen Suizid zu begehen, bedeutet das für dich nicht etwa, wieder ein normales Leben zu führen, sondern den Beginn einer langen Reise des endlosen Leidens und vielleicht auch der Einsamkeit, der Erniedrigung und der Scham ertragen zu müssen. Offenbar sagst du dir: Es ist nicht nur, dass ich diesen unmittelbaren Schmerz beenden muss, den ich jetzt empfinde … Wenn ich meinen Suizidplan aufgebe, wenn ich den Mut verliere, ihn jetzt sofort umzusetzen, muss ich eine lange Reise des Leidens antreten und stehe wieder ganz am Anfang. Und dazu habe ich keine Kraft mehr.

Die Leserinnen und Leser könnten anführen, dass wir die prosuizidale Argumentation dadurch verstärken. Indem wir diese Argumentation jedoch auf maximale Lautstärke hochdrehen, treten wir mit dem suizidalen Jugendlichen in Kontakt und die Glaubwürdigkeit unserer Worte wächst, weil er sieht, dass wir nicht versuchen, die Realität zu beschönigen. Wir glauben, dieser Ansatz kann bei Teenagern eine ausschlaggebende Rolle spielen. Ihre Überraschung darüber, dass der Erwachsene ihr Leiden anspricht, ihm volle Aufmerksamkeit widmet und es zutiefst respektiert, könnte ihre Bereitschaft zum Zuhören verstärken.

Eine weitere Logik, die ich hinter deinem Todeswunsch erkenne, ist, dass du mit deinem Problem völlig allein dastehst, dass es niemanden auf Erden gibt, der dir helfen könnte. Ich stelle mir vor, dass du ein Gefühl der endlosen Einsamkeit in einer endlosen Welt empfindest. Ich stelle mir vor, dass du das Gefühl hast, dies sei die einzige Lösung für ein Problem, das aus jeder anderen Perspektive unlösbar scheint. Ich denke, in deiner Welt gibt es nur eines: leiden, leiden und leiden … und auf der anderen Seite den einzigen Ausweg: den Tod.

Es überrascht dich vielleicht, dass ich das sage. Vielleicht denkst du: Was, so willst du mir helfen? Aber ich möchte dir ganz offen Folgendes sagen: Ich glaube von ganzem Herzen daran, dass du nicht absolut nur sterben willst, sondern dass es in dir eine Seite gibt, die immer noch weiterleben will, und mit deiner Erlaubnis will ich zur Stimme dieser Seite werden.

Diese unverhohlene Aussage soll jeden Verdacht auf Manipulation beseitigen. Der Unterstützer erklärt ganz offen, wo er steht. Sein Ansatz ist frei von jeder Täuschung.

Ryan, ich glaube, ich kann deine Situation verstehen, den Abgrund, die Verzweiflung. Ich glaube, wenn du eine andere Lösung für dein Problem sehen könntest, würdest du nicht sterben wollen. So gesehen ist deine Absicht ehrenhaft. Ich respektiere sie, weil ich glaube, wenn du könntest, würdest du anders handeln.

In diesem Moment befindet sich das Selbstwertgefühl der suizidalen Person wahrscheinlich auf dem Tiefpunkt. Wie können wir ihr also unsere Würdigung so ausdrücken, dass sie sie annehmen kann? Respekt vor der suizidalen Logik zu bekunden, ist eine Möglichkeit, dies zu tun. Dabei dürfen wir nicht vergessen, dass die Validierung und die Bekundung von Respekt sich auf die Emotionen des jungen Menschen beziehen und nicht etwa den Akt als solchen legitimieren.

Im folgenden Absatz wollen wir zum ersten Mal über die spezifischen Motive des suizidalen Jugendlichen sprechen. Wahrscheinlich konnten wir inzwischen bereits herausfinden, worum es geht. In unserem Beispiel haben wir das Versagen in einer wichtigen Prüfung als Grund für die suizidale Krise gewählt.

Es gibt einen weiteren Grund dafür, dass ich deine Gefühle und sogar die Logik deines Wunsches respektiere, deinem Leben ein Ende setzen zu wollen. Aus diesem Kurs zu fliegen, bedeutet für dich vielleicht, dass dein Leben jeden Wert verloren hat. Ich kann mir vorstellen, dass er für dich der Schlüssel zu so vielen Lebenswünschen war. Ich verstehe, wie wichtig er für dich war und wie sehr er in deiner Wahrnehmung deinen Wert symbolisiert und eine Realisierung all deiner Träume bedeutet hat. Ich kann mir vorstellen, dass ein Versagen für dich nicht nur bedeutet, aus diesem Kurs zu fliegen, sondern das authentische Gefühl, Wert, Status und Respekt zu verlieren, das Gefühl, etwas geben zu können und für etwas anerkannt zu werden. Und jetzt musst du dich einer Situation stellen, in der du dich verachtet und erniedrigt fühlst. Für dich ist das der Beweis dafür, dass du ein totaler Versager bist, dass du zu den Loosern gehörst und kei-

nen Grund mehr hast, anderen dein Gesicht zu zeigen, geschweige denn, dir selbst.

Zum Ausdruck der empathischen Haltung gehört auch der Versuch, über das zerstörte Selbstwertgefühl zu sprechen, aufgrund dessen der suizidale Teenager sein Leben aufgeben möchte. So würden wir zum Beispiel im Fall einer Suizidabsicht wegen Liebeskummers die Bedeutung des Verlusts einer Liebe nicht weniger deutlich betonen.

Vielleicht gibt es andere Gründe für deine Entscheidung zum Suizid. Du hast das Gefühl, die Welt käme ohne dich besser klar. Viele Menschen, die sich in einer ähnlichen Extremsituation befinden wie du, haben manchmal das Gefühl, dass die Welt von irgendeinem Ärgernis, einer Gefahr oder einer Verunreinigung befreit werde, wenn sie sterben. Vielleicht denkst du das auch, dass die Welt ohne dich besser dran wäre.

Zu hören, wie eine andere Person dem eigenen Gefühl der Selbstverachtung eine Stimme gibt, schafft die nötige Distanz, um den eigenen Trugschluss zu erkennen. Es ist ein Beispiel für die dialektische Beziehung zwischen Validierung und Herausforderung. Je deutlicher der Unterstützer eine bestimmte Überzeugung oder Haltung verbalisiert, desto weniger muss der Jugendliche ihm beweisen, dass er Recht hat.

Vielleicht hast du auch im Hinblick auf andere Menschen ein ähnliches Gefühl. Du denkst vielleicht, wenn es Menschen gibt, die unter deinem Tod leiden werden, haben sie es möglicherweise verdient. Vielleicht wurdest du verlassen, betrogen oder hast das Gefühl, dass die Menschen nicht zu dir gehalten haben. Sollte das der Fall sein, kannst du durchaus das Gefühl haben, sie hätten eine Strafe verdient.

Ich kann auch dein Gefühl verstehen, Ryan, dass dein Leiden in deiner augenblicklichen düsteren, turbulenten und schrecklichen Lage so stark ist, dass es dir vorkommt, als seien alle anderen sehr weit entfernt. So weit, dass es sogar schwer ist, sie zu hören oder an sie zu denken. Im Verhältnis zu deinem eigenen Leid wirkt der ganze Rest nebelhaft und fern.

Wie bereits gesagt, ist der suizidale Jugendliche kein Solipsist. Selbst wenn er augenblicklich vor allem Wut empfindet, ist der Gedanke an andere Menschen, vor allem an diejenigen, die ihm emotional nahestehen, seinem Bewusstsein durchaus nahe. Aber selbst dann kann ihre tatsächliche Präsenz als reale Personen sehr weit von ihm entfernt sein. Das Thema der Bestrafung und der Distanz anzusprechen, ist ein Versuch, widerzuspiegeln, was er vielleicht empfindet. In der herausfordernden Phase werden wir versuchen, den Riss zu vergrößern, den wir in seinem Panzer hinterlassen haben, indem wir die Präsenz realer Menschen in seinem Bewusstsein verstärkt haben.

Zweiter Teil: die herausfordernde Haltung

Und dennoch, Ryan …

Mit allem bisher Gesagten haben wir versucht, uns das Recht zu verdienen, zur herausfordernden Haltung überzugehen. Die Worte »und dennoch« stehen für diesen Übergang.

Jetzt will ich dich davon überzeugen, den Panzer zu öffnen, der dich isoliert. Ich werde dich bitten und auch versuchen, dich davon zu überzeugen, es nicht zu tun. Ich möchte die andere Stimme in dir ansprechen, diejenige, die nach wie vor weiterleben möchte. Ich könnte dabei leider auch versagen, werde es aber dennoch nach besten Kräften versuchen.

Zunächst will ich dir sagen, dass ich bereit bin, dich zu unterstützen und Lösungen zu finden, wo immer solche möglich sind. Ich bin bereit, dir in deinem Kampf beizustehen und weiterhin für deine grundlegenden und lebensnotwendigen Bedürfnisse zu kämpfen. Ich kann zwar nichts Unmögliches vollbringen, aber ich kann mich mit aller Kraft bemühen – inklusive praktischer Lösungen – mein Bestes zu tun, um dir zu helfen und dein Leiden zu erleichtern. Diese Hilfe, die ich dir anbiete, besteht nicht nur aus Worten, sondern auch aus Unterstützung und Einflussnahme, wo immer das möglich ist. Mit anderen Worten: Ich verspreche dir hiermit, dich nicht zu allein zu lassen, wenn du jetzt von diesem Dach herunterkommst. Ich werde mein Versprechen halten, dir Beistand zu leisten und dir zu helfen, ins Leben zurückzufinden. Allein schon durch dieses Gespräch hier gehe ich dir gegenüber eine feste Verpflichtung ein, vielleicht sogar für lange Zeit.

Dieser Abschnitt ist nicht für jeden Unterstützer geeignet. In manchen Organisationen steht er im Widerspruch zu ihrer Definition – zum Beispiel solchen, die über das Telefon oder die digitalen Medien anonyme Hilfe anbieten. Zudem muss sich jeder Unterstützer fragen, ob er wirklich dazu bereit ist, eine solche Verpflichtung einzuhalten – auch nachdem die unmittelbare Gefahr abgeklungen ist. Falls er sich dessen nicht sicher ist, wäre es besser, auf derartige Erklärungen zu verzichten oder sie durch Aussagen von geringerer Tragweite zu ersetzen. Wie dem auch sei, der Unterstützer muss die Ängste des jungen Menschen in Bezug auf die Schwierigkeiten, die ihn erwarten, falls er einen Rückzieher macht, unmissverständlich anerkennen.

Du hast mir bisher zugehört und dafür bin ich dir dankbar. Ich kann mir vorstellen, dass einer der Gründe für deine Bereitschaft dazu ist, dass manches von dem, was ich über deinen Wunsch zu sterben gesagt habe, der Wahrheit entspricht. Jetzt möchte ich dich bitten, mir zu erlauben, mich auf die andere Seite der Barrikade zu stellen. Ich möchte, dass du mich neben dir stehen lässt, als dein Verteidiger gegen die Versuchung des Todes, sodass wir dem Tod beide ins Auge blicken können. Der Tod versucht, dich zu überreden, auf seine Seite überzuwechseln und ich will versuchen, dich so zu verteidigen, dass du hierbleibst.

Den Tod in einen externen Charakter zu verwandeln, der dem suizidalen Jugendlichen eine Falle stellt (White u. Epston, 1990), ermöglicht dem Unterstützer, eine herausfordernde Position zu beziehen, ohne dabei seine empathische Haltung aufzugeben. Auf diese Weise kann er sich mit dem Teil des jungen Menschen identifizieren, der leben will, gegen den Tod, der ihn herausfordert. Dadurch entsteht eine Koalition, ein »Wir«, das aus dem Unterstützer und dem Jugendlichen besteht. Der Unterstützer lädt den Jugendlichen dazu ein, zu einem Teil dieses »Wirs« zu werden, das dann allmählich erweitert und auf zusätzliche Personen ausgedehnt werden kann.

Eines der größten Täuschungsmanöver des Todes ist das Versprechen, dich an einen Ort mitzunehmen, wo der Rest der Welt so weit entfernt scheint, dass er für dich praktisch aufhört zu existieren. Der Tod versucht, dir das Gefühl zu geben, der Rest der Welt werde verschwinden. Nicht nur deine Freunde rücken in weite Ferne. Deine Geschwister rücken in die Ferne, deine Eltern, deine Großeltern, falls du noch welche hast, und auch andere Verwandte – alles rückt in die

Ferne und wird unwirklich. Jede mögliche Lösung sieht aus, als sei sie von dichtem Nebel umhüllt. Endlose Entfernungen trennen dich von allen anderen Menschen, von jeder Situation, die besser sein könnte.

Damit zeigt der Unterstützer, dass er das Wesen der Blase versteht, die den suizidalen Jugendlichen umhüllt und isoliert. Allein schon die Erwähnung anderer Menschen unter Betonung der Tatsache, dass sie sehr fern erscheinen, verstärkt deren Präsenz. Eine solchermaßen geschaffene Präsenz mag immer noch sehr dürftig wirken. Dabei dürfen wir aber nie vergessen, dass unser Ziel nur sehr bescheiden ist: den Riss in der Blase ganz langsam und vorsichtig zu erweitern.

Du kennst doch andere Situationen wie diese. Du weißt, was mit einem Menschen passiert, der ganz schreckliches Zahnweh hat. In dem Augenblick ist ihm nichts anderes mehr wichtig, alles erscheint sinnlos und er hat nur noch ein Ziel: diesen Schmerzen ein Ende zu setzen. Dasselbe gilt für starke Übelkeit oder Seekrankheit. In solchen Augenblicken sagen die Menschen: »Ich wünschte, ich wäre tot.« In diesem Moment ist die Übelkeit das Einzige, was existiert. Für eine Person in diesem Zustand klingt die Vorstellung, jemals wieder etwas zu essen, absurd. Alles ist Übelkeit. Dennoch weiß jeder Mensch in dieser Situation, dass das Ganze nur vorübergehend ist und die Übelkeit irgendwann vorbei sein wird, und dass er dann weiterleben und wieder essen kann, und das sogar mit großem Appetit. Niemand käme auf die Idee, wegen Zahnschmerzen oder Seekrankheit in den Tod zu gehen.

Dieses Argument mag trivial erscheinen, wir möchten aber betonen, dass das Triviale nach allem, was wir über die Legitimität der suizidalen Haltung gesagt haben, seine Trivialität verliert. Wir haben die Aufmerksamkeit des suizidalen Jugendlichen gewonnen. Indem wir nun über andere Situationen sprechen, mit denen er vertraut ist, vergrößern wir die Chance, dass er denkt: »Vielleicht gilt das auch für mich.«

Du denkst vielleicht, es sei anmaßend von mir, dein Leid mit Übelkeit oder Zahnweh zu vergleichen. Vielleicht denkst du auch, das sei lächerlich, weil sogar eine Person mit der schlimmsten Übelkeit, Seekrankheit oder dem schlimmsten Zahnweh auf Erden weiß, dass ihre schrecklichen Qualen bald – in ein paar Stunden oder Tagen – vorbei sind. Du hingegen hast das Gefühl, dass dein Schmerz erst beginnt und niemals enden wird, dass es keine Lösung gibt und kein Ende abzusehen ist. Dazu möchte ich dir sagen, dass es auch in deiner Situation durchaus möglich ist, dass der Schmerz irgendwann vorbei ist, dass er vorübergehend ist und dass dein Problem gelöst werden kann. Wir wissen, dass Verzweiflung kommt und geht und dass nach der nächsten Runde vielleicht auch wieder das Licht am Ende des Tunnels erscheint.

Damit zeigt der Unterstützer dem suizidalen Jugendlichen, dass er durchaus weiß, wie sehr sein Vergleich hinkt und dass dessen gegenwärtiges Leiden sehr viel größer ist. Dennoch besteht sogar in der aktuellen Situation die Möglichkeit, dass sie irgendwann zur Vergangenheit wird. Eines der Ziele der Intervention ist es, die zeitliche Perspektive des Jugendlichen zu erweitern. Im vorherigen Kapitel haben wir über die Fähigkeit der Eltern gesprochen, das Gefühl der absoluten Dringlichkeit (»Jetzt! Jetzt! Jetzt!«) in ein anderes Zeitgefühl zu verwandeln (»heute, morgen, übermorgen, nächste Woche«). Unser Zeitgefühl ist nicht nur eine individuelle Erfahrung, es wird vielmehr auch durch unsere Beziehung zu anderen beeinflusst. Wenn ein Unterstützer den Jugendlichen einlädt, einem »Wir« anzugehören, das aus ihnen beiden besteht, lädt er ihn auch dazu ein, jenes andere Zeitgefühl zu teilen, das er in die gemeinsame Erfahrung einbringt. Wir alle haben bereits ein ähnliches Gefühl erlebt, wenn wir als Kind Schmerzen hatten und von jemandem getröstet wurden, der uns umarmte, dadurch ein »Wir« schuf und sagte: »Das geht gleich vorbei. Siehst du? Schon tut es nicht mehr ganz so weh.«

Wenn das der Fall ist, wenn sogar dein unendlicher Schmerz die Art von Schmerz ist, die schließlich verschwindet, auch wenn es Zeit braucht, könnte deine Entscheidung, Suizid zu begehen, ein schrecklicher Fehler sein. Vielleicht bist du tatsächlich ein Trottel, vielleicht sogar der größte Trottel, nämlich einer, der sich vom Tod verkohlen lässt. Lass uns einen Augenblick darüber nachdenken, was passieren würde, wenn du nach deinem Tod auf deine Entscheidung zu sterben zurückblicken könntest. Nehmen wir an, du hast dich bereits umgebracht und schaust nun aus der Ferne auf deine Entscheidung und auch auf die alternativen Möglichkeiten, die vielleicht in greifbarer Nähe gewesen wären, wenn du weitergelebt hättest. Was würdest du sehen? Gut möglich, dass du dann plötzlich merken würdest, wie leichtgläubig du warst und dass du einfach zum Opfer einer schreck-

lichen Täuschung geworden bist. Dass du in eine Falle getappt bist, die der Tod dir gestellt hat. Dass du dein Leben einfach ganz umsonst weggeworfen hast. Wenn man wirklich so zurückblicken könnte, würde man sagen: Aber ich hätte einfach ein bisschen mehr leiden können und dann wäre ich am Ende des Tunnels beim Licht angekommen. War es das wert, mich dafür umzubringen?

Auch damit greift der Unterstützer eine Erfahrung auf, die dem suizidalen Jugendlichen vertraut ist: die universale Fantasie, ein Zuschauer zu sein, der beobachten kann, was nach unserem Tod geschieht.

Wie alt bist du, Ryan?

Und in diesem Alter willst du dich umbringen? Und was soll aus dem 20-, 30-, 40- und 50-jährigen Ryan werden, dem Ryan, der eines Tages ein Vater und auch ein Großvater sein wird – welches Recht hat dein suizidaler Drang, für diesen älteren und stärkeren Ryan zu entscheiden, der du eines Tages sein könntest?

In diesen Textabschnitten wird die Suizidabsicht erstmals mit einem empathischen, aber kritischen Ton herausgefordert. Diese Kritik gilt natürlich der suizidalen Absicht und nicht dem jungen Menschen selbst. Die Therapeutin bezeichnet diese Absicht als dumm und blind, während der Jugendliche als jemand bezeichnet wird, der leichtgläubig ist, ein »Trottel«, der ausgetrickst wurde. Wir denken, dass man zu diesem Zeitpunkt durchaus so eine kritische Haltung gegenüber der Suizidabsicht beziehen darf. Der Unterstützer hat inzwischen bereits bewiesen, dass er fähig ist, die Situation aus der Perspektive des Jugendlichen nachzuvollziehen. Wir sind der Überzeugung, dass der Jugendliche inzwischen bereits zu spüren beginnt, dass diese Kritik von Empathie und Verständnis zeugt.

Viele Menschen sind bereits in diese vom Tod gestellte Falle getappt, die einen die Hoffnung gleich um die Ecke nicht sehen lässt. Es könnte sein, dass das gerade jetzt auch mit dir passiert. Viele Menschen, die du um dich herum siehst, haben in ihrem Leben schon einmal eine suizidale Krise erlebt und sie überwunden. Genau genommen denken alle Teenager irgendwann an Suizid, sogar, wenn es von außen nicht danach aussieht. Die meisten von ihnen behalten das für sich, aber ich kann dir auch sagen, dass es Dutzende von berühmten Personen gibt, deren Namen du schon einmal gehört hast und die in jungen

Jahren versucht haben, sich das Leben zu nehmen. Sie sind aber am Leben geblieben und haben dann festgestellt, dass sie enormes Glück hatten, weil sie schnell herausfanden, wie sehr der Tod sie fast ausgetrickst hätte.

Ich erfinde das alles nicht. Manche dieser Menschen haben ernsthafte Versuche unternommen, sich umzubringen, und nicht geglaubt, dass sie irgendeine Chance hätten, das zu überleben. Es war reines Glück, dass sie nicht gestorben sind und einige Zeit später herausgefunden haben, dass der Grund, aus dem sie sterben wollten, auf einem schrecklichen Irrtum beruhte. Du kannst mit solchen Menschen sprechen und vielleicht kennst du sogar ein paar Beispiele oder hast zumindest von ihnen gehört. Ihr Leiden war wahrscheinlich nicht kleiner als deines. Sie haben durchgehalten und sind gestärkt aus der Krise hervorgegangen.

Es ist möglich, und für Organisationen zur Suizidprävention sogar wichtig, eine Liste von Menschen bereitzuhalten, die eine suizidale Krise durchgemacht haben und nach der akuten Phase mit dem Teenager sprechen könnten.

Um ganz ehrlich zu dir zu sein, Ryan, auch ich hatte einmal eine suizidale Krise. Deswegen darfst du mir glauben, dass ich dich gut verstehe, wenn ich mit dir spreche. Ich war damals in einer Situation, in der ich die Möglichkeit eines Suizids ganz ernsthaft in Betracht gezogen habe, und es ist durchaus möglich, dass ich jetzt nicht mehr hier wäre, um mit dir zu sprechen, wenn ich in diesem entscheidenden Moment nicht das Glück gehabt hätte, dass man mir eine helfende Hand entgegenstreckt hat. Wenn ich mich an diesen schrecklichen Tag erinnere und darüber nachdenke, dass ich damals fast mein Leben beendet hätte, packt mich das Grauen, das Gefühl einer unermesslichen Katastrophe, dass mir fast etwas so Schreckliches passiert wäre, dass es fast kein Zurück mehr gegeben hätte.

Diese Erklärung geht an die Substanz und jeder Unterstützer muss sich überlegen, ob er zu so einem Mittel greifen will. In diesem Fall ist die Erklärung nicht gespielt, sondern entspringt der Bereitschaft des Autors, etwas sehr Persönliches aus seiner eigenen Jugend mit dem suizidalen Teenager zu teilen. Der Vorteil einer solchen persönlichen Enthüllung ist, dass sie dem Unterstützer ermöglicht, sich selbst so nah wie möglich an dem suizidgefährdeten Jugendlichen zu positionieren, und dabei gleichzeitig seine herausfordernde Haltung beizubehalten.

Schon kurz nach der Krise habe ich begonnen, auf das Geschehene zurückzublicken und festgestellt, dass mein Wunsch zu sterben der Vergangenheit angehörte und ich überaus glücklich war, nicht auf ihn gehört zu haben. Was glaubst du wohl: Bin ich seither so unglücklich geblieben, wie ich es damals war? Ganz und gar nicht! Ich habe gelernt, wie man das Leben genießt, damit es lebenswert wurde und bis heute noch lebenswert ist. Wenn ich mir jetzt vorstelle, dass ich mich fast des ganzen Lebens beraubt hätte, das ich seither gelebt habe, wenn ich mich an diesem Tag wirklich umgebracht hätte, fühle ich, was für ein schrecklicher Verlust es gewesen wäre, all das Potenzial dieses Lebens zu verlieren und zu versäumen, was ich zwischen damals und heute gelebt habe.

Und jetzt, Ryan, will ich ein Thema ansprechen, von dem wahrscheinlich keiner etwas hören will, der in einer solch extremen Situation steckt wie du. Ich spreche über das, was durch deinen Suizid mit anderen Menschen passieren wird, für die du wichtig bist. Mit deiner Familie, deinen Eltern, deinen Geschwistern, falls du welche hast, und mit anderen, die du liebst – also mit all denjenigen, denen du wichtig bist. Egal, ob du in einer Krise steckst, Scham, Versagen, Erniedrigung empfindest – nichts von all dem spielt für sie eine Rolle. Sie lieben dich und für sie wäre dein Suizid erst der Anfang eines Horrortrips, den du dir gar nicht vorstellen kannst. Für jeden, der einen geliebten jungen Menschen verliert, wird das gesamte Leben bis zum Tag seines Todes ein Leiden ohne Ende. Das gilt nicht nur für Eltern, sondern auch für Großeltern, Brüder, Schwestern und Freunde.

In diesem und in den folgenden Abschnitten versuchen wir, die sorgfältig versiegelte zwischenmenschliche Blase zu sprengen, in der die suizidale Person lebt. Wie viele Therapeuten, die versuchen, ihre Patienten mit Inhalten zu konfrontieren, die diese zu verdrängen oder zu leugnen versuchen, machen wir hier von der Aufmerksamkeit des Jugendlichen Gebrauch, die wir uns mit dem ersten Teil unserer Botschaft verdient haben, und präsentieren mit Nachdruck Inhalte, die seiner suizidalen Position widersprechen. Die Erwähnung nahestehender Personen beginnt ganz allgemein und wird allmählich detaillierter und spezifischer. Ziel ist es, sie zum Leben zu erwecken und sie dem Bewusstsein des suizidgefährdeten Jugendlichen nahezubringen – bis er ihre Gegenwart nahezu spüren kann.

Ja, der Suizid von jemandem wie dir wird sie zerstören. Sie werden sich für den Rest ihres Lebens immer wieder fragen: »Warum hat er mir das angetan? Ich habe ihn doch geliebt. Ich wollte, dass er lebt!«

Es mag dir nahestehende Menschen geben, denen du böse bist und von denen du meinst, sie hätten es verdient, dich zu verlieren. Haben sie diese Strafe wirklich verdient? Gibt es überhaupt irgendeine Person auf Erden, die eine solche Strafe verdient hat … in jeder Minute und an jedem Tag, in jeder Woche, in jedem Monat und in jedem Jahr mit diesem Gefühl des Verlusts zu leben? Das ist viel schlimmer als eine lebenslängliche Verurteilung! Es ist die schlimmste Strafe auf Erden, und du wirst der Vollstrecker dieser Menschen sein, die dir nahestehen und dich überleben werden. Selbst wenn du eine rachsüchtige Person wärest, die nicht weiß, wie man verzeiht, würdest du, wenn du diese Menschen vier Wochen nach deinem Tod besuchen könntest, das Gefühl haben, dass selbst ein einziger Monat eines solchen Lebens eine unerträglich grausame Strafe ist.

Ganz zu schweigen von den Unschuldigen. Schließlich muss es doch auch Menschen geben, denen du wichtig bist und die dir nichts getan haben. Wenn du Geschwister oder andere Verwandte hast, Großeltern, Onkel, Tanten … Menschen, die du liebst, oder Menschen, die dich lieben und nicht zu denen gehören, die du bestrafen musst, dann vergiftest du dennoch ihr Leben. Wenn ich könnte, würde ich sie jetzt herbringen, damit sie mit dir reden, dich anflehen. Hast du Brüder oder Schwestern? Vielleicht sogar ein jüngeres Geschwisterchen? Eine Freundin? Sie hatten vielleicht bisher noch keine Möglichkeit, dir zu sagen, wie sehr sie dich lieben, und deshalb weißt du auch nicht, wie wichtig du ihnen über die aktuellen Spannungen hinaus bist. Sie hätten das Recht, in diesem Augenblick zu dir zu sprechen, aber du verweigerst ihnen dieses Recht. Deshalb mache ich mich hier zu ihrem Fürsprecher, weil sie nicht da sind. Ich erlaube mir, dich zu bitten, dich anzuflehen, von dir zu verlangen, jetzt und in diesem Augenblick an sie zu denken.

Manche vertreten den Standpunkt, dass man das zu erwartende Leid der Angehörigen des suizidalen Jugendlichen und vor allem der Eltern nicht erwähnen sollte, weil sein Suizid vielleicht genau auf sie abzielt. Wir finden es besser, solche aggressiven Motive zu entblößen, anstatt sie am Rand des Bewusstseins fortbestehen zu lassen. Sie offen anzusprechen, kann die Abneigung des Teenagers gegen den drohenden Kollateralschaden wirkungsvoller aktivieren. Zudem konfrontieren wir den Jugendlichen mit der Existenz anderer, ihm nahestehender Menschen, über die er nun eine Katastrophe bringen könnte. Wenn er es zum Beispiel darauf anlegt, seinen Vater zu bestrafen, wie verhält es sich dann mit der Mutter? Und wenn er beiden Eltern schaden möchte, wie verhält es sich dann mit der Großmutter, der jüngeren Schwester, seiner Freundin? Es ist kaum anzunehmen, dass eine Person so wuterfüllt ist, dass ihr Wunsch nach Rache *allen* gilt und dass sie nicht zumindest auf eine ihr nahestehende Person Rücksicht nehmen würde. Briefe von Suizidanten zeugen eindeutig davon, dass sie sich um geliebte Menschen sorgen.

Du hast doch sicher gehört, was die Eltern von jungen Menschen tun, die umgekommen sind: Sie befragen die Freunde ihres Kindes immer wieder, was im Moment seines Todes geschehen ist. Was es gesagt habe? Ob es gelitten habe? Ob es eine Chance gehabt habe? Das ist, was auch deine Eltern tun werden. Und deine Großeltern. Und deine Geschwister. Sie werden mich immer wieder danach fragen, was du gesagt hast, wie du dich gefühlt hast, woran du gelitten hast und was du getan hast. Keine meiner Antworten wird sie zufriedenstellen. Ich möchte, dass du dir jetzt vorstellst, sie ständen hinter mir und würden dich bitten, beknien und anflehen, dein Leben und das ihre zu verschonen. Und ich stehe hier vor dir, sowohl für dich als auch für diejenigen, die dich lieben.

Einen möglichen Dialog zwischen den Verwandten und dem Unterstützer anzusprechen, der im Fall eines Suizids stattfinden könnte, verleiht deren Präsenz eine fast greifbare Dimension. Der Unterstützer, der in diesem Augenblick zu dem suizidalen Jugendlichen spricht, wird morgen seinen Eltern und anderen Verwandten Rede und Antwort stehen müssen. So bringen wir den Jugendlichen dazu, Zeuge des Gesprächs zu werden, das nach seiner Tat mit seinen Angehörigen stattfinden wird. Das lässt ihn die Erfahrung ihres Schocks und ihres schrecklichen Leids in diesem schwersten Moment unausweichlich miterleben.

Wenn du jemals einen geliebten Menschen verloren hast, weißt du, wovon ich spreche. Du kennst diesen Schmerz, und wenn es so ist, wird deine Tat sich nur weiter fortsetzen, die Kette der Trauer verlängern und einen Fluch hinter dir herziehen, der noch mehr Menschen in den Kreis von Verlust und Suizid hineinreißen wird. Das ist kein leeres Gerede: Wir wissen, dass Menschen, die ein Kind oder Bruder oder Schwester durch Suizid verloren haben, selbst gefährdeter sind, sich das Leben zu nehmen.

Außerdem glaube ich, dass du allein durch deine Absicht, dir das Leben zu nehmen, bereits den tiefen Schock ausgelöst hast, der vielleicht nötig war. Ich bitte dich nicht, deine Forderungen und den Kampf aufzugeben, den du gegen denjenigen führst, der dich in diese Situation gebracht hat. Die Leute haben gesehen, was du tun wolltest, und werden es kaum vergessen können. So gesehen könntest du durch die tiefe Erschütterung, die du in deiner Umgebung bereits verursacht hast, einen wichtigen Beitrag dazu geleistet haben, dass andere Menschen in Zukunft nicht durchmachen müssen, was du durchgemacht hast.

In diesem Absatz sprechen wir eine Emotion an, die von vielen ignoriert wird: den Stolz des suizidalen Jugendlichen. Einen Schock auszulösen, ist eine grandiose Tat. Ein Mädchen, mit dem wir nach seinem Suizidversuch arbeiteten, sagte: »Ich wollte eine Explosion auslösen!« Deshalb sagen wir dem suizidalen Jugendlichen, dass er eine solche Explosion tatsächlich bereits ausgelöst und vielleicht auch schon ein wichtiges Ergebnis erreicht hat, und das nicht nur für sich selbst, sondern auch für andere.

Ich bitte dich abermals, mich frei sprechen zu lassen und all das hier vor dir zu sagen, als stände ich direkt hinter dir, während wir beide versuchen, gegen den Tod zu argumentieren. Der Tod versucht, dich zu berauben, zu betrügen und zu täuschen. Der Tod erfindet Pläne. Wie er dich belügt? Indem er dir eine ganze Menge von Wissen vorenthält und Dinge vor dir verbirgt. Er versucht, dich daran zu hindern, über solche Themen wie die nachzudenken, die ich hier zur Sprache bringe. Der Tod versucht, die schrecklichen Konsequenzen vor dir zu verbergen, die deine Tat für die Menschen haben wird, die du liebst und die weiterleben müssen, nachdem er dich mitgenommen hat. Der Tod versucht auch, dir zu verheimlichen, dass das Leben in Zukunft viel schöner und lebenswert sein kann. Er versucht, dich zu täuschen, dich in einen Idioten zu verwandeln. Deswegen ist es so besonders wichtig für dich, dass dir jemand beiseite steht. Ich versuche, dem Tod mit dir zusammen Widerstand zu leisten, dir ein Verbündeter zu sein, der verspricht, dich weiter zu begleiten, auch nachdem du aus dieser Situation herauskommst, nachdem dieser schwierige Moment vorbei ist und du beginnen wirst, ins Leben zurückzukehren. Ich werde dir mit praktischer Hilfe und Unterstützung beiseite stehen, ich werde dir helfen, nachzudenken und nach Lösungen zu suchen. Ich verspreche dir, mich zu bemühen, deines Vertrauens würdig zu sein.

Soweit eine Zusammenfassung der wichtigsten Punkte, die wir im herausfordernden Teil des Gesprächs zur Sprache bringen. Da wir davon ausgehen, dass der suizidale Jugendliche nur einen Teil des Gesagten aufnehmen kann, sollte es wiederholt werden. Wenn man es schafft, denselben Gedanken auf verschiedene Arten darzulegen, gewinnt man Zeit. Im Idealfall wird ein begabter Unterstützer solange weiterreden, wie es nötig ist. Das gilt vor allem bei Jugendlichen, die entweder gar nicht oder nur sehr knapp antworten. Wenn der Jugendliche sich aktiv am Gespräch beteiligt, sollte man auf das eingehen, was er sagt, und es sogar wiederholen. Dadurch kann man die Kommunikation so lange hinziehen, bis er sich beruhigt hat. Zum Beispiel: »Ich kriege das, was du mir vorhin darüber erzählt hast, wie dein Vater dich verletzt, ganz einfach nicht mehr aus dem Kopf.« Damit zeigt man dem Jugendlichen, dass man ihm zuhört, sich an das erinnert, was er einem gesagt hat, und weiter darüber nachdenkt. Es ermöglicht Unterstützern auch, weitere Fragen zu stellen, zum Beispiel, wo die Mutter während all dieser schweren Vorfälle gewesen sei, wo seine Brüder usw. Diese Erweiterung des zwischenmenschlichen Aspekts ist tatsächlich eines der wichtigsten Ziele des Gesprächs.

»Lass mich nun etwas sagen, das meiner Meinung nach gesagt werden muss. Du erlebst gerade eine schreckliche Krise und hast das Gefühl, jede Hoffnung sei verloren. Es ist mir wichtig, dir zu sagen, dass diese schreckliche Krise auch etwas Gutes haben könnte. Ich glaube, wenn du sie überwindest, wirst du wahrscheinlich eine sehr viel stärkere und weisere Person sein, die sich selbst und andere verstehen kann. Du warst bereits in einer Welt unterwegs, von der andere Menschen keine Ahnung haben, und das ist nicht zu unterschätzen. Die Erfahrung, die du gerade durchmachst, dieses Loch, in das du gefallen bist, enthält auch ein Element von Kraft, etwas, das stärker macht, das

immunisiert und dir mehr geben kann als nur das Überleben allein. Erinnerst du dich an die berühmten Menschen, die ich vorhin erwähnt habe, und die ebenso wie du versucht haben, Suizid zu begehen, aber ihre Krise überwunden haben und zu Künstlern, Erfindern und Führungspersönlichkeiten geworden sind? Erinnerst du dich an das, was ich dir vorhin über mich selbst anvertraut habe? Wer weiß, vielleicht kommst auch du aus dieser Situation auf eine Art heraus, bei der die Dinge nicht mehr dieselben sein werden. Ich glaube, dass nichts mehr so sein wird wie zuvor, weil du die Hölle betreten hast und von dort zurückgekehrt bist. Ich weiß, dass du das jetzt nicht sehen kannst, aber es ist mir wichtig, dir sagen, dass diese Möglichkeit besteht. Deine derzeitige Erfahrung ist eine, die eine Person zutiefst erschüttert und verändert. Sie war für viele Menschen lebensverändernd und hat sie auf einen neuen Weg geführt. Durch diese Hölle zu gehen, kann ein Erlebnis sein, das neue Lebenskräfte freisetzt und sogar die Fähigkeit, anderen zu helfen. Nach einer solchen Erfahrung werden dir all deine Probleme kleiner erscheinen, sie werden relativiert. Eine Krise, und vor allem eine Krise wie diese, zu überwinden, ist ein Erfahrung, die dir Stärke und Weisheit schenkt.«

Diese Aussage basiert auf der Erfahrung des »posttraumatischen Wachstums«, das durch viele Studien belegt worden ist (Levi-Belz u. Lev-Ari, 2019). Der Umgang mit einer Grenzerfahrung ist nicht nur ein Trauma im negativen Sinn des Wortes, sondern auch eine Quelle neuer Kraft und einer positiven Veränderung des Blicks auf das Leben.

Ich behaupte nicht, dass du all das sofort fühlen wirst. Der Weg wird sicher nicht leicht sein. Du wirst einer Realität begegnen, die nach wie vor schwierig ist. Vergiss aber nicht, dass du den absoluten Tiefpunkt schon einmal erreicht hast. Vielleicht hast du das Schlimmste bereits hinter dir. Ich bleibe in den nächsten Stunden bei dir und werde dir auch in den kommenden Tagen und Wochen zur Verfügung stehen. Du hast mir erlaubt, dich im schwersten Augenblick deines Lebens zu begleiten und das bindet. Daher will ich dir auch auf dem Weg zurück zur Seite stehen.

Die Botschaft endet mit einem vorsichtigen Anklang von Optimismus, ohne dabei Hoffnungen zu erwecken, die unrealistisch sind. Wie wir bereits betont haben, darf die Verpflichtung zu einer

Fortsetzung der Beziehung nur dann in Betracht gezogen werden, wenn die persönlichen Umstände, Möglichkeiten und Neigungen des Unterstützers das erlauben.

Übungen für Unterstützer

Da einige mit Unterstützung und Prävention befasste Organisationen unseren Text »Was würden Sie der Person auf dem Dach sagen?« in ihr Repertoire aufgenommen haben, wollen wir nun Übungen vorschlagen, die Aktivisten helfen, die wichtigsten Punkte daraus zu übernehmen und sie ihrem persönlichen Stil und den spezifischen Situationen anzupassen, denen sie begegnen.

Kommunikationsübungen mit einem suizidalen Jugendlichen

Zweck der folgenden Übungen ist die Entwicklung Ihrer Fähigkeiten, einem suizidalen Jugendlichen in Echtzeit Botschaften zu übermitteln. Mit ihrer Hilfe können Sie sich einen breiten persönlichen Vorrat an Inhalten anlegen und ihn später an die verschiedensten Situationen anpassen. Vergessen Sie nicht: Zuhören und sprechen sind gleichermaßen wichtig. Auch wenn der Jugendliche schweigt oder nur sehr wenig sagt, müssen Sie unbedingt weiterreden. Die Kommunikation auch dann fortzusetzen, wenn sie vorwiegend einseitig bleibt oder sich wiederholt, verringert bei dem jungen Menschen das Gefühl der Vereinsamung und schenkt Ihnen Zeit für weitere Maßnahmen. Eine besonders gute Methode, das zu üben, ist ein Rollenspiel mit Kollegen und Kolleginnen. Der obige Text soll Ihnen lediglich als Anregung dienen, einen eigenen Text zu entwickeln, der auch zu Ihrer Persönlichkeit passt.

Die empathische Haltung

1. Stellen Sie sich und Ihr Ziel vor.
2. Zeigen Sie, dass Sie verstehen, wie sehr der Jugendliche leidet. Versuchen Sie, Ihr Verständnis dafür zu vermitteln, dass er an einem Punkt größter Erschöpfung, Ausweglosigkeit, Verzweiflung und Enttäuschung angelangt ist und nicht länger weiterleiden kann. Bringen Sie ihre Validierung zum Ausdruck, aber in Form von

Möglichkeiten und nicht in Form von Feststellungen. Versuchen Sie dabei, Formulierungen wie folgende zu wählen: »Du könntest vielleicht …«, »Stell dir vor, dass …«, »Wenn ich versuche, mich in deine Lage zu versetzen, fühle ich …«, »Vielleicht hast du das Gefühl, als sei …«
3. Zeigen Sie Ihr Verständnis dafür, dass der Todeswunsch eine logische Folge der Tiefe des Leids dieser jungen Person ist.
4. Geben Sie Ihrer Sorge über den Zustand und die Absicht des jungen Menschen Ausdruck.
5. Äußern Sie ihr Verständnis dafür, dass das gegenwärtige Leiden wie der Beginn von weiterem Leiden scheinen mag, für das kein Ende in Sicht ist.
6. Sprechen Sie über Ihre Hoffnung und Ihre Überzeugung, dass es im Herzen des jungen Menschen immer noch eine Stimme für das Leben gibt, und dass er vielleicht zugleich mit seinem Wunsch zu sterben weiterleben will.
7. Sprechen Sie die Umstände an, die zu dieser Krise geführt haben, sofern Sie etwas darüber wissen. Erklären Sie Ihr Verständnis dafür, dass diese Vorfälle den jungen Menschen vielleicht dazu geführt haben, zu verzweifeln.
8. Sprechen Sie darüber, dass der Jugendliche sich möglicherweise von anderen verlassen oder betrogen fühlt, und dass diese anderen vielleicht Bestrafung oder Rache verdient haben könnten.
9. Sprechen Sie über das Gefühl, dass nichts mehr wichtig sei, dass andere sehr fern und unwirklich erscheinen und dass das einzig Wahre der Schmerz und die Notwendigkeit sind, ihm ein Ende zu setzen.
10. Sprechen Sie über Ihre Hilflosigkeit und Ihre Angst, vielleicht nicht helfen zu können.

Die herausfordernde Haltung

1. Teilen Sie dem Jugendlichen mit, dass Sie nun für die Seite in ihm sprechen, die leben will.
2. Fragen Sie sich, welche Art von Verpflichtung Sie im Hinblick auf zukünftigen Beistand wirklich eingehen können. Bringen Sie dann gegebenenfalls Ihre Verpflichtung zum Ausdruck, der suizidalen Person in den nächsten Tagen und Wochen beizu-

stehen. Wenn Sie keine solche Verpflichtung eingehen können, dann überlegen Sie sich, wer sonst den Jugendlichen weiter unterstützen könnte. Bereiten Sie eine Liste von Adressen vor (mit Therapeutinnen, Organisationen und Freiwilligen) und denken Sie darüber nach, wie Sie den Jugendlichen mit ihnen in Verbindung bringen können.

3. Sprechen Sie vom Tod als externer Macht, die täuscht, verlockt und dem Jugendlichen etwas vorgaukelt, damit er sich das Leben nimmt. Sprechen Sie darüber, wie sich der Tod in das Herz des jungen Menschen einschleicht und dort den Suiziddrang säht. Sprechen Sie über das vom Tod vorgegaukelte Trugbild, dass das aktuelle Leid wahrscheinlich ewig fortdauern wird. Sprechen Sie auch über die Annahme dass alles, was vorgefallen ist, sämtliche anderen wichtigen Dinge im Leben des jungen Menschen auslöscht.
4. Führen Sie Beispiele von anderen äußerst schmerzhaften Situationen an, bei denen ein Mensch das Gefühl hat, lieber sterben zu wollen. Betonen Sie, dass die Menschen in diesen Situationen jedoch meist wissen, dass ihr Leiden nach einer Weile vorübergeht. Sprechen Sie die Tatsache an, dass dieser Vergleich in den Augen des Jugendlichen hinken mag, weil seine Situation nicht mit Zahnweh oder Seekrankheit zu vergleichen ist. Drücken Sie dennoch Ihre Überzeugung aus, dass auch sein Leiden vorübergehend sei und sich auflösen werde.
5. Sprechen Sie darüber, dass der Suizid wahrscheinlich ein schrecklicher Fehler ist, der den Jugendlichen in einen »nützlichen Idioten« des Todes verwandelt.
6. Sprechen Sie das Alter des Jugendlichen an. Reden Sie über die Person, die der Jugendliche in Zukunft noch werden könnte. Versuchen Sie, eine zeitliche Perspektive zu schaffen. Erwähnen Sie, dass die meisten jungen Menschen wahrscheinlich ab und zu suizidale Gedanken haben, auch wenn sie diese sorgfältig verstecken.
7. Sprechen Sie über andere Personen, die der Jugendliche vielleicht kennt, und die ebenfalls suizidale Krisen durchgemacht und diese dann überwunden haben. Erzählen Sie von einer ähnlichen Krise in Ihrem eigenen Leben oder im Leben von Menschen, die Ihnen nahestehen.

8. Erkundigen Sie sich nach den Menschen, die dem Jugendlichen nahestehen: Vater, Mutter, Brüder, Schwestern, Großeltern, Tanten und Onkel und vielleicht auch Freunden, falls er welche hat.
9. Fragen Sie danach, inwiefern die verschiedenen Menschen den Jugendlichen unterschiedlich behandeln und worin sich das zeigt. Wenn er zum Beispiel wütend auf seinen Vater ist, dann erkundigen Sie sich nach seiner Mutter, seiner Großmutter oder seinem Bruder. Fragen Sie nach jedem und jeder Einzelnen von ihnen. Gehen Sie auf jeden Hinweis ein, den der Jugendliche Ihnen liefert und dem zu entnehmen ist, dass diese Menschen ihn besser behandeln als die Person, auf die er wütend ist.
10. Sprechen Sie über das Leid, das der Tod des Jugendlichen diesen Menschen verursachen wird. Sprechen Sie die Tatsache an, dass diese Art von Leid niemals endet. Wenn Sie die Namen dieser Menschen kennen, dann nennen Sie sie (Großvater Paul, deine Schwester Marie, dein Freund Daniel). Sagen Sie, Sie seien deren Fürsprecher.
11. Sprechen Sie über die tiefere Bedeutung der Erfahrung, die der Jugendliche gerade durchlebt. Sagen Sie ihm, dass eine solche Erfahrung ihn zu einem weiseren und tiefsinnigeren Menschen machen wird.
12. Danken Sie dem Jugendlichen dafür, dass Sie in diesen schweren Momenten an seiner Seite sein durften. Wiederholen Sie, sofern möglich, Ihre Verpflichtung, ihm beizustehen oder für ihn in den nächsten Tagen und Wochen verfügbar zu sein.

Kommunikation über WhatsApp oder Chats

Eine der besten Möglichkeiten, diese Botschaften zu üben, sind Textnachrichten. WhatsApp und Textnachrichten gehören zu den Medien, die junge Menschen am häufigsten benutzen. Das kann bei einem Jugendlichen, der versucht, sämtliche anderen Kommunikationsformen abzubrechen, sogar noch an Bedeutung gewinnen. Eine gute Übung für so eine Kommunikation ist das Rollenspiel, das zwei Situationen simuliert: 1. der Jugendliche antwortet auf die Nachrichten des Unterstützers; 2. der Jugendliche antwortet nicht, Sie können aber sehen, dass er Ihre Nachrichten geöffnet hat. Schreiben Sie sogar dann weiter, wenn der Jugendliche Ihre Nachricht nicht geöffnet hat, weil das zumindest eine einseitige Kommunikation aufrechterhält. Diese Übung wird Ihre Fähigkeit verbessern, einen bedeutungsvollen, fortwährenden Kontakt zum suizidalen Jugendlichen zu unterhalten.

Fazit

In diesem Kapitel haben wir die Kommunikation mit einem suizidalen Teenager in einer akuten Situation besprochen, in der zu befürchten ist, dass er jeden Moment seinem Leben ein Ende setzen könnte. Damit ist die Rolle eines potenziellen Beitrags von Unterstützern jedoch nicht zu Ende. Allein schon die Kommunikation während der akuten Phase eröffnet Möglichkeiten für eine Fortsetzung des Beistands auf anderen Wegen. In diesen Fällen bleibt der Unterstützer nicht länger anonym und verwandelt sich in eine vertraute und wichtige Bezugsperson. Im nächsten Kapitel wollen wir über Unterstützer aus dem externen Kreis sprechen, die durch ihren Job eine Beziehung zu dem Jugendlichen haben (Lehrkräfte, Jugendberaterinnen, Krankenhauspersonal und so weiter). Auch Unterstützer, die im akuten Zustand mit einem suizidgefährdeten Jugendlichen kommuniziert haben und deshalb nicht länger anonym sind, können sich den im nächsten Kapitel dargestellten Aktivitäten anschließen und dabei eine Aufgabe übernehmen. Allein die Tatsache, dass sie auf dem Höhepunkt der Krise mit dem Jugendlichen kommuniziert haben, verschafft ihnen einen gewissen Vorteil, der es ihnen ermöglicht, einige der dargestellten Rollen besonders überzeugend zu erfüllen.

Fünftes Kapitel: der externe Kreis – Schulen und informelle Bildung

In diesem Kapitel wollen wir die Maßnahmen zur Suizidprävention beschreiben, die von unterschiedlichen pädagogischen Einrichtungen ergriffen werden können, und erfahren, inwiefern der Ansatz der Neuen Autorität diese Arbeit so verstärken kann, dass sie den suizidalen Teenagern, allen anderen Schülern und Schülerinnen, Fachkräften aus der Pädagogik und Eltern dient. Ebenso wie bei unserer Arbeit mit Eltern konzentrieren wir uns auch in den verschiedenen pädagogischen Kontexten nicht nur auf die Schwierigkeiten des Kindes, sondern auch auf die der Eltern und Mitarbeitenden. Der Ansatz der Neuen Autorität zielt darauf ab, Eltern und pädagogische Fachkräfte so zu stärken, dass ihre Präsenz, ihre Selbstkontrolle und ihre Fähigkeit erhöht werden, Schutz und Beistand zu bieten.

Das Gatekeeper-Programm

Eines der wichtigsten Programme, das heute in verschiedenen pädagogischen Einrichtungen durchgeführt wird, ist das »Gatekeeper-Programm«, das auf dem QPR-Notfall-Interventionsansatz (fragen, überzeugen, überweisen) basiert. Dieser Ansatz wurde ursprünglich entwickelt, um eine kurze und gezielte Schulung zur Diagnose und Erstintervention bei suizidgefährdeten Erwachsenen anzubieten (Quinnett, 1995). Die Verfasser stellten fest, dass sich einige Fragen als hilfreich erwiesen hatten, um eine Suizidgefahr zu erkennen. Daraufhin wurde der QPR-Ansatz auf Jugendliche erweitert und auch im Bildungswesen implementiert. Er hat sich bei der Früherkennung von Suizidgefahr und zur Weiterbehandlung bewährt (Hawgood, Woodward, Quinnett u. De Leo, 2022).

Obwohl man den Schwerpunkt zumeist auf professionelle therapeutische Fachkräfte setzte, erkannte man allmählich, dass jede Person, die aufgrund ihres Amtes in der Lage ist, frühe Warnzeichen einer Suizidgefahr zu entdecken, die Rolle eines Gatekeepers erfüllen kann. Das können Eltern, Freunde, Nachbarn, Lehrkräfte, Geistliche, Ärzte und Ärztinnen, Schwestern, Schulleitung, Polizei, Feuerwehrleute und andere sein. Personen, die in einem dieser Rahmen tätig sind, könnten sich in einer Position befinden, die es ihnen ermöglicht, einen suizidgefährdeten Teenager oder Erwachsenen zu erkennen und zu überweisen (Lancaster et al., 2014).

Eine QPR-Schulung hilft dem Gatekeeper, eine Reihe von Schlüsselfragen zu stellen, von denen die wichtigste – und für gewöhnlich auch die erste – die folgende ist: »Hast du schon einmal über den Tod oder über Suizid nachgedacht?« Diese Frage kann auf mehrere Arten gestellt werden, zum Beispiel, indem man zuvor Folgendes sagt: »Ich habe bemerkt, dass du bedrückt wirkst«, oder: »Ist etwas nicht in Ordnung? Du siehst traurig aus.« Eine explizite Fokussierung auf den Tod oder auf suizidale Gedanken und Verhaltensweisen ist jedoch unerlässlich. Die weiteren Leitfragen zielen darauf ab, die Situation genauer zu klären und dem Jugendlichen die Möglichkeit zu geben, sich zu äußern. Die wichtigsten davon sind: »Was ist für dich schwierig?«, »Was hat sich so verändert, dass du jetzt in diesem Zustand bist?«, »Hast du schon darüber nachgedacht, wie du Suizid begehen willst?«, »Hast du schon darüber nachgedacht, wo du Suizid begehen willst?«, »Hast du schon darüber nachgedacht, wann?«, »Hattest du solche Gedanken früher schon einmal?«, »Wer weiß, dass du eine Krise durchmachst?«, »Wer könnte dir helfen?«, »Gibt es für dich auch Gründe, die für ein Weiterleben sprechen?«, »Kannst du mir mehr über diese Gründe erzählen?«

Die Antwort auf jede dieser Fragen eröffnet Möglichkeiten zur Erweiterung des Dialogs. Im Laufe des Gesprächs mit dem Jugendlichen gehen die Fragen bezüglich der Suizidabsicht dann nach und nach zu Fragen nach dem Wunsch und den Gründen für ein Weiterleben über. Die Aufgabe des Gatekeepers besteht darin, den Teenager zu überzeugen, sich von einem Psychiater helfen zu lassen und ihn oder sie an die richtige Stelle zu überweisen.

Einer der Vorteile des QPR-Ansatzes ist, dass er als Programm einfach und klar genug strukturiert ist, um von Amtsträgern in den unterschiedlichsten Positionen angewendet zu werden. Das ermöglicht die Aufstellung eines breiten Netzwerks von Gatekeepern, was wiederum die Chancen einer Früherkennung und Prävention bedeutend erhöht.

Das Gatekeeper-Programm im Bildungswesen[11]

Gatekeeper-Schulungen gibt es weltweit und in zahlreichen pädagogischen Einrichtungen (e. g. Stickl Haugen, Sutter, Tinstman Jones u. Campbell, 2023). Ein in Europa bekanntes Programm ist das *Youth Aware of Mental Health Programme (YAM)* (Wasserman et al., 2015). Weiter gibt es auch ein israelisches Programm, das mit Beratern und Schulpsychologinnen anfing und allmählich auf Eltern, Lehrkräfte und pädagogisches Fachpersonal ausgedehnt wurde. Seit einiger Zeit werden auch Kinder an der Schulung beteiligt. Darüber hinaus wird der QPR-Ansatz auch in Ausbildungsseminaren für Lehrkräfte unterrichtet. Zudem wurde er von Institutionen der höheren Bildung übernommen, um den Suizid von Studierenden zu verhindern.

Einige israelische Schulen bieten ein Programm an, das »Entscheidung für das Leben« (»Choosing Life«) heißt. Es umfasst sieben Treffen eines offenen Dialogs mit den Schülern und Schülerinnen, während derer darüber gesprochen wird, wie man mit Stress, Depressionen und Suizid umgehen kann (Mo, Ko u. Xin, 2018). Dabei geht man davon aus, dass diese Themen für Heranwachsende relevant sind und sie manchmal untereinander darüber sprechen, aber nicht immer mit Erwachsenen. Eines der Ziele ist die Vermittlung der Botschaft, dass es immer einen Erwachsenen gibt, der bereit ist, zuzuhören und zu helfen. Selbst wenn nicht jeder Erwachsene unterstützen sollte, wird es andere geben, an die der Jugendliche sich wenden kann. Bei diesen Gruppentreffen bekommen die Schüler

11 Die Beschreibung der verschiedenen Programme in diesem Kapitel bezieht sich auf ihre Umsetzung in Israel. In anderen Ländern gibt es jedoch sehr ähnliche Programme. Wo möglich, werden wir auf einige dieser Parallelprogramme hinweisen.

und Schülerinnen die Möglichkeit, über ihre Ängste und Gedanken im Hinblick auf Krisen und Depressionen zu sprechen. Ein Teil der Debatte konzentriert sich auf die Merkmale des Suizidphänomens und Wege, es zu verhindern. Die wichtigsten Themen, die dabei zur Sprache kommen sind: interne und externe Ressourcen zur Bewältigung, die Stärkung der Fähigkeit, Gefühle und Gedanken zu teilen, die Vermittlung von Grundkenntnissen zu den Themen Depression und Suizid sowie Werkzeuge zur Selbsthilfe und Solidarität. Durch diese Gespräche soll die Einsicht verankert werden, dass ein Freund in einer Krise eine wichtige Hilfe sein kann und dass es keine Verletzung von Privatsphäre, sondern vielmehr ein Beweis von Loyalität ist, einen verantwortlichen Erwachsenen auf gefährdete Freunde oder Freundinnen aufmerksam zu machen.

Ein wichtiger Bestandteil des Programmes ist außerdem die Ausbildung des gesamten Schulpersonals in folgenden Bereichen: Risikofaktoren und Warnzeichen erkennen, Gesprächsführung mit hilfsbedürftigen Jugendlichen, erste Hilfsmaßnahmen kennenlernen und Rolle und Grenzen einer Lehrkraft definieren. Zudem nimmt das Personal auch an den Aktivitäten teil, die den Schülern und Schülerinnen im Klassenzimmer angeboten werden. Ein wichtiger thematischer Schwerpunkt ist, unsere eigenen mentalen Ressourcen und die Schutzfaktoren in uns selbst und in unserer unmittelbaren Umgebung zu erkennen.

Die Arbeit von Schulpsychologen und Beratenden

Schulpsychologen und Beratende werden darin geschult, ihre Fähigkeiten in der Risikobewertung und therapeutischen Arbeit durch die Anwendung einer Reihe der im ersten Kapitel vorgestellten Ansätze zu verbessern. Sie lernen, wie man eine Erstbeurteilung des Risikos vornimmt. Das umfasst auch die Befragung zu suizidalen Gedanken, verschiedenen Arten suizidaler Verhaltensformen und nicht-suizidaler Selbstschädigung. Weiter gehört zur Risikobewertung auch eine Überprüfung der Vulnerabilitäts- und Resilienzfaktoren. Die Hauptfaktoren für Vulnerabilität bei Kindern sind vorheriges suizidales Verhalten, Psychopathologie (Depression, posttraumatische Belastungsstörung, Essstörungen, nicht-suizidale Selbstschädigung), psychologische Auffälligkeiten wie Impulsivität, Schwierigkeiten damit, über die eigenen Gefühle zu sprechen oder um Hilfe zu bitten, und Perfektionismus. Die wichtigsten Risikofaktoren im Elternhaus umfassen Suizid in der Familie, Missbrauch und häusliche Gewalt. Die wichtigsten Risikofaktoren im Kreis von Gleichaltrigen sind Mobbing, Erniedrigung und Einsamkeit. Eine wesentliche Komponente zur Risikoeinschätzung ist die Frage, ob Gegenstände etc. verfügbar sind, mit denen der Tod herbeigeführt werden könnte. Die Hauptfaktoren für Resilienz sind familiäre oder gesellschaftliche Unterstützung, Bewältigungsfähigkeiten, Hoffnung, Sinn für Humor und Problemlösungsfähigkeiten.

Bei der Erstbefragung eines suizidgefährdeten Teenagers überprüfen Schulpsychologinnen oder Beratende mit dem Kind und seinen Eltern die Ursachen der Krise, einschließlich des entwicklungsbedingten, familiären, zwischenmenschlichen und schulischen Hintergrunds. Bei einem gemeinsamen Termin mit dem Kind und seinen Eltern wird ein Sicherheitsplan erstellt (Stanley et al., 2009). Dabei helfen die Psychologin oder Beratende dem Kind, Dinge zu nennen, die ihm während einer akuten Suizidgefahr helfen könnten. Durch diesen Sicherheitsplan lernen das Kind und seine Eltern, wie sich das Kind zunächst selbst helfen kann, und falls das nicht genug sein sollte, an wen es sich mit seinen Problemen wenden könnte und wie. Der Sicherheitsplan ist hierarchisch strukturiert, sodass man zur nächsten Stufe übergeht, wenn die vorherige versagt hat. Das Kind verwahrt eine Kopie dieses Plans, die Eltern eine zweite, und wenn sie einverstanden sind, bekommen auch die Lehrkraft oder eine andere pädagogische Schlüsselfigur eine Kopie. Im Folgenden finden Sie ein Beispiel für einen Sicherheitsplan:

Mein Sicherheitsplan

Besteht die Gefahr, dass ich mir vor meinem nächsten Therapietermin etwas antue?

- Wie man eine sichere Umgebung schafft
  1. Entferne die Medikamente, die du gesammelt hast, aus der Wohnung.
  2. Gib Papa die Rasierklingen.
- Warnzeichen erkennen: Gefühle, Gedanken, Verhaltensweisen und Situationen

   1. Gefühle: Ich bin hoffnungslos.
   2. Gedanken: Ich werde immer ganz allein sein.
   3. Verhalten: Ich nehme nicht an familiären Mahlzeiten teil.
- Interne Strategien
   1. Ich sehe mir ein Video an, das ich an meinem letzten Geburtstag aufgenommen habe.
   2. Ich höre mir das Lied an, das mich letztes Jahr glücklich gemacht hat.
   3. Ich erstelle Bilder mithilfe von KI (ChatGPT, Gemini etc.).
- Externe Strategien – Freunde, die mir helfen oder mich ablenken könnten
   1. Ich werde Tom anrufen (mit Telefonnummer).
   2. Ich werde auf WhatsApp mit David texten (mit Telefonnummer).
   3. Ich werde Mike einladen und mich mit ihm in der Pizzeria treffen.
- Externe Strategien – Erwachsene, die ich um Hilfe bitten kann
   1. Ich werde Mama anrufen.
   2. Ich werde zu meiner Tante Jenny gehen.
- Fachleute, die ich um Hilfe bitten kann
  Name der Therapeutin (mit Telefonnummer)
- Notaufnahme
  Kinderkrankenhaus (mit Adresse und Telefonnummer)

Die Ersteinschätzung der Gefährdung wird mit einem Bericht abgeschlossen, der den Grund der Kontaktaufnahme, die aktuelle Suizidkrise und ihre Hintergründe, Risiko- und Resilienzfaktoren, den Sicherheitsplan und Empfehlungen zur Weiterbehandlung enthält. Schulpsychologen oder Beratende lernen, dass die Einschätzung eines Suizidrisikos einen dynamischen Prozess darstellt, der so oft wie nötig wiederholt werden sollte. Der Fall muss beobachtet und die Risikobewertung nach einem gewissen Zeitraum aufs Neue durchgeführt werden, zum Beispiel, wenn es eine Zeit lang keinen Kontakt mit dem Kind gegeben hat oder wenn Anzeichen für eine Verschlechterung seines emotionalen oder familiären Zustands bestehen.

Therapeutische Interventionen mit Fokus auf Suizidprävention

In Israel konzentriert sich die Ausbildung von Schulpsychologen hauptsächlich auf zwei der im ersten Kapitel vorgestellten therapeutischen Ansätze: die kognitive Verhaltenstherapie und die interpersonelle Psychotherapie. Der Schulungsprozess besteht aus drei Phasen. Während der ersten Phase lernen die Psychologen in einem dreitägigen Seminar beide Ansätze kennen. In der zweiten Phase beginnen sie unter Gruppenaufsicht mit der Behandlung von Jugendlichen. In der dritten Phase beginnen sie selbst mit der Betreuung von Gruppen neuer therapeutischer Fachkräfte. Dadurch entsteht ein breites Netzwerk von Psychologen, die wissen, wie man eine fokussierte Suizidpräventionstherapie durchführt. Im Laufe der Jahre wurde auch versucht, die erlernten Therapieformen zu erweitern und eine Ausbildung in der dialektisch-behavioralen Therapie und in der bindungsbasierten Familientherapie mit einzuschließen (Zapolski et al., 2022).

Die Ausbildung in der kognitiven Verhaltenstherapie (KVT) erstreckt sich über eine Dauer von zwölf Therapiesitzungen zuzüglich einiger Nachbereitungstreffen. Die Behandlung umfasst die drei im ersten Kapitel dargestellten Stufen: eine Einleitungsphase, die sich mit dem Entwurf eines Sicherheitsplans und einem Programm für die weiteren Ereignisse beschäftigt. Ihr folgt die mittlere Phase, die sich auf das Erlernen und Üben kognitiver Fähigkeiten (Flexibilität, Konstruktion, Akzeptanz), emotionaler Fähigkeiten (emotionale Regulationstechniken), körperlicher Fähigkeiten (Atmung und Entspannung) und Verhaltensfähigkeiten (Erweiterung von angenehmen Aktivitäten, Problemlösung) konzentriert. Zu dieser Phase gehören Rollenspiele und zwischenterminliche Hausaufgaben, mit denen die erlernten Fähigkeiten geübt werden. Die Abschlussphase umfasst eine Zusammenfassung, eine Besprechung der Elemente, die hilfreich waren und den Entwurf eines Rückfallpräventionsplans.

Die Ausbildung in der Interpersonellen Psychotherapie (IPT) erstreckt sich über eine Dauer von zwölf Sitzungen zuzüglich einiger Nachbereitungstreffen. In der ersten Phase wird dem Jugendlichen und seinen Eltern geholfen, seine Krise und seine depressiven und suizidalen Gefühle zu beschreiben und seine wichtigsten Beziehungen abzustecken. Einer der vier Problembereiche (Trauer, interpersonelle Auseinandersetzungen, Rollenwechsel und Defizite in der zwischenmenschlichen Kompetenz), anhand dessen sich die Bedrängnis des Kindes am besten erklären lassen kann, wird zum Schwerpunkt der Arbeit gewählt. Während der mittleren Phase konzentriert sich die Therapie auf das Erlernen und Üben emotionaler Fähigkeiten (Bewusstsein, Etikettierung, emotionale Regulation) und zwischenmenschlicher Fähigkeiten (adaptive Kommunikation in Einzel- oder Gruppenbeziehungen, sich mitteilen und um Hilfe bitten, Aufbau von ersten sozialen Kontakten, Konfliktmanagement). In dieser Phase werden zwischen den Sitzungen Rollenspiele und Übungen zum Erlernen zwischenmenschlicher Fähigkeiten praktiziert. Die Abschlussphase umfasst eine Rückschau auf das, was hilfreich war, und einen Rückfallpräventionsplan. An der ersten und der letzten Sitzung werden immer auch die Eltern beteiligt. Während des restlichen Therapieverlaufs finden Elterntermine je nach Notwendigkeit statt. Das Ziel ist, dass die Eltern die gleichen Fähigkeiten erlernen und üben wie ihr Kind.

Informelle Bildung

In den letzten Jahren wurden auch in diversen informellen Bildungsrahmen Gatekeeper geschult, darunter Jugendbewegungen, Pfadfinder, Sportvereine und Kirchengemeinden. Zunächst richteten sich diese Kurse vor allem an Freiwillige und das Hilfspersonal der jeweiligen Organisation. Die Tatsache, dass diese Freiwilligen den hilfsbedürftigen Kindern altersmäßig näher sind, macht es den Kindern leichter, um Hilfe zu bitten. Bei diesem Projekt wird jede Organisation aufgefordert, eine hierarchisch strukturierte Fürsorgekette für den Umgang mit suizidalen Krisen vorzuhalten und eine Fachperson für psychische Erkrankungen zu ernennen, die solche Krisen gegebenenfalls begleitet.

In den Jugendorganisationen basiert die Schulung zumeist auf dem QPR-Modell. Zudem wird auch ein Intensivkurs für das unterstützende Personal der jeweiligen Organisation angeboten, das aus leitenden Erwachsenen besteht. Diese Mitarbeitenden tragen eine schwere Verantwortung und müssen deshalb gründlicher geschult werden. Die wichtigsten Punkte ihrer Ausbildung sind folgende Themen: Wer kann als Gatekeeper fungieren und was ist seine Rolle?; was ist eine Depression?; wie erkennt man Anzeichen einer Depression?; Suizidrisiko und Schutzfaktoren; Merkmale eines lebensrettenden Gesprächs; Übungen zur direkten Befragung zum Suizid; wie man jemanden überzeugt, Hilfe anzunehmen und wie man jemanden überweist, damit er eine andere Behandlung in Anspruch nehmen kann. Rollenspiele stellen bei diesen Kursen ein wichtiges Werkzeug dar. Während der Schulung der leitenden Mitarbeitenden stellt ein Vertreter der Organisation deren hierarchische Fürsorgekette vor. Am Ende des Lehrgangs erhalten die Teilnehmenden Online-Material, das seine Prinzipien und eine Karte der organisationsinternen Fürsorgekette enthält.

Vom Gatekeeping zur Verankerung

Der wichtigste Beitrag der Einrichtung eines solchen Gatekeeper-Netzwerks ist die Fähigkeit, Jugendliche mit Suizidrisiko zu erkennen, sie mit einem verantwortlichen Erwachsenen in Kontakt zu bringen und an eine professionelle Therapeutin weiterzuleiten. Der Beitrag dieser Programme kann gar nicht überbewertet werden. Die teilnehmenden Bildungs- und Gemeindeeinrichtungen können aber eine noch bedeutendere Rolle spielen, wenn sie sich nicht nur darauf beschränken, zu erkennen und zu überweisen, sondern auch ein Sicherheits- und Zugehörigkeitsnetzwerk schaffen. Bei unserem Ansatz wird das Bildungssystem darin geschult, nicht nur mit suizidalen Teenagern des introvertierten, vermeidenden oder depressiven Typs umzugehen, sondern auch mit impulsiven und explosiven Kindern, die bei Auseinandersetzungen mit Lehrkräften plötzlich mit Suizid drohen. In solchen Fällen ist eine entschlossene Stellungnahme gegen Gewalt und andere störende Verhaltensweisen erforderlich, während man zugleich auch Unterstützung zeigen und das Zugehörigkeitsgefühl fördern muss (Omer u. Haller, 2019). Wie gesagt dürfen die Suiziddrohungen solcher Kinder nicht als rein demonstrativ abgetan werden, weil sie eine reale Gefahr darstellen. Tatsächlich erhöht sich diese Gefahr sogar noch, wenn man sie als demonstrativ herunterspielt. Der Ansatz der Neuen Autorität dient nicht nur dem suizidalen Jugendlichen, sondern stärkt auch die legitime und konstruktive Autorität der pädagogischen Fachkräfte. Ähnlich der bereits geschilderten Arbeit mit Familien hilft unser Ansatz Schulen und anderen Organisationen, besser mit den Drohungen impulsiver und explosiver Jugendlicher umzugehen und dabei gleichzeitig Eskalationen zu verhindern, wirksam dagegen anzukämpfen und Unterstützung wie Schutz zu gewähren. So können diese Organisationen ihren Teil zum Stabilisierungs- und Verankerungsprozess beitragen, und das sowohl für suizidgefährdete Teenager mit introvertiertem, vermeidendem oder depressivem Muster als auch für solche, die im Rahmen ihres impulsiven und explosiven Verhaltens mit Suizid drohen.

Vorschlag zur Einrichtung eines Notfallteams in der Schule

In den meisten Staaten gibt es für Schulen eine offizielle Vertretung oder Komitees zur Suizidprävention. Ihre Richtlinien weisen viele Gemeinsamkeiten auf. Zum Beispiel:

»Wenn eine Meldung über einen Suizidversuch eingeht, ernennt die Schulinspektion ein Untersuchungskomitee unter ihrer Leitung und erstattet Bericht an die Bezirksleitung.

Zu diesem Team gehören:

1. die Schulinspektion (führt den Vorsitz),
2. Leiterin oder Leiter des psychologischen Dienstes oder deren Vertretung,
3. eine Vertretung der örtlichen Behörde,
4. ein leitender Berater oder eine leitende Beraterin.

Art und Umfang der Untersuchung: Das Team lädt Personen und Funktionsträger vor, die für den Vorfall relevant sind: die Eltern des Schülers oder der Schülerin, pädagogische Mitarbeitende, therapeutische Fachkräfte, Freunde des Schülers oder der Schülerin und Vertreter der Gemeinde. Das Team wird den erforderlichen Umfang der Untersuchung erwägen.

Das Team wird sich vergewissern, dass der Schüler oder die Schülerin angemessen psychologisch betreut wird.

Der Vorsitzende wird die Ergebnisse innerhalb von dreißig Tagen an die Bezirksleitung weiterleiten. Kopien des Berichts werden an die Leitung des Ministeriums sowie den psychologischen und pädagogischen Dienst gesandt.«[12]

Diese Vorgaben zeigen, wie ernst das Bildungssystem seine Pflicht nimmt, jeden individuellen Suizidversuch eingehend zu untersuchen. Dabei fällt jedoch auf, dass das Memorandum keine Anweisungen zur Einrichtung schuleigener Notfallteams enthält, um gefährdete Kinder, die noch keinen Suizidversuch unternommen haben, zu erkennen, zu schützen und ihnen zu helfen. Studien haben gezeigt, wie sehr sich solche Teams als effektive Meldezentren für Warnzeichen und Zentralen zur Koordination von Schutz- und Präventionsmaßnahmen für Risikofälle bewiesen haben, und das nicht nur bei Suizid, sondern auch in Fällen von Gewalt (Cornell et al., 2004; Cornell u. Williams, 2006). Zudem haben sie sich als realisierbar und kosteneffektiv erwiesen. Es wäre nicht übertrieben zu sagen, dass ein solches Team nicht nur für Kinder in Krisensituationen einen wertvollen Beitrag leisten kann, sondern auch für alle anderen Schülerinnen und Schüler, das Schulpersonal und die meisten Eltern. Potenziell können die Tätigkeiten eines solchen Teams auf die gesamte Gemeinschaft wirken.

Wir empfehlen daher, dass jede Schule ein solches Notfallteam einrichten sollte, das Risikosignale empfangen, einschätzen und dann die erforderlichen Maßnahmen ergreifen kann. Da Notfalleinrichtungen jedoch dazu tendieren, allmählich abzustumpfen und ihre Effektivität zu verlieren, müssen sie regelmäßig wachgerüttelt werden. Diese Lethargie ist darauf zurückzuführen, dass ihre Aktivitäten nur in Ausnahmesituationen benötigt werden. Notfälle gehören nicht zum Alltagsleben, es ist daher nur natürlich, dass die Routine die Ausnahmen meist überschattet. In dieser Hinsicht bietet der Ansatz der Neuen Autorität beachtliche Vorteile. Die Tatsache, dass er auf Präsenz und wachsamer Sorge basiert, stattet ihn mit Sensoren und Werkzeug aus, mit dem Schulen optimal auf gefährliche Zwischenfälle reagieren können. Dieses Notfallsystem verfällt nicht so leicht in einen Dämmerschlaf, weil seine Aktivitäten keine

12 Generaldirektor Memo – Suizid von Kindern und Jugendlichen: Prävention und Intervention: https://apps.education.gov.il/Mankal/Horaa.aspx?siduri=418 (auf Hebräisch).

Ausnahme darstellen, sondern vielmehr ein zentrales Element der Neuen Autorität.

Ein schuleigenes Notfallteam besteht normalerweise aus vier bis fünf Mitgliedern unter Leitung des Direktorats (Omer u. Haller, 2019). Die Klassenlehrkraft der involvierten Kinder wird immer dann in das Team aufgenommen, wenn ein entsprechendes Warnsignal – Suizidgefahr oder Gewalt – empfangen wird. Aufgabe des Teams ist es, Warnhinweise zu ermutigen und entgegenzunehmen, eine Risikobewertung durchzuführen und dann die entsprechenden Präventions- und Hilfsmaßnahmen zu treffen. Seine Mitglieder bekommen eine kurze Schulung zu den Bereichen Gewalt, Suizidrisikobewertung und den Grundprinzipien einer Intervention. Die Einrichtung eines Notfallteams kollidiert keineswegs mit den Aufgaben der Gatekeeper. Ganz im Gegenteil: Das Team kann zum Hauptansprechpartner werden, der die Aktivitäten der Gatekeeper organisiert und ihre Effizienz erhöht.

Die Beurteilung einer potenziellen Suizid- und Gewaltgefahr beruht auf gemeinsamen Merkmalen. Eine Gewaltandrohung gilt als besonders ernst, wenn: 1. die beteiligten Kinder bereits eine Vorgeschichte von Gewalttätigkeit oder antisozialem Verhalten haben; 2. die Drohung Detailangaben zu Zeit und Ort ihrer Umsetzung beinhaltet; 3. die Drohung Einzelheiten zur Art ihrer Umsetzung beinhaltet; 4. gefährliche Hilfsmittel verfügbar sind; und 5. die Drohung nicht nur in der Hitze des Gefechts ausgesprochen wird, sondern eine Dimension von Entschlossenheit und Kontinuität beweist. All diese Punkte können ebenso gut auf die Ernsthaftigkeit einer Suizidgefahr hinweisen. Dennoch gibt es in der Bewertung von Gewalt und Suizid gewisse Unterschiede. So wird eine Gewaltandrohung als sehr ernst eingestuft, wenn sie öffentlich erfolgt. Im Gegensatz dazu ist die Geheimhaltung einer suizidalen Absicht manchmal ein Anzeichen für ein besonders hohes Risiko. Trotz dieser Unterschiede ist der Schulungsprozess noch wirkungsvoller, wenn er sich mit beiden Arten von Gefahr befasst. Das wird umso wichtiger in Fällen, in denen sowohl Suizid- als auch Gewaltdrohungen vorliegen. Im Verlauf ihres Trainings üben die Mitarbeitenden sich an Fallbeispielen, die die drei Gefahrenstufen illustrieren (geringes bis mittleres, hohes und extremes, unmittelbares Risiko). Fallbeispiele für

Gewaltandrohungen finden sich in dem Buch »Stärke statt Macht« (Omer u. von Schlippe, 2010, S. 319 ff.). Hier folgt eine Reihe von Beispielen, die dazu dienen können, das Team in der Einschätzung von Suizidrisiken zu schulen.

Niedriges bis mittelhohes Risiko

Isabelle, eine Schülerin der zehnten Klasse, kam sehr depressiv gestimmt zur Schule. Das fiel ihrer Klassenlehrerin auf. Nach dem Unterricht rief sie das Mädchen zu einem Gespräch zu sich. Dabei erfuhr sie, dass Isabelle sich sozial völlig isoliert fühlte. Sie hatte niemanden, mit dem sie in der Pause abhängen konnte, ihre Mitschülerinnen machten sich über ihren Kleidungsstil lustig und niemand verabredete sich mit ihr für nachmittags. Sie war zutiefst betrübt und hatte oft das Gefühl, ihr Leben habe keinen Sinn mehr und es wäre besser für sie, zu sterben. Die Klassenleiterin informierte Isabelles Eltern, dass sie über den Zustand des Mädchens sehr besorgt sei. Diese entgegneten, dazu bestehe kein Anlass, da Isabelle nicht wirklich beabsichtige, etwas Gefährliches zu tun. In einem weiteren Gespräch bestätigte Isabelle, dass sie keine wirklichen Suizidabsichten habe, wiederholte aber, dass sie sehr verzweifelt sei. Der Fall ist ein Beispiel für ein niedriges bis mittelhohes Risiko, weil die suizidalen Gedanken des Mädchens keine konkreten Absichten oder Pläne zur Selbstverletzung umfassten. Dennoch waren sie Ausdruck einer echten Bedrängnis, die von den Eltern geleugnet wurde. Solche Situationen können sich rapide verschlechtern, wenn man keine Präventions- und Hilfsmaßnahmen trifft.

Ben, ein Achtklässler, wurde wegen Schlägereien und Wutanfällen in der Klasse zweimal von der Schule verwiesen. Er war auch schon beim Stehlen erwischt worden, sowohl zu Hause als auch in der Schule. Bei Ben wurden ADHS und eine Verhaltensstörung diagnostiziert. Vor seiner jüngsten Suspendierung hatte die Schule die Polizei gerufen, weil Ben einen anderen Jungen mit einem Messer bedroht hatte. Als er das herausfand, drohte Ben, sich umzubringen, falls man ihn ins Gefängnis stecken sollte. Die Schulpsychologin führte eine umfassende Beurteilung durch, zu der auch ein Gespräch mit den Eltern gehörte. Die Mutter erzählte, ihr Sohn drohe manchmal mit Suizid, wenn sie oder ihr Mann versuchten, ihm Hausarrest zu erteilen. Dieser Fall ist ebenfalls ein Beispiel für ein niedriges bis mittelhohes Risiko, weil bei der psychologischen Bewertung keine Anzeichen einer klinischen Depression oder Suizidabsichten festgestellt werden konnten und es auch keine vorherigen Suizidversuche gegeben hatte. Obwohl er einen anderen Jungen mit dem Messer bedroht hatte, griff Ben bei seinen Suiziddrohungen nicht auf gefährliche Gegenstände zurück. Obwohl der Junge definitiv in Gefahr war, abzurutschen, ging das Hauptrisiko eher in die kriminelle Richtung.

Hohes Risiko

Tom, ein Achtklässler, schrieb während einer Klassenarbeit zum Thema Poesie einen Limerick über einen suizidalen Jungen. Nach der Schule bat der Lehrer ihn zu einem Gespräch. Der Junge erzählte, er habe eine Woche zuvor im Internet Anleitungen dazu gefunden, wie man Suizid begehe und beabsichtige, sich das Leben zu nehmen. In der sechsten Klasse war bei Tom eine Depression diagnostiziert worden und er hatte bereits einen Suizidversuch hinter sich. Er sagte, dass er schon seit langem litte, weil er nirgends seinen Platz finden könne. Er war isoliert und kämpfte mit schulischen Problemen. Seine Eltern arbeiteten beide schwer und stritten häufig. Schließlich ging ihre Ehe in die Brüche und sie erwogen eine Scheidung. Die beiden älteren Brüder waren mit ihrer Arbeit und ihrem sozialen Leben beschäftigt. Tom verbrachte den Großteil seiner Zeit vor dem Bildschirm. Er entwarf einen Abschiedsbrief und einen Plan, damit ihn keiner aufhalten könnte, falls der Entwurf dieses Briefes vorzeitig gefunden werden sollte. Die Frage des Lehrers, ob seine Suizidabsicht ernst sei, bejahte er. Er wisse nur noch nicht, wann. Dieser Fall ist ein Beispiel für ein hohes Risiko, da der Junge von klaren Suizidabsichten gesprochen und in der Vergangenheit bereits einen Versuch unternommen hatte. Zudem hatte er sich über eine einschlägige Webseite informiert und bereits einen Abschiedsbrief verfasst, also vorbereitende Schritte unternommen. Der Grund dafür, dass dieser Fall nicht als extrem und unmittelbar gefährlich bewertet wurde, war das Fehlen eines bestimmten Zeitpunkts, eines konkreten Plans und konkreter Schritte zu seiner Umsetzung.

Clara, eine Zwölftklässlerin, war zwei Monate lang in einer psychiatrischen Abteilung untergebracht worden, nachdem sie versucht hatte, sich mit Tabletten aus dem Medizinschrank ihrer Mutter das Leben zu nehmen. Während ihres Krankenhausaufenthalts wurde eine bipolare Störung festgestellt, weil sie zwei Monate zuvor eine manische Phase erlebt hatte, die von Schlaflosigkeit, fortwährendem Geplapper und sexuellen Ausschweifungen gekennzeichnet gewesen war. Im Krankenhaus stabilisierte sich ihr Zustand und sie wurde in ein ambulantes Reha-Programm überwiesen. Dieser Fall wurde aus folgenden Gründen als einer mit einem hohen Risiko eingestuft: aufgrund der Diagnose, dem Suizidversuch und der Tatsache, dass Clara ihrer Therapeutin erzählt hatte, sie habe häufig suizidale Gedanken. Als unmittelbar hoch wurde das Risiko jedoch nicht betrachtet, weil sich ihre Stimmung nach ihrer Entlassung aus der Psychiatrie verbessert hatte und sie sagte, ihre suizidalen Gedanken hätten an Intensität abgenommen. Dennoch war aufgrund ihres psychischen Zustands und ihres offenkundigen Risikoverhaltens klar, dass das Mädchen beaufsichtigt und behandelt werden musste.

Extrem hohes, unmittelbares Risiko

Toni, ein Neuntklässler, saß während der Pause mit dem Sicherheitsbeamten der Schule zusammen und erzählte ihm, was in der Nacht zuvor geschehen war. Er sagte, er habe auf dem Dach eines Gebäudes in der Nähe seines Elternhauses gestanden, ganz nah am Rand und habe sein Bein über das Geländer gehoben, um zu springen. Aber als sein Bein bereits über dem Abgrund hing, habe er doch noch innegehalten und seine Mutter angerufen. Bei diesem hochemotionalen Gespräch habe er ihr erzählt, dass er »von allem« die Nase voll habe und gleich springen werde. Toni war auf dieses Dach gestiegen, nachdem er erfahren hatte, dass man ihn nicht in das naturwissenschaftliche Profil aufgenommen hatte, das seine anderen Klassenkameraden besuchen sollten. Für ihn war das der Tropfen, der das Fass zum Überlaufen brachte, weil er sich schon seit langem traurig, einsam, lustlos und niedergeschlagen fühlte. Er hatte das Gefühl, anders zu sein als alle anderen. Zudem war er der Einzige, der noch nie eine Freundin hatte, dem die Schule extrem schwerfiel und der zu Hause fortwährend mit seinen Eltern stritt. Er wusste, dass sie ihm nicht wehtun wollten, fühlte sich aber dennoch missverstanden und fortwährend kritisiert. Am meisten litt er jedoch unter dem Gefühl, ihre Erwartungen nicht zu erfüllen. Immer wieder baten sie ihn darum, sich mit Gleichaltrigen zu treffen und verstanden nicht, dass er das ganz einfach nicht konnte, weil die anderen Kids seine Annäherungsversuche abwiesen. Seine Eltern bedrängten ihn, einem Jugendclub beizutreten, und verstanden nicht, dass er dort jedes Mal ganz allein war. Nachdem er nun erfahren hatte, dass er nicht in das naturwissenschaftliche Profil seiner Schule aufgenommen worden war, hatte er das Gefühl, sich nirgends mehr zeigen zu wollen und nicht länger mit all dem umgehen zu können, was geschah. Eine Viertelstunde nachdem er die Mitteilung von der Schule bekommen hatte, beschloss Toni, aufs Dach zu steigen. Der Anruf bei seiner Mutter war für ihn die letzte Handlung vor seiner Tat. Bei dem Gespräch mit der Schulpsychologin am nächsten Morgen erklärte er, es täte ihm leid, sich nicht umgebracht zu haben und er wolle das im Lauf des kommenden Tages tun. Dieser Fall ist ein Beispiel für ein extremes, unmittelbares Risiko, weil der Junge bereits einen Suizidversuch begonnen und dann abgebrochen hatte. Weiter bestanden mehrere Risikofaktoren und ein klares auslösendes Motiv. Zudem sprach er am nächsten Tag von seinem Bedauern, nicht gesprungen zu sein und redete auch weiterhin von einer unmittelbaren Suizidabsicht.

Der sechzehnjährige Ron war der Jüngste in einer Familie von sechs Kindern. Seine Eltern machten gerade eine komplizierte Scheidung durch, seine drei ältesten Geschwister waren bereits ausgezogen. Während der letzten Monate hatte Ron eine Beziehung zu einem Mädchen gehabt, das für ihn sehr wichtig gewesen war. Als sie mit ihm Schluss machte, war er völlig zerstört und fühlte sich von unerträglichem Schmerz, Einsamkeit und Verzweiflung überflutet. Zudem fand der Junge am nächsten Tag heraus, dass seine Freundin ihn mit seinem besten Freund betrogen hatte. Das erfuhr er von einem weiteren gemeinsamen Freund. Sobald er nach Hause kam, schluckte Ron Tabletten, die er schon zuvor gesammelt hatte. Ihm wurde übel und er schlief ein. Als er wieder zu sich kam, rief er seinen ältesten Bruder an und wurde eiligst in die Notaufnahme gebracht. Ron sagte, dass er wirklich sterben wolle und kaum glauben könne, dass ihm das mit den Tabletten nicht gelungen sei. Er sagte, er weigere sich, in einer Welt weiterzuleben, die so schmerzerfüllt sei. Dieser Fall wurde aus folgenden Gründen als extrem und unmittelbar gefährlich eingestuft: Aufgrund des Suizidversuchs, der Absicht, diesen zu wiederholen, der Tatsache, dass Ron wusste, wie er sich Tabletten verschaffen konnte, und des unmittelbaren Auslösers.

Verfügbare Studien über extreme Fälle von Selbstverletzung oder die Verletzung anderer an Schulen führten zu einer wichtigen Erkenntnis: Versuche, solche Geschehnisse zu verhindern, indem man anfällige Kinder anhand ihres Persönlichkeitsprofils (z. B. durch kollektive Persönlichkeitstests) frühzeitig erkennt, haben sich als erfolglos erwiesen. Sie führten zu zahllosen Falschmeldungen über Kinder, die nicht wirklich gefährdet waren (falsch-positive Ergebnisse). Hinzu kommt, dass die Verwendung von Persönlichkeitsprofilen viele Kinder stigmatisieren könnte. Im Gegensatz dazu haben die Studien gezeigt, dass die meisten Fälle von ernsthafter Selbstverletzung oder der Verletzung anderer mit direkten Signalen einhergehen, die von der Umgebung erkannt werden. Deshalb sollte das Notfallteam einer Schule systematisch auf Warnzeichen reagieren anstatt zu versuchen, Kinder mit problematischen Persönlichkeitsmerkmalen frühzeitig zu erfassen. Die wichtigste Studie zur Effizienz von Notfallteams konzentrierte sich auf Fälle von Gewalt (Cornell et al., 2004; Cornell u. Williams, 2006). Sie umfasste 35 Schulen mit insgesamt 17.000 Zwölftklässlern und konzentrierte sich auf Drohungen, einen Mitschüler oder ein Mitglied des Lehrkörpers anzugreifen. An allen an diesem Projekt beteiligten Schulen wurden Notfallteams eingerichtet. Im Laufe des Jahres gingen etwa 900 Warnungen ein. Sie alle wurden betreut und 188 davon der höchsten Schweregradstufe zugeordnet. Zur Reaktion des Teams gehörten die Vorladung der beteiligten Kinder zu einem Gespräch mit der Schulleitung, die Vorladung und Einbeziehung ihrer Eltern sowie eine kontinuierliche Überwachung an der Schule. Diese Begleitung konnte zwischen einigen Tagen und mehreren Wochen andauern. Das wichtigste Ergebnis der Studie war, dass die Drohung in keinem einzigen Fall verwirklicht wurde. Das ist ein einschlägiger Beweis für die Effizienz des Notfallteams. Obwohl man sich bei diesem Projekt auf Fälle von Gewalttätigkeit konzentrierte, gab es darunter auch Suiziddrohungen. Nach unserer Methode ist es nicht nötig, für diese beiden Bereiche – Suizid und Gewalt – getrennte Teams aufzustellen. Wir empfehlen die Einrichtung eines schulischen Notfallteams, das für beide Bedrohungen und auch für andere gefährliche Verhaltensweisen zuständig ist. Und tatsächlich konnten die Teams an den von uns betreuten Schulen auch Fälle von Drogenhandel und epidemieartige Ausbrüche von Essstörungen erkennen und eingreifen.

Einer der Unterschiede zwischen einer Intervention im schulischen Kontext und einer Einzeltherapie in einer Klinik ist, dass das

Kind in der Schule auch Präsenz und Zugehörigkeit erfährt. Das Notfallteam versucht, ihm das Gefühl zu vermitteln, dass man sich kümmert, es schützt und integriert. Eine Schule mit einem Notfallteam wird auch in anderen Situationen von Bedrohung oder Not ähnlich vorgehen, darunter Gewalt, Mobbing, Schulverweigerung, Krankheit, Unfall oder Verlust. Die Schule wird das Kind miteinbeziehen und ihm zeigen, dass es dazugehört. Dabei lautet die wichtigste Botschaft des Teams: »Wir nehmen dich wahr! Wir denken an dich! Wir kümmern uns um dich! Wir sorgen uns um dich! Wir wollen dir helfen!« Diese Botschaft wird auf unterschiedliche Art und Weise vermittelt, zum Beispiel so: Die Lehrkraft kontaktiert das Kind, wenn es nicht zur Schule kommt, und erkundigt sich nach seinem Wohlergehen, sie beteiligt es an Klassenveranstaltungen und bietet ihm an, ihm mit den Hausaufgaben zu helfen; ein Vertreter der Schule ruft die Eltern an und bittet sie, dem Kind auszurichten, die Schule stehe mit ihnen in Kontakt, weil man sich dort Sorgen mache. Die Eltern sagen dem Kind: »Ich habe mich heute Morgen mit deiner Lehrerin unterhalten. Wir haben darüber gesprochen, was wir tun können, um deine Situation zu verbessern«; eine Lehrkraft oder jemand von der Schulleitung besucht das Kind zu Hause; die Schule sucht nach Lehrkräften oder Mitschülerinnen, die zu dem Kind eine gute Beziehung hatten oder haben; einige ausgewählte Schüler kontaktieren das Kind und zeigen ihm, dass sie es als Teil ihrer Gemeinschaft betrachten. Jede dieser Handlungen demonstriert wachsame Sorge und Unterstützung, die sich bei der Prävention von gefährlichen Verhaltensweisen als einer der wichtigsten Faktoren erwiesen haben (Omer et al., 2017). Sie alle enthalten eine Einladung zur Zugehörigkeit: »Du bist einer von uns! Wir haben dich nicht vergessen! Wir werden dich nicht aufgeben!«

Der Erfolg eines Notfallteams hängt in hohem Maß davon ab, ob die Mitschüler und Mitschülerinnen bereit sind, bestimmte Vorfälle zu melden und möglicherweise relevantes Wissen zu teilen. Und genau darin liegt einer der Vorteile unseres Ansatzes: Studien haben gezeigt, dass die Existenz eines solchen Teams die Schüler stärker darauf vertrauen lässt, dass die Schule ihre Warnungen ernst nimmt. Das wiederum erhöht ihre Meldebereitschaft. Ihr Vertrauen ist sowohl bei Vorfällen von Gewalt als auch im Falle eines Suizidrisikos von Bedeutung: Schüler, die das Gefühl haben, das Schulpersonal sei präsent und verlässlich, werden eher bereit sein, Meldung zu erstatten und zu kooperieren.

Es gibt eine Reihe von Möglichkeiten, um die Meldebereitschaft von Schülerinnen zu erhöhen. Die wichtigsten davon sind:

1. Suizid- und Gewaltpräventionsschulung von Schülern und Schülerinnen, Lehrpersonal und Eltern;
2. die Einrichtung leicht zugänglicher, gegebenenfalls anonymer Meldekanäle (z. B. einer Voicemail-Nummer);
3. die gesamte Schülerschaft wird über erfolgreich behandelte Fälle informiert (ohne namentliche Nennung der Beteiligten);
4. sämtliche Schülerinnen und Schüler werden an den Schutz -und Präventionsmaßnahmen beteiligt.

Unmittelbar nach Einrichtung eines Notfallteams sollten in allen Klassen Gespräche stattfinden, die seine Aktivitäten erklären und die Schüler zur Mithilfe auffordern. Auch die Eltern werden über die Einrichtung des Teams informiert. Zudem sollte in jeder Klasse ein Elternabend stattfinden, der die Aktivitäten des Teams erläutert und erklärt, inwiefern die Eltern kooperieren können, um Risikofälle frühzeitig zu erkennen. Die Kooperationsbereitschaft von Eltern steigt erheblich, wenn das Team auf der schuleigenen Webseite Fälle erfolgreicher Präventivinterventionen veröffentlicht. Natürlich werden die Namen der betroffenen Kinder in diesen Berichten nicht genannt. Hier ein Beispiel:

Eine Schülerin der Oberstufe war im Schulbus zum Opfer von Mobbing geworden. In einem Gespräch mit einer Freundin, die sie zu Hause besuchte, zeigte sie ihr die in einer Kommode versteckte Pistole ihres Vaters und sagte, die Situation sei für sie unerträglich geworden und sie erwäge, dem Problem ein für alle Mal ein Ende zu setzen. Die Freundin fragte sie, ob sie daran dächte, sich etwas anzutun. Das Mädchen sagte, dass entweder es selbst oder die verantwortlichen Mitschüler verschwinden müssten. Die Freundin erzählte einer anderen Freundin von dem Gespräch und die beiden beschlossen, Meldung zu erstatten. Der Schuldirektor hörte die Geschichte von einer Lehrkraft und rief das Mädchen zu sich. Bei diesem Gespräch bestritt die Schülerin die Existenz der Pistole. Sie erzählte jedoch, dass es im Schulbus eine Gruppe von Zehnt- und Elftklässlern gäbe, die sich ständig über sie lustig machten und dass sie das nicht länger ertragen könne. Der Schuldirektor rief ihre Eltern an, erzählte ihnen von der Drohung und dass das Mädchen seiner Freundin die Pistole gezeigt habe. Daraufhin bestätigte der Vater, dass an der von seiner Tochter angegebenen Stelle tatsächlich eine Waffe versteckt sei. Nach dem Gespräch entfernte er diese aus dem Haus. Die Eltern wurden gebeten, ihre Tochter in den kommenden Wochen sorgfältig zu beobachten. Weiter fand ein Gespräch der Eltern mit der Schulpsychologin statt. Dabei wurde ein Überwachungsplan entworfen, der auch andere Familienmitglieder miteinbezog. Das Mädchen musste sich einer gründlichen psychologischen Untersuchung unterziehen. Dabei stellte man fest, dass die Krise durch die Umstände bedingt und eng mit dem Mobbing verbunden war, unter dem das Mädchen seit etwa einem Monat gelitten hatte. Eltern und Schulpersonal wurden über diese Ergebnisse informiert. Daraufhin erfolgte ein klärendes Gespräch mit anderen Kindern aus demselben Schulbus, die die Beschwerden bestätigten. Schließlich rief der Schuldirektor die beteiligten Schüler und ihre Eltern zu sich, erzählte ihnen von der Suiziddrohung und befragte sie zu dem Mobbing. Da der Fall nicht nur extrem und unmittelbar gefährlich, sondern auch noch eine tödliche Waffe im Spiel war, wurden weitere Parteien hinzugezogen. Der zuständige Polizist führte eine Reihe von Gesprächen mit dem Mädchen und den drei anderen. Auch die Psychologin rief die drei Jungen zu sich und erklärte ihnen, dass ihr Verhalten das Opfer in eine Extremsituation gebracht habe. Das Notfallteam entwickelte einen Plan, wie man das Mädchen im Schulbus, während der Pausen und auf dem Weg zur und von der Schule begleiten könne. Die Schulpsychologin ging auf die Bitte des Mädchens ein, in der Pause und auf dem Schulweg von anderen Mitschülern begleitet zu werden und besprach mit ihm einen Sicherheitsplan. Die drei, die das Mobbing initiiert hatten, durften einen Monat lang nicht mit dem Schulbus fahren. Der Vorfall bot eine gute Gelegenheit, in allen Klassen darüber zu sprechen, wie wichtig es ist, Drohungen zu melden. Die Identität der beteiligten Jugendlichen wurde bei all diesen Gesprächen geschützt. Viele Kinder lobten die Geistesgegenwart der Schülerinnen, die die Drohung gemeldet und dadurch eine potenzielle Katastrophe verhindert hatten.

Wenn wir an Schulen Vorträge über das Thema Notfallteams und andere Maßnahmen der Neuen Autorität halten, ist eine der häufigsten Fragen die nach dem Aufwand an Zeit und Mühe. Regina Haller, eine Pionierin der Neuen Autorität an europäischen Schulen, stellte fest, dass diese Fragen nur während der ersten Wochen des Programms gestellt werden. Danach wird jedem klar, dass sich die Investition nicht nur lohnt, sondern sogar Zeit und Mühe spart (Omer u. Haller, 2019). Grund dafür ist, dass das Programm erheblich zur Verbesserung der Atmosphäre an einer Schule beiträgt und deren Mitarbeitenden sogar hilft, besser mit Herausforderungen unterschiedlichster Art umzugehen. Lehrkräfte wie Schulverwaltung verstehen, dass die verschiedenen Elemente des Programms, darunter auch die Notfallteams, nicht nur den Schülerinnen und Schülern zugutekommen, sondern auch ihnen selbst. Die Einrichtung eines Notfallteams ist ein wichtiges Werkzeug der Neuen Autorität, das nicht zuletzt auch die Verletzlichkeit, die Hilflosigkeit und die Anfälligkeit für einen Burn-out von Lehrkräften reduziert.

Selbstkontrolle und Eskalationsprävention

Eine wichtige Komponente der Neuen Autorität im Bildungswesen ist die Förderung der Selbstkontrolle. Unsere Studien zur Neuen Autorität in der Familie haben gezeigt, dass eine Verbesserung der elterlichen Selbstkontrolle ein Schlüsselelement für die Verfassung ihres Kindes ist (Gershy, Meehan, Omer, Papouchis u. Schorr-Sapir, 2017; Lavi-Levavi et al., 2013). Wir glauben, dass das auch für Lehrkräfte gilt. Obwohl die Verbindung zwischen der Selbstkontrolle von Lehrkräften und einer Besserung von Verhaltensauffälligkeiten bei Schülern nicht direkt untersucht wurde, wissen wir, dass diese Komponente unseres Programms von Lehrkräften sehr positiv aufgenommen wird. Das Element der Selbstkontrolle und Eskalationsprävention ist vor allem bei solchen Jugendlichen wichtig, die ihre Suiziddrohungen im Rahmen von Disziplinarproblemen und Konfrontationen mit den Lehrkräften aussprechen. Die drei Mantras der Selbstkontrolle (»Schmiede das Eisen, wenn es kalt ist!«, »Du kannst das Kind nicht kontrollieren, nur dich selbst!« und »Du musst nicht gewinnen, sondern nur durchhalten!«) sind gute Gedächtnisstützen, die Lehrkräfte befähigen, die Prinzipien ihrer Schulung umzusetzen, ihre Position zu verbessern und dabei gleichzeitig Eskalationen zu vermeiden.

- *»Schmiede das Eisen, wenn es kalt ist!«* bedeutet, dass Sie nicht sofort disziplinierend auf das problematische Verhalten eines Schülers eingehen müssen, sondern Ihre Reaktion verzögern können, bis sich die Lage entspannt hat. Natürlich kann eine Lehrkraft ihrem Schüler sagen: »Dein Verhalten ist für mich inakzeptabel. Ich werde darüber nachdenken und später auf dich zurückkommen.« Diese Aussage wird umso effektiver, wenn die Lehrkraft sich an ihr Versprechen hält, später mit dem Schüler spricht und ihn über seine oder ihre Entscheidung informiert. Das Prinzip der verzögerten Reaktion dient nicht nur der Eskalationsprävention, es stärkt auch die Lehrkraft. Dieser Aspekt ist nicht offensichtlich, da viele Lehrkräfte eher denken, dass sie Schwäche zeigen, wenn sie nicht sofort reagieren. Diese Fehlannahme kann dazu führen, dass Lehrkräfte problematisch auf Schüler reagieren, die einerseits ihre Autorität herausfordern und andererseits mit Suizid drohen. Die Tendenz, die Absicht solcher Schüler herauszufordern, kann zu einer gefährlichen Eskalation führen. Angemessene Reaktionen auf eine solche Situation könnten vielmehr folgendermaßen lauten: »Wir werden alles tun, um dich zu beschützen«. Oder: »Wir bleiben bei dir, bis sich die Dinge beruhigt haben. Über das Problem reden wir dann später.« Das sind unterstützende Aussagen, die die Debatte des umstrittenen Themas auf einen späteren Zeitpunkt verschieben. Ebenso wie Eltern verstärken auch Lehrkräfte ihre Position, wenn sie dem Kind zeigen, dass sie sich erinnern. Ihre Reaktion auf Eis zu legen und zu einem späteren Zeitpunkt auf das Problem zurückzukommen, ist das Gegenteil von Nachgeben. Mit einem solchen Vorgehen beweisen Lehrkräfte, dass sie nicht nur hilfsbereit sind und zu ihrem Wort stehen, sondern auch Erinnerungsvermögen, Ausdauer und Rückgrat haben.
- *»Du kannst das Kind nicht kontrollieren, nur dich selbst!«* Für ein Kind mit Verhaltensproblemen ist es manchmal unerträglich, wenn es merkt, dass es von einer Autoritätsperson kontrolliert wird. Jeder kennt Kinder, die »lieber sterben würden, als nachzugeben«. Tatsächlich versuchen auch Kinder, die während einer Konfrontation mit einem Erwachsenen Suiziddrohungen aussprechen, zu beweisen, dass sie in diese Kategorie gehören.

Deswegen ist es lebenswichtig, nicht in die Falle zu tappen, indem man Dinge wie die folgenden sagt: »Das möchte ich erst mal sehen!« Die Einsicht, dass wir das Kind nicht kontrollieren können, sondern nur uns selbst, immunisiert uns gegen die Versuchung, uns auf eine Konfrontation einzulassen. Aussagen wie »niemand kann dich kontrollieren« oder »ich versuche nicht, dich zu kontrollieren, weil das unmöglich ist« tragen dazu bei, Eskalationen zu vermeiden. In einigen der von uns betreuten Familien haben wir die Eltern dazu ermutigt, ihrem Kind ein offizielles Attest auszuhändigen, dass es »unzerbrechlich und unbeugsam« sei. Dieses Attest war von den Eltern, den Großeltern und manchmal sogar dem Hund unterzeichnet. Mitunter brachte es sogar solche Kinder zum Lächeln, die normalerweise permanent mit trotzig gerunzelter Stirn herumliefen. Die Ausstellung eines solchen Attests hinderte die Eltern natürlich nicht daran, sich gegen Gewalt, Wutanfälle und Drohungen zu wehren. Wenn das Kind protestierend anführte, dass die Eltern im Gegensatz zu ihren Deklarationen immer noch versuchten, es zu kontrollieren, antworteten sie: »Niemand kann deine Hände, deine Füße oder deinen Mund kontrollieren. Es ist jedoch unsere oberste Pflicht, uns selbst, deine Geschwister und auch dich zu schützen.« Die dialektische Beziehung zwischen den beiden Aussagen »niemand kann dich kontrollieren« und »es ist unsere oberste Pflicht zu beschützen« verleiht den Eltern eine einzigartige Stärke. Die Stärke von Menschen, die sich ihrer Position sicher genug sind, um sich nicht auf überflüssige Konflikte einzulassen. Diese Einsicht hilft Lehrkräften zu verstehen, dass es nicht nur Selbstbeherrschung bedeutet, wenn sie sich bemühen, die Kontrolle zu behalten, sondern dass es auch ein besserer Weg ist, Autorität auszustrahlen. Nun werden sie einem aufsässigen Kind nicht länger mitteilen: »Du tust, was ich dir sage!«, sondern vielmehr: »Ich werde tun, was ich tun muss«, oder sogar noch besser und stärker: »Wir werden tun, was wir tun müssen.« Diese Botschaften gewinnen gerade dann an Bedeutung, wenn ein Kind mit Suizid droht. In solchen Fällen kann die Lehrkraft noch hinzufügen: »Wir werden alles in unserer Macht Stehende tun, um dein Leben zu retten!«

- *»Du musst nicht gewinnen, du musst nur durchhalten!«* Diese Botschaft ist eine Synthese aus den beiden vorherigen, da sie sowohl die zeitliche Dimension als auch den Verzicht darauf enthält, »auf einen Streich« siegen zu müssen. Wenn man mit einer Suiziddrohung konfrontiert wird, wünscht man sich, diese durch hartes Durchgreifen ein für alle Mal zu unterbinden. Aber genau das ist besonders gefährlich. Mit der erforderlichen Entschlossenheit zu reagieren, demonstriert Widerstand gegen den emotionalen Erpressungsversuch des Kindes und zugleich auch die Bereitschaft, es in seiner Not zu unterstützen. Lehrkräfte wie Eltern verändern die zeitliche Perspektive von »Jetzt! Jetzt! Jetzt!« auf »Heute, morgen, in einer Woche, in einem Monat.« Beim Ansatz der Neuen Autorität kommt Stärke auf zwei Achsen zum Ausdruck: Zeit und Unterstützung durch das soziale Umfeld. Dadurch beweisen die Erziehenden Ausdauer und breite Schultern. Die beiden Achsen stützen einander gegenseitig: Längeres Durchhaltevermögen schenkt einem die für die Rekrutierung von Unterstützung benötigte Zeit, die Unterstützung wiederum gewährt die für die Ausdauer benötigte Stabilität. Zudem beeinflussen die beiden Achsen der Selbstkontrolle auch das Kind: Die Ausdauer der Lehrkraft löst das Gefühl der Dringlichkeit des suizidalen Impulses auf, ihre »Wir«-Botschaft schafft ein Sicherheitsnetz und vermittelt eine Einladung zur Zugehörigkeit. In unserem Buch »Feindbilder – Psychologie der Dämonisierung« (Omer, Alon u. von Schlippe, 2016) haben wir die Prinzipien der Selbstkontrolle als Teil einer Doktrin eines konstruktiven Kampfes dargestellt. Dieser steht im Gegensatz zum destruktiven Kampf, was nicht nur in Bezug auf Kinder gilt, sondern für jede Art von gesellschaftlichen Kämpfen, einschließlich Konflikten zwischen Staaten. Während man die gegnerische Partei bei einem destruktiven Kampf grundsätzlich als negativ betrachtet, den absoluten Sieg anstrebt und es für notwendig hält, sogar belanglose Schäden sofort zu vergelten, beruht der konstruktive Kampf auf der Pflicht, sich zu verteidigen und Gewalt zu widerstehen. Man erkennt aber auch an, dass die Kontrolle über den anderen eine Illusion ist, geht davon aus, dass es auf der anderen Seite auch positive Stimmen gibt, und verpflichtet sich dem

Prinzip der Reifung (Ausdauer) anstatt der Pflicht zur sofortigen Vergeltung. Der Kampf gegen den Suizid ist in jeder Hinsicht ein Kampf, aber er muss konstruktiv bleiben und darf nicht zerstörerisch werden. Das Verständnis, dass unser Ansatz es Eltern und anderen Erziehungspersonen ermöglicht, einen konstruktiven Kampf zu führen, macht ihn akzeptabler. Wir halten das für einen der Gründe, warum Eltern und Lehrkräfte so positiv auf die Neue Autorität reagieren. Ihre Sprache erlaubt ihnen, einem gegen sich selbst oder andere gewalttätigem Kind Standhaftigkeit und breite Unterstützung zu vermitteln.

Die Kommunikation zwischen Lehrkräften und Eltern

Die Kommunikation zwischen Schule und Eltern spielt eine entscheidende Rolle dabei, angesichts einer Suizidgefahr ein Gefühl von wachsamer Sorge, Unterstützung und Zugehörigkeit zu vermitteln. Die Benachrichtigung der Eltern über die Suiziddrohung erfordert aus folgenden Gründen erhebliche Sensibilität: 1. manchmal war die frühere Beziehung zwischen der Schule und den Eltern entweder distanziert oder angespannt; 2. die Mitteilung kann bei den Eltern großen Stress verursachen; 3. die Eltern könnten impulsiv auf das Kind reagieren; 4. die Eltern könnten die Mitteilung als Beschuldigung auffassen; 5. das Ziel ist nicht nur zu informieren, sondern auch die optimalen Bedingungen für eine Kooperation zum Schutz und zur Unterstützung des Kindes zu schaffen.

Einer der Schwerpunkte unseres Programmes für Schulen geht genau auf diese Schwierigkeiten ein. Es ist ein Crashkurs über »Lehrkraft-Eltern-Diplomatie«. Im Optimalfall nehmen sowohl das pädagogische Team als auch die Schulleitung an diesem Kurs teil. Warum »Diplomatie«? Weil Diplomatie immer dann notwendig ist, wenn sowohl Konflikte als auch gemeinsame Interessen bestehen. In weiteren Veröffentlichungen zu unserem Ansatz (Omer, 2011, 2022) haben wir Möglichkeiten vorgestellt, wie Lehrkräfte geschult werden können, mit Eltern über wichtige Vorfälle oder Fälle von Gewalt zu kommunizieren. In diesem Absatz werden wir erklären, wie diese Prinzipien auch auf Suizidfälle übertragen werden können.

Die erste Frage ist, wer die Eltern kontaktiert. Dabei ist auch die Beteiligung der Schuldirektion außerordentlich wichtig, weil sie zeigt, dass die Schule das Thema mit dem gebührenden Ernst behandelt. Dessen ungeachtet sollten auch Mitarbeitende des Schulpersonals hinzugezogen werden, die gute Beziehungen zu den Eltern unterhalten. Die Schulleitung kann solche Personen sowohl an der ersten Kontaktaufnahme als auch am Termin in der Schule beteiligen. Schon bei der telefonischen Vorladung sollte die Schulleitung klarstellen, dass die Lehrkräfte, die Eltern und das Kind »im selben Boot sitzen« und dasselbe Ziel vor Augen haben. Zum Beispiel so:

> »Guten Tag, Frau Markus, ich bin Sarah Wilner, die Leiterin von Emmas Schule. Ich sitze hier mit Emmas Klassenlehrerin Hanna und der Schulberaterin Daria Feld zusammen, weil wir bemerkt haben, dass Emma eine Krise durchmacht, und befürchten, dass sie sich etwas antun könnte. Wir möchten Sie beide bitten, in die Schule zu kommen, um mit uns zusammen darüber nachzudenken, wie wir ihr helfen können. Wir wollen diesen Termin möglichst bald ansetzen, damit Emma in ihrer Not nicht länger alleine bleibt. Sie spielen eine sehr wichtige Rolle dabei, Ihre Tochter zu unterstützen. Wir wissen, dass Sie sich für sie und ihr Problem die bestmögliche Fürsorge wünschen. Wir wollen ihr das Gefühl geben, dass sie nicht alleine ist, und dass Sie mit uns kooperieren, um ihr zu helfen. Ich hege keinerlei Zweifel daran, dass wir gemeinsam den besten Weg dafür finden.«

Sollten die Eltern panisch reagieren oder weitere Details verlangen, können Sie hinzufügen:

> »Sie wissen vielleicht, dass wir ein Notfallteam für Vorfälle haben, die die Schülerinnen und Schüler gefährden. Dieses Team steht unter meiner Leitung. Eine von Emmas Freundinnen hat uns darüber informiert, dass Ihre Tochter eine Krise durchmacht. Daraufhin hat die Schulberaterin mit Emma gesprochen. Bei diesem Gespräch hat sie zugegeben, dass sie verzweifelt sei und daran dächte, sich das Leben zu nehmen. Wir haben ihr gesagt, dass wir mit Ihnen sprechen und alles tun wollen, um ihr zu helfen. Ab diesem Augenblick haben wir sie auch keine weitere Sekunde allein gelassen. Wir haben mit ihr abgecheckt, wer von den Lehrkräften und Mitschülern ihr am besten helfen könnte. Sie hat sich für ihre Klassenlehrerin Hannah und die Freundin ent-

schieden, die uns über ihre Krise informiert hat. Darauf, dass diese Freundin mit uns gesprochen hat, hat Emma positiv reagiert und ebenso auf unsere Absicht, Sie zu kontaktieren. Das ist ein gutes Zeichen, weil es zeigt, dass sie Ihnen vertraut und Hilfe in Anspruch nehmen möchte. Wir sind davon überzeugt, dass wir mit Ihnen zusammen die beste Lösung finden werden.«

Nach der Kontaktaufnahme zu einem der Elternteile ist es ratsam, es nicht diesem zu überlassen, die Nachricht an den anderen weiterzuleiten, sondern darum zu bitten, persönlich mit ihm zu sprechen. Wenn der erste Elternteil zögert, ist es wichtig, ihn nach dem Grund zu fragen. Man kann ihm sagen, dass sein Zögern berücksichtigt werde und man äußerst sensibel mit dem anderen Elternteil sprechen werde, um unerwünschte Reaktionen zu vermeiden. Unserer Erfahrung nach funktioniert die Kooperation besser, wenn man mit beiden Eltern spricht und nicht nur mit einem von ihnen.

Bei all dem sollten Sie sich bewusst bleiben, dass bei dem Gespräch mit den Eltern gewisse Probleme auftauchen könnten.

- *Die Eltern verkünden, sie seien sich des Problems bewusst und weder sie noch ihr Kind bräuchten irgendeine Hilfe von der Schule.* Dabei könnte es sich um eine Defensivreaktion handeln, die wahrscheinlich auf einem Misstrauen gegenüber der Schule und der Sorge um die eigene Privatsphäre basiert. Die Eltern könnten diese Position noch verstärken, indem sie sagen, ihr Kind befände sich bereits in Therapie und nur dort seien sie bereit, über seine persönlichen Belange zu sprechen. Es ist wichtig, nicht defensiv auf die abwehrende Haltung der Eltern zu reagieren. Sie kann durch empathische Validierung abgebaut werden, etwa so:

»Ich bin froh darüber, dass Sie um die Privatsphäre Ihrer Tochter besorgt sind und dass Sie diese schützen möchten. Das zeigt mir, dass Sie sensible Eltern sind. Ich verspreche Ihnen, dass auch wir die Angelegenheit mit äußerstem Feingefühl behandeln werden. Dennoch verlangt die Tatsache, dass Emmas Krise sich auch in der Schule zeigt und dass sie sich täglich für viele Stunden in unserer Obhut befindet, dass wir die Angelegenheit genauso ernst nehmen und dafür sorgen, dass sie hier sicher und gut aufgehoben ist. Es ist uns jedoch wichtig,

Sie dabei nicht zu übergehen. Emma ist Ihre Tochter und jeder Schritt, den wir unternehmen, muss in Absprache mit Ihnen und mit Ihrer Zustimmung erfolgen. Deshalb ist es uns so wichtig, Sie zu treffen.«

- *Die Eltern verkünden, ihr Kind spreche immer Drohungen aus, um Vorteile für sich herauszuschlagen oder Pflichten zu entgehen.* In diesen Fällen besteht die Herausforderung darin, die Wut und Enttäuschung der Eltern effektiv anzusprechen. Wir wissen, dass viele Kinder damit drohen, sich etwas anzutun, wenn sie mit Forderungen ihrer Umgebung konfrontiert werden. Der Zorn der Eltern könnte sich nicht nur gegen das Kind richten, sondern auch gegen die Schule, deren Anruf bei den Eltern offenbar auf ein disziplinarisches Versagen und den Versuch hinweist, ihnen die Schuld daran zuzuschieben. Wenn das passiert, begeht man häufig den Fehler, mit Kritik auf die Eltern zu reagieren. Ohne es zu beabsichtigen, vermitteln Lehrkräfte manchmal die Botschaft, dass die Schule die Not des Kindes ernstnehme, während die Eltern es weiterhin ignorierten. Eine solche Reaktion wird die Kluft nur vergrößern und könnte dem Kind, der Schule und den Eltern schaden. Wir dürfen nicht vergessen, dass unsere kritische Einstellung zu den Eltern schon allein durch den Tonfall übermittelt werden kann. Um uns auf solche Situationen vorzubereiten, müssen wir Empathie für die Not und die Hilflosigkeit der Eltern zeigen, die mit den Suiziddrohungen und dem vom Kind ausgeübten emotionalen Druck konfrontiert sind. Das zu verstehen, wird uns helfen, den Eltern die Botschaft zu vermitteln, dass sie den Drohungen unbeugsam standhalten und dabei begreifen müssen, dass der Schmerz ihres Kindes real ist, auch wenn es ihn auf verzerrte Art und Weise zum Ausdruck bringt. Beispielsweise so:

»Wir können Ihr Gefühl, dass Dan vielleicht versucht, Sie emotional zu erpressen, definitiv verstehen. Das ist auch uns so gegangen. Wir müssen seine Drohungen bekämpfen, ihm aber zugleich mit seinen Problemen helfen. Wir sind davon überzeugt, dass uns das besser gelingt, wenn wir zusammenarbeiten. Wenn Ihr Sohn von uns und von Ihnen dieselbe Botschaft bekommt, werden seine Drohungen abnehmen. Wir denken, er droht immer dann, wenn er das Gefühl hat, mit der Situation nicht mehr umgehen zu können. Das heißt, selbst wenn er seinen Schmerz auf eine Art ausdrückt, die für uns nicht akzeptabel ist, sind seine Schwierigkeiten dennoch real. Es ist uns wichtig, ihm das Gefühl zu vermitteln, dass wir ihm nicht nachgeben, ihn aber auch nicht aufgeben werden. Wenn wir miteinander kooperieren, sind wir stärker. Dann können wir ihm zeigen, dass wir sowohl Widerstand leisten als auch unterstützen.«

- *Die Eltern machen die Schule für den Druck verantwortlich, unter dem ihr Kind steht.* Oft schließen sich Eltern den Forderungen des Kindes nach besonderer Rücksichtnahme an und fügen ihr sogar weitere, eigene Forderungen hinzu, an die das Kind gar nicht gedacht hat. Die Schule zu kritisieren, ist heute »in Mode« und auch einer der Gründe dafür, dass der Lehrerberuf so schwer geworden ist. Die neue Autorität gibt Lehrkräften Werkzeuge, mit solchen Situationen umzugehen und die Kooperation zu verbessern, sogar mit besonders schwierigen Eltern (Omer u. Haller, 2019). Oft wird die Schule beschuldigt, für die Krise eines Kindes verantwortlich zu sein, weil sie es so stark unter Druck setzt. Dieser Druck kann schulischer, disziplinärer oder sozialer Art sein. Die Schule sollte solchen elterlichen Beschwerden auch dann Gehör schenken, wenn sie auf nahezu unerträgliche Art ausgesprochen werden. Es folgen zwei Beispiele dafür, wie man auf derartige Situationen reagieren könnte:

Vorwürfe und die Forderung nach besonderer Rücksichtnahme der Schule:

»Wir nehmen Dannys Schwierigkeiten sehr ernst. Unser primäres Ziel ist es, ihn zu beschützen und zu unterstützen, damit er fühlt, dass er nicht alleine ist, dass man sich um ihn kümmert und dass wir uns um ihn sorgen. Wir würden uns gern mit Ihnen treffen und einen gemeinsamen Hilfsplan entwerfen. Wir wollen mit Ihnen zusammen prüfen, wie Sie ihm bei seinen schulischen Problemen so helfen können, dass es seinen Bedürfnissen entspricht und er die besten Chancen hat, voranzukommen. Wir verstehen, dass Sie Vorbehalte gegen unser bisheriges Vorgehen haben. Aber vielleicht ist diese Krise nicht nur negativ zu bewerten, sondern auch als Gelegenheit, eine gemeinsame Sprache zu entwickeln. Wenn Danny sieht, dass wir seine Bedrängnis ernst nehmen und zusammenarbeiten, um ihm zu helfen, wird er Erleichterung fühlen.«

Schuldzuweisungen, dass die Schule ihr Kind einer schwierigen sozialen Situation ausgesetzt habe:

»Sie haben recht, auch wir sehen, dass Marie extrem verzweifelt ist, weil sie von einigen Mädchen in ihrer Klasse gemobbt wurde. Wir nehmen das sehr ernst. Die Beraterin, die Klassenlehrerin und ich haben uns mit ihr zusammengesetzt und ihr gesagt, wir würden alles Mögliche tun, um ihr zu helfen und sie zu beschützen. Marie ist zunächst skeptisch geblieben, war pessimistisch und fühlte sich ohnmächtig. Langsam ist es der Lehrerin jedoch gelungen, an sie heranzukommen. Wir glauben, dass die Beziehung, die im Zusammenhang mit der Krise zwischen ihr und ihrer Klassenlehrerin geschaffen werden konnte, ein Zeichen ist, das Hoffnung macht. Jetzt würden wir uns gern mit Ihnen zusammensetzen, damit wir ihre Zuversicht gemeinsam stärken können, und auch das Gefühl, dass wir sie beschützen. Wir werden sie in ihrer Not nicht alleinlassen und nicht erlauben, dass das Mobbing auch nur einen einzigen Tag lang weitergeht.«

In beiden Beispielen wird die kritische Haltung der Eltern validiert. Validierung ist der erste Schritt des Versuchs einer Schule, über gemeinsame Maßnahmen zu sprechen. Wir denken nicht, dass Eltern ihren Standpunkt um hundertachtzig Grad ändern. Dennoch bestehen gute Aussichten dafür, dass sie zumindest etwas mehr Gesprächsbereitschaft zeigen werden. Wir unterteilen die Positionen der Eltern in Bezug auf ihre Kooperationsbereitschaft mit der Schule in fünf Stufen: aktiver Widerstand, passiver Widerstand, Neutralität, geringe und volle Kooperationsbereitschaft. Wir gehen davon aus, dass die richtige Antwort auf die elterliche Kritik die Kooperationsbereitschaft der Mütter und Väter zumindest um eine Stufe erhöht. Obwohl das ein bescheidenes Ziel ist, kann es bedeutende Konsequenzen haben.

- *Vater oder Mutter leiden an Depressionen.* Viele suizidale Kinder haben einen Elternteil, der an Depressionen oder anderen psychischen Problemen leidet. In dieser Situation fühlen sich die Eltern ohnmächtig und können ihrem Kind nicht helfen. Manchmal sind es aber nicht die Eltern, die glauben, nicht genug Kraft zu haben, ihrem Kind zu helfen. Stattdessen ist es die Umgebung, die schnell zu dem Schluss gelangt, der betreffende Elternteil sei aufgrund seiner psychischen Verfassung außerstande, seine Rolle zu erfüllen. Die Neue Autorität bietet eine Reihe denkbarer Reaktionen auf solche Situationen. Sie basieren auf unserer langjährigen Erfahrung darin, sowohl für die Kinder als auch für ihre Eltern Unterstützung zu rekrutieren. Unterstützer finden sich in der Verwandtschaft, im Freundeskreis der Eltern oder einfach im sozialen Umfeld. Optimal ist es, sie mithilfe der Schulberatung oder der Schulpsychologin anzusprechen, vor allem dann, wenn diese bereits Erfahrung mit der Neuen Autorität besitzen. Erfahrene Berater erwerben allmählich die Fähigkeit, sowohl für die Eltern als auch für das Kind Unterstützer zu rekrutieren. Wenn es solche gibt, können die Fähigkeiten des ausgelaugten oder überforderten Elternteils zumindest teilweise rehabilitiert werden. In einem von uns betreuten Fall zog ein Zwölfjähriger mit einer schizophrenen Mutter und einem geistig behinderten Vater mit Borderline-Persönlichkeitsstörung zu seinen Großeltern. Erst nachdem wir mit den Großeltern gearbeitet hatten, um sie zu stärken, lernten wir schließlich auch die beiden Eltern kennen. In diesem Fall fand die ausschlaggebende Begegnung bei einem Treffen in der Schule statt, an dem die Großeltern und auch die Eltern teilnahmen. Dabei wurden Maßnahmen besprochen, die dem Kind helfen sollten. Außerdem wurde beschlossen, die Mitarbeiter der Schule, die Großeltern, die Eltern und schließlich auch zwei Onkel systematisch auf dem Laufenden zu halten. Eines der bemerkenswerten Resultate war die wachsende Beteiligung des Vaters, der nun begann, seinen Sohn regelmäßig bei den Großeltern zu besuchen. Unsere diplomatischen Maßnahmen für Eltern und Lehrkräfte sind damit jedoch nicht erschöpft. Weitere wichtige Punkte sind: eine möglichst frühe Kontaktaufnahme zu den Eltern; systematische Berichterstattung, vor allem über positive Ereignisse; verschiedene Wege zur Vermittlung der Botschaft, dass man gemeinsam im selben Boot säße; die Vermittlung eines »Wir«-Gefühls an Eltern und Kind; streitschlichtende Maßnahmen bei einem Bruch oder Konflikt zwischen Eltern und Lehrkraft; die zunehmende Beteiligung der Eltern an Schulaktivitäten; engagierte Eltern aus den Elternbeiräten um Unterstützung bitten; der gesamten Elternschaft laufend über den Stand der Betreuung herausfordernder Situationen zu berichten und dergleichen mehr (Omer, 2011, 2022). All das verbessert die Kooperationsbereitschaft von Eltern im Umgang mit diversen Schwierigkeiten und vor allem mit suizidalen Krisen.

Einladung zum Dazugehören

Ein Gefühl von Zugehörigkeit ist vielleicht die wichtigste Komponente für Resilienz und gegen suizidale Impulse. Einer der Schwerpunkte unseres Ansatzes ist es, eine Gruppe zu schaffen, die dem Kind eine »Wir«-Botschaft vermittelt und es zum Dazugehören einlädt. Wie bereits in unserem Programm für Schulverweigerer erklärt (Furman, 2019; Omer et al., 2016), spielt die Schule bei diesem Prozess eine besonders wichtige Rolle. In diesem Abschnitt wollen wir zeigen, inwiefern unser Schulverweigerer-Programm auch für die Suizidprävention bei Teenagern übernommen werden kann. Die beiden Situationen haben gemeinsame Nenner, darunter Einsamkeit, Verzweiflung, emotionaler Aufruhr, das Gefühl, mit etwas nicht umgehen zu können, und manchmal auch ein heftiger Widerstand gegen Therapie oder jeden Versuch, sich wieder zum Schulbesuch bewegen zu lassen. Suizidale Teenager leiden oft unter einem gestörten Zugehörigkeitsgefühl und die Schule ist ihnen fremd – sei es aufgrund von schulischem Versagen, gesellschaftlicher Isolation oder einer bitteren Erfahrung mit Mitschülern oder Lehrkräften. Eine weitere Gemeinsamkeit der beiden Situationen ist das Gefühl der Hilflosigkeit, das manchmal von Eltern und Lehrkräften geteilt wird. Beide haben den Eindruck, sämtliche ihnen verfügbaren Mittel zur Beeinflussung des suizidgefährdeten Teenagers würden versagen.

Furman (2019) schildert eine Reihe von Maßnahmen gegen Schulverweigerung, die auch bei suizidalen Krisen übernommen werden können:

- Lehrkräfte und Eltern sollten einen Termin vereinbaren, bei dem die Krise besprochen und überlegt wird, wie man eine Unterstützungsgruppe aufstellen kann, die dem Kind ein Gefühl von

Zugehörigkeit und Beistand bietet. Falls die Schule ein Notfallteam hat, sollten die Eltern von der Leitung dieses Teams eingeladen werden.

- Es sollte eine Liste mit möglichen Mitgliedern für die Unterstützungsgruppe erstellt werden. Sie sollte Lehrkräfte, Freunde der Familie, ausgesuchte Mitschüler und Mitschülerinnen sowie weitere Personen enthalten, die dem Kind nahestehen (Jugendberaterin, Sporttrainer oder Musiklehrerin).
- Anbei der Entwurf einer Nachricht an die angedachten Mitglieder der Unterstützungsgruppe, zum Beispiel mit folgendem Wortlaut:

> »Wir, Ileana und Sean, Johnnys Lehrer, schreiben Ihnen gemeinsam mit seinen Eltern Laura und David. Johnny erlebt seit einiger Zeit eine schwere emotionale Krise, die sich zu Hause und in der Schule bemerkbar macht. Wir haben beschlossen, eine Gruppe von Unterstützern zu schaffen, die ihm dabei helfen soll, sich wieder zugehörig zu fühlen und zu erkennen, dass es in seinem Leben auch positive Aspekte gibt. Daher würden wir Sie gern am kommenden Donnerstag zwischen 19:00 und 21:00 Uhr zu einem gemeinsamen Treffen in der Schule einladen. Bei diesem Treffen wollen wir überlegen, wie wir Johnny unterstützen können. Johnny ist über den Termin informiert. Bitte lassen Sie uns wissen, ob Sie daran teilnehmen können. Falls Sie verhindert sein sollten, Johnny aber dennoch helfen wollen, dann schicken Sie uns bitte eine Nachricht, damit wir Ihren Namen in die WhatsApp-Gruppe der Unterstützer aufnehmen können. Da Sie zu Johnny eine ganz besondere Beziehung haben, wäre es großartig, wenn Sie ihn kontaktieren oder treffen könnten, um ihm zu sagen, dass Sie sich um ihn sorgen und ihm helfen wollen. Vielen Dank, Sean, Ileana, Laura und David«.

- Nachdem Sie diese Nachricht versandt und die Antworten darauf bekommen haben, sollte eine Kontaktgruppe für Updates, Mitteilungen und Bitten an die Gruppenmitglieder eröffnet werden. Das Kind sollte darüber informiert werden, dass eine Unterstützungsgruppe geschaffen wurde, die ihm und seinen Eltern helfen soll, mit der Situation umzugehen. Wenn es protestiert und anführt, dass das eine Verletzung seiner Privatsphäre darstelle, muss man ihm sagen, Leben und Tod seien keine privaten Angelegenheiten. Die Rekrutierung einer Unterstützungsgruppe hängt nicht von der Zustimmung des Kindes ab. Sie fällt vielmehr unter die Verantwortung von Eltern und Lehrkräften.

- Der Termin mit den Unterstützern in der Schule ähnelt dem im dritten Kapitel geschilderten Treffen zu Hause, enthält jedoch gewisse spezifische Schwerpunkte:
  - Lehrkräfte oder andere Mitarbeitende der Schule, die zu dem Kind eine gute Beziehung haben und aus erster Hand berichten können, sollten vorgestellt werden. Auch ehemalige Lehrkräfte können diese Aufgabe erfüllen. Diese Personen werden mit dem Kind auf jede Art in Kontakt treten, die ihnen richtig erscheint. Bei suizidgefährdeten Schulverweigerern ist es wichtig, das Kind wiederholt zu Hause aufzusuchen. Die Besucher werden versuchen, mit dem Jugendlichen zu sprechen und von ihm selbst etwas über seine Schwierigkeiten zu erfahren, über problematische Vorfälle an der Schule und darüber, wie man ihm helfen könnte.
  - Man sollte abklären, welche Mitschüler und Mitschülerinnen das Kind kontaktieren, es besuchen und ihm anbieten könnten, vorbeizuschauen und es auf dem Schulweg zu begleiten. Dann muss das Einverständnis der Eltern dieser Kinder eingeholt werden, dass sie mit dem Unterstützungsprogramm kooperieren dürfen.
  - Spezifische Funktionsträger der Schule, zum Beispiel die Leitung oder die Schulberaterin, sollten sich vor allem während der akuten Phase häufig persönlich mit dem Kind treffen. In zwei von uns behandelten Fällen traf die Leitung das suizidale Kind einen Monat lang täglich. Eine der Jugendlichen erzählte in ihrer Einzeltherapie, sie könne ihre Gespräche mit der Schulleitung kaum erwarten und dass diese zu den Dingen gehörten, die sie am Leben erhielten.

Eine der Möglichkeiten, eine Einladung, die Zugehörigkeit vermitteln und die Stimmen des Lebens im Kind stärken soll, auszusprechen, besteht darin, ein kleines Heft mit persönlichen Seiten für Unterstützer anzufertigen. Hier eine Vorlage für ein mögliches Format dieser Seiten:

Name: ____________________

Was ich in dir sehe und was mir Hoffnung gibt:

____

____

____

Momente, die ich mit dir geteilt habe und nie vergessen werde:

____

____

____

Dinge, die ich gern mit dir unternehmen würde:

____

____

____

Unterschrift: ____________________

Es wäre nett, wenn jede unterstützende Person ein Foto von sich selbst mit dem Kind beilegen könnte, oder ein Foto des Kindes bei einer Veranstaltung, an der auch die Person selbst teilgenommen hat.

Lassen Sie uns nun zwei Fallbeispiele vorstellen, die das von unserem Ansatz betonte »Wir«-Gefühl verstärken.

Wenn Mohammed nicht zum Berg kommt, kommt der Berg zu Mohammed[13]

Als der elfjährige Jan nach einem Wochenende zu Hause ins Internat zurückkam, weigerte er sich, sein Zimmer zu verlassen und die Schule im Nebengebäude zu besuchen. Er sperrte sich in seinem Schrank ein und antwortete nicht, wenn man ihn rief. Das Nachtschichtteam informierte den Schuldirektor. Der traf sich mit der Klassenlehrerin des Jungen und sie beschlossen, den gesamten Unterricht in Jans Zimmer zu verlegen. Nun fand in der Klasse eine lebhafte Debatte darüber statt, wie man das bewerkstelligen könne. Die Kinder, die die Entschlossenheit ihres Direktors, um jeden Schüler zu kämpfen, bereits kannten, zeigten sich kooperationsbereit. Durch Rollenspiele übten sie die einzelnen Schritte des Plans. Es war das erste Mal, dass man eine derartige Intervention versuchte. Später kam sie in diesem Internat noch viele weitere Male zur Anwendung, um mit schwer gefährdeten, isolierten Schülern umzugehen.

Der Schuldirektor, die Klassenlehrerin und acht Mitschüler klopften leise an Jans Zimmertür. Wie erwartet gab der Junge keine Antwort. Eines der Kinder, das eine gute Beziehung zu Jan hatte, öffnete die Tür einen Spalt breit, rief laut seinen Namen und erklärte, seine Klassenkameraden ständen draußen und warteten auf Erlaubnis, einzutreten. Jan kam aus dem Schrank und machte die Tür weit auf. Als seine Freunde eintraten, setzte er sich völlig in sich gekehrt auf sein Bett.

Der Direktor erklärte Jan, sie hätten gerade erst mit der allwöchentlichen Montagmorgenrunde begonnen, bei der die Schüler von ihrem Wochenende erzählten. Alle saßen auf dem Boden und der Direktor registrierte, dass auch Jan bei den Erzählungen der Kinder manchmal in sich hineinlächelte. Der Junge, der Jan gerufen hatte, bat um Erlaubnis, sich neben ihm aufs Bett zu setzen. Kurz darauf bat auch er Direktor darum, sich neben die beiden setzen zu dürfen. Somit fand die erste Unterrichtsstunde jener Woche in Jans Zimmer statt. Eine halbe Stunde später schlug die Lehrerin vor, gemeinsam wieder ins Klassenzimmer zurückzukehren. Zwei Mitschüler erklärten Jan, wie cool es wäre, wenn

13 Diese beiden Fälle entstammen Erzählungen von Martin Jani, dem Leiter eines Internats in der Schweiz (Schule Friedheim Bubikon), der selbst in ähnlichen Einrichtungen aufgewachsen ist. Er ist einer der großen Fürsprecher der Neuen Autorität in seinem Heimatland.

er mitkäme. Eine halbe Stunde später betrat Jan mit seinem Freund das Klassenzimmer.

Die Frucht des Schweigens

Der 15-jährige Peter, der eine Schule für gefährdete Kinder besuchte, war gegen andere Kinder und sich selbst gewalttätig geworden. Zweimal hatte er mit Suizid gedroht, einmal während eines Streits mit der Lehrerin und ein anderes Mal, nachdem man seinetwegen die Polizei gerufen hatte. Angesichts dieser Umstände wurde beschlossen, ihm in seinem Zimmer Privatunterricht zu geben. Dahinter stand die Absicht, jeweils eine Lehrkraft zu ihm zu schicken und ihn langsam aber sicher ins Klassenzimmer zurückzuholen. Der Direktor setzte Peter und seine Klassenkameraden über den Plan in Kenntnis. Der Junge blieb weiterhin in seinem Zimmer und teilte protestierend mit, dass er nicht vorhabe, mit den Lehrkräften zu kooperieren. Er verschloss die Fensterläden und verkroch sich unter seine Bettdecke. Eine Lehrkraft nach der anderen kam an seine Zimmertür, aber Peter antwortete nicht und verließ auch nicht das Bett. Einige Stunden später klopfte der Internatsdirektor an die Tür, nannte seinen Namen und bat um Erlaubnis, einzutreten. Der Junge antwortete nicht. Wieder einige Minuten später klopfte der Direktor abermals an die Tür und wiederholte seine Bitte. Nach mehreren Versuchen antwortete Peter mit einem ärgerlichen, unverständlichen Knurren. Der Direktor trat ein und dankte Peter für die Erlaubnis. Dann fragte er, ob er sich auf die Bettkante setzen dürfe. Wieder murmelte Peter etwas. Der Direktor interpretierte das als Ja und zog zwei Clementinen aus seiner Tasche. Als Peter sich nicht rührte, legte er die Frucht neben seinen Kopf. Langsam und schweigend schälte er dann seine eigene Clementine. Er teilte sie in zwei Hälften und legte eine davon in Peters Hand, die nicht unter der Decke versteckt war. Dann begann er sehr langsam, seine Hälfte zu essen. Etwa zehn Minuten später begann auch Peter damit, die Hälfte zu essen, die er in der Hand hielt. Der Schuldirektor griff nach der zweiten Clementine, die neben Peters Kopf lag, schälte sie und reichte Peter wiederum die Hälfte. Jetzt setzte sich der Junge neben den Direktor und beide kauten langsam. Nach einigen Minuten erhob sich der Direktor, dankte Peter dafür, dass er ihn in sein Zimmer gelassen hatte und fragte: »Darf ich dich wieder besuchen?« »Klar«, antwortete der Junge. Es war der erste Schritt in einem wochenlangen Prozess, in dessen Verlauf Peter langsam wieder mit einigen Lehrkräften in Kontakt trat und dann allmählich ins Klassenzimmer zurückkehrte.

Die Stellung der Schule in der Gemeinschaft

Solche Handlungen verändern die Stellung der Schule nicht nur im Hinblick auf die Familie des suizidalen Teenagers, sondern potenziell auch die ganze Gemeinschaft. Grund dafür sind die zahlreichen Kontakte, die von der Schule und vor allem von ihrem Notfallteam initiiert werden. Auf ihrer Suche nach Wegen, dem Schüler zu helfen und ihn zu beschützen, kontaktieren die Mitglieder des Teams eine Reihe von Einrichtungen und Personen in und außerhalb der Schule. Die so entstandenen Beziehungen verstärken die Präsenz von Schule, Eltern, Altersgenossen und diversen anderen Vertretern (kommunale Polizei, Jugendarbeit, Fachkräfte für mentale Gesundheit etc.). Die Begriffswelt der Neuen Autorität kann für diese unterschiedlichen Parteien zur gemeinsamen Sprache werden. Noch wirksamer werden die Aktivitäten der Lehrkräfte, Eltern und anderer Unterstützer, wenn sie eine systemübergreifende wachsame Sorge und Verankerung schaffen. Jede einzelne dieser Parteien, die mitwirkt, um dem Kind zu helfen, verwandelt sich in einen Verankerungspunkt, der das Netzwerk der Sicherheit und Zugehörigkeit verstärkt. Menschen, die eine Schule leiten, spielen dabei eine besondere Rolle. Eines der Kapitel des Buches »Raus aus der Ohnmacht« (Omer u. Haller, 2019) befasst sich mit den einzigartigen Herausforderungen und Schwierigkeiten, vor denen gerade diese Personen stehen. Sie sind im Brennpunkt verschiedenster Kräfte gefangen, von denen jede versucht, in eine andere Richtung zu ziehen (Kinder, Schulpersonal, Eltern, Behörden, Medien). Schulleiterinnen werden oft in einen öffentlichen Aufruhr hineingerissen. Der Ansatz der Neuen Autorität stattet sie mit dem nötigen Werkzeug aus, um so einen Aufruhr zu vermeiden und das Schiff auch dann weiter zu steuern, wenn ein Sturm ausbricht. Die Einrichtung eines Notfallteams gibt Schulleitern ein starkes Hilfsmittel im Umgang mit solchen Situationen. Die Aktivitäten dieses Teams verwandeln Krisen in Chancen. Anstatt aus der Defensive oder aus einer Gegendefensive zu reagieren, wird die Schule nun zu einer proaktiven Partei, die Schutz- und Hilfsmaßnahmen organisiert. Das verwandelt die Schulleiterin, ihre Mitarbeitenden, die Eltern und das Kind in Glieder eines gemeinsamen konstruktiven Prozesses, anstatt Opfer spaltender Tendenzen zu bleiben.

Sechstes Kapitel: die Neue Autorität in Verbindung mit anderen Ansätzen zur Suizidprävention

In diesem Kapitel wollen wir einige Fälle aus der Supervision bei suizidalen Krisen vorstellen, bei denen zur Erweiterung der laufenden Interventionen auch Elemente unseres Ansatzes angewandt wurden. Im ersten Fall handelte es sich um einen Teenager, der in einer psychologischen Spezialklinik für suizidale und depressive Kinder Einzeltherapie bekam[14]. Im zweiten Fall galt die Supervision den Mitarbeitern einer Organisation, die eine Telefon- oder Online-Hotline für emotionale Krisen anbietet[15]. Im dritten Fall handelte es sich um die Begleitung einer gemeinschaftlich orientierten Freiwilligenorganisation zur Suizidprävention[16].

Wie sich die Neue Autorität in (depressionsbedingte) Einzeltherapien integrieren lässt

Henny, 19 Jahre alt und Schülerin der elften Klasse, wurde in die Klinik überwiesen, nachdem sie sich bei einem Suizidversuch die Venen aufgeschnitten hatte. Glücklicherweise war sie in Panik geraten und hatte ihre Mutter angerufen, die sie sofort in die Notaufnahme eines Krankenhauses brachte. Nach der Erstversorgung wurde beschlossen, das Mädchen noch einige Tage zur Beobachtung dazubehalten. Ein Jahr zuvor war Henny wegen einer Essstörung fünf Monate lang hospitalisiert gewesen. Während ihres Krankenhausaufenthalts hatte sich ihr Zustand deutlich ver-

14 Die Abteilung für psychologische Medizin am Schneider Kinderkrankenhaus in Petah Tikva, Israel: https://www.schneider.org.il/?CategoryID=1011&ArticleID=3915.

15 ERAN: https://en.eran.org.il/.

16 MOSHE – Words that Make a Difference: https://www.moshe.org.il/emergency.

bessert und auch ihre Eltern hatten mit großem Einsatz dafür gesorgt, dass sie regelmäßig aß. Seither besuchte Henny weiterhin eine Gruppentherapie für Teenager mit Essstörungen. Nach ihrem Suizidversuch überwies die Gruppentherapeutin sie zu einer erneuten psychiatrischen Bewertung und Henny begann eine Einzeltherapie in einer Klinik für Depressionen, Stimmungsschwankungen und suizidales Verhalten. Nach zwei Therapiesitzungen, einer mit Henny selbst und einer mit ihren Eltern, wandte sich diese Klinik an uns, um zu besprechen, ob man möglicherweise Elemente der Neuen Autorität in die Einzeltherapie des Mädchens integrieren könnte.

Die Therapeutin berichtete, Henny habe während ihres ersten Termins ruhelos und bedrückt gewirkt. Zunächst sei sie mit ihrem Vater ins Zimmer gekommen, habe dann aber gefragt, ob sie unter vier Augen mit der Therapeutin sprechen dürfe. Der Vater war einverstanden und verließ den Raum. Zunächst drückte sich Henny sehr allgemein aus und wählte Begriffe wie »Verschlimmerung der Depression«, »Panikanfälle« und »emotionales Essen«. Erst später begann sie auf Nachfragen der Therapeutin hin allmählich auch über spezifische Inhalte, Vorkommnisse und ihre komplizierte Beziehung zu den Eltern zu sprechen. Sie erzählte, es habe vor ihrem Suizidversuch mehrere Wochen lang endlose Streitereien mit ihrer Mutter gegeben. Einige Tage vor dem Versuch sei sie mit ihrem Handballteam auf einem Ausflug gewesen. Sie habe sich nicht wohlgefühlt und nach Hause gewollt, aber ihre Eltern hätten das nicht erlaubt. Dennoch fuhr sie nach Hause zurück. Sie erzählte weiter, ihre Eltern glaubten ihr nie, wenn sie sage, dass sie sich nicht gut fühle. Sie war verzweifelt und hatte das Gefühl, mit niemandem sprechen zu können. Einige Stunden nach ihrer Ankunft daheim setzte sie sich in die Badewanne und schnitt sich die Pulsadern auf.

Henny sagte, ihre Eltern behandelten sie auf widersprüchliche Art: Entweder ignorierten sie sie völlig und glaubten ihr nicht, oder sie versuchten, jede ihrer Bewegungen zu kontrollieren. So verlangten sie zum Beispiel, dass sie gleich nach der Schule nach Hause käme, sodass sie keine Zeit mit Freundinnen verbringen könne. Weiter erzählte Henny, ihr Vater sei in der Vergangenheit tyrannisch und impulsiv gewesen, habe sich jedoch in den letzten Jahren sehr verändert und gäbe sich nun eher umgänglich und locker, aber gleichgültig. Trotzdem verbrächten sie jetzt gelegentlich auch gute Momente miteinander. Die Mutter hingegen kontrolliere sie ständig, sei ungeduldig und versuche Henny jedes Mal fast schon mit Zwang herauszureißen, wenn sie Anzeichen einer Stimmungsverschlechterung erkennen ließ. Bei einem gemeinsamen Termin mit den Eltern beobachtete die Therapeutin, dass die Mutter das Mädchen jedes Mal anwies, gerade zu sitzen, wenn Henny wieder in ihrem Stuhl zusammensackte. Weiter beobachtete sie, dass der Vater versuchte, die Atmosphäre durch Witze zu entspannen, obwohl das bei einem Termin über den Suizidversuch seiner Tochter völlig fehl am Platz war. Als Hennys ältere Brüder (22 und 24 Jahre alt) jünger waren, waren sie häufig vom Vater geschlagen worden. Henny war die Einzige, die keine Schläge bekommen hatte. Alle drei Geschwister hatten zu beiden Eltern ein angespanntes Verhältnis. Henny glaubte, ihr älterer Bruder habe jung geheiratet, um aus dem Haus zu kommen. Der mittlere Bruder hatte beschlossen, so weit wie möglich von zu Hause fortzuziehen und lebte seit einigen Monaten in einer anderen Stadt. Henny litt sehr unter seinem Fortgehen und sprach auch weiter täglich mit ihm. Sie hatte das Gefühl, dass sich die ganze Frustration ihrer Mutter seit dem Auszug der Brüder gegen sie, Henny, richtete. Die Mutter war Lehrerin an einem Gymnasium, kam für gewöhnlich sehr gereizt von der Arbeit nach Hause und begann dann sofort, Henny für die Unordnung in der Wohnung zu tadeln. Henny lernte, darauf zu reagieren, indem sie sich in ihrem Zimmer einschloss, Kopfhörer aufsetzte und stundenlang Musik hörte oder Serien schaute. Wie gesagt, hatte sich ihre Beziehung zum Vater in den letzten Jahren erheblich verbessert. Sie teilten ein starkes Interesse – beide liebten Sport und sahen oft miteinander fern (Tennis, Fußball und Handball). Aber obwohl ihr Verhältnis zu ihrem Vater in letzter Zeit besser gewesen war als das zur Mutter, hatte Henny nach ihrem Suizidversuch dennoch die Mutter angerufen. Als die Therapeutin fragte, wen sie eher anrufen würde, falls sie abermals einen suizidalen Drang verspüre, sagte sie zunächst: »Keinen.« Dann aber meinte sie zögernd, sie würde wohl wieder ihre Mutter anrufen. Obwohl Henny das entspannte Verhältnis zu ihrem Vater genoss, bemühte sie sich, ihre Momente der Verzweiflung weit von ihm fernzuhalten.

In der nächsten Therapiestunde sah Henny schon viel besser aus und bestätigte auch, sich besser zu fühlen als in den Wochen davor. Als die Therapeutin fragte, worauf sie das zurückführe, erklärte Henny, sie habe einige lohnenswerte Ziele gefunden: Sie nehme wieder am Handballtraining teil und plane, im Sommer für ein paar Wochen zu ihrem Bruder zu fahren. Weiter sagte sie, solche Stimmungsschwankungen seien bei ihr nicht selten. Sie erklärte, dass sie sogar nach einer besonders guten Woche plötzlich das Gefühl haben konnte, in der Früh nicht aus dem Bett zu kommen und wieder nicht mehr leben zu wollen.

Daher wurde beschlossen, sich nun auf die Erarbeitung eines Sicherheitsplans zu konzentrieren. Bei Einzeltherapien geht es dabei vornehmlich um die Frage, welche Personen im Notfall kontaktiert werden können. Henny hatte das Gefühl, keine ihrer Freundinnen könne ihr besonders hilfreich sein. Wenn sie sich schlecht fühlte, blieb sie lieber allein. Schließlich hatte sie ja auch ihren beiden Brüdern nichts von ihrem Suizidversuch erzählt. Zwar meinte sie, ihre Telefongespräche mit dem mittleren Bruder gäben ihr ein gutes Gefühl, aber sie sei dennoch nicht imstande, ihn an ihren Problemen teilhaben zu lassen. Auf die Frage der Therapeutin, warum es ihr so schwerfiele, ihren Brüdern oder Freundinnen von ihren Suizidgedanken zu erzählen, entgegnete sie, dass sie sie nicht betrüben oder ihnen zur Last fallen wolle. Aus demselben Grund hatte sie auch das Gefühl, sich ihrem Vater nicht mitteilen zu können. Sie sagte: »Papa war zwar in letzter Zeit immer okay zu mir, aber hinter seiner lockeren Art steht immer noch etwas Hartes und Tyrannisches. Er ist in einem Zuhause groß geworden, wo Gehorsam gegenüber den Eltern eine heilige Pflicht war. Das beginnt sich erst in letzter Zeit ein bisschen zu verändern.« Bei ihrer Mutter war der Prozess genau umgekehrt. Sie war in den letzten Jahren immer frustrierter und fordernder geworden. Nach einem schweren Augenblick des Schweigens fügte Henny noch hinzu: »Meine beiden Brüder sind ausgezogen und das sollte ich wohl auch tun.« Obwohl sie die Beziehung zu ihrem verheirateten Bruder nicht unbedingt als eng beschrieb, erzählte sie, dass sie nach der Schule doch manchmal zu ihm gehe, um der drückenden Atmosphäre zu Hause zu entkommen. Es war der einzige Ort, den ihre Eltern ihr zu besuchen erlaubten.

Eine der ersten Aufgaben in der interpersonellen Psychotherapie ist es, eine Übersicht über die Interaktionen der Patientin mit den Personen aus ihren verschiedenen Lebensbereichen zu erstellen, um zu verstehen, auf welche zwischenmenschlichen Muster man sich bei der Arbeit konzentrieren muss. Bei Henny entstand der Eindruck, als seien ihre Hemmungen, über ihren Schmerz zu sprechen und um Hilfe zu bitten, das größte Problem dieses zwischenmenschlichen Musters. Das kam auch in der Gruppentherapie zur Sprache, wo sie merklich aktiv wurde, wenn es darum ging, anderen zu helfen, aber selbst weder um Hilfe bat noch welche bekam. Seltsam war, dass sie sich bei ihrem Suizidversuch trotz ihrer angespannten Beziehung an die Mutter gewandt hatte. Eine der vorgeschlagenen Erklärungen lautete, dass Henny Angst hatte, die Beziehung zu ihren wichtigsten Bezugspersonen zu gefährden, wenn sie ihre Ängste mit diesen teilte. Bei ihrer Mutter hatte sie diese Angst nicht, sondern beklagte sich nur darüber, dass diese ihr vielleicht nicht glauben werde. Somit könnte ihr Suizidversuch unter anderem auch ein Versuch gewesen sein, diese Mauer der Unglaubwürdigkeit zu durchbrechen. Schließlich erklärte man die Schwierigkeit, sich zu öffnen und um Hilfe zu bitten, zu einem der zentralen Schwerpunkte von Hennys Therapie.

Ein weiterer möglicher Fokus war Hennys Reaktion auf Trennungen oder Situationen, in denen eine Beziehung weniger eng wurde. Sie erzählte, dass sich ihre Depression durch den Auszug des Bruders verschlimmert habe. Weiter erzählte sie, die Vorfreude darauf, im Sommer Zeit mit ihm zu verbringen, hätte ihren Lebenswillen wiederhergestellt. Ein anderer Hinweis darauf, dass Henny auf Trennungen von ihrer Umgebung schlecht reagierte, war, dass ihre Depressionen und suizidalen Gedanken mit dem Covid-Lockdown begonnen hatten, einer Zeit, in der sie von ihren Mitschülerinnen und ihrer Handballgruppe isoliert gewesen war. Hennys Hemmungen, sich mitzuteilen und um Hilfe zu bitten, und ihre heftigen Reaktionen auf Trennung schienen sich gegenseitig zu verstärken, da die Verzweiflung, die sie fühlte, wenn sie isoliert war, nicht durch das Bitten um Hilfe gelindert werden konnte. Diese Analyse führte zu einer möglichen Ausrichtung für Hennys Einzeltherapie: Man musste ihr helfen, das Muster zu verändern, das sie daran hinderte, ihre Bedürfnisse mitzuteilen, ebenso wie ihre Angst, dass ihre Probleme eine Belastung für ihr soziales Umfeld darstellen könnten.

Nachdem man den Fokus für die interpersonelle und emotionale Arbeit mit Henny abgesteckt hatte, wurden die Verbindungen zum Ansatz der Neuen Autorität zunehmend sichtbarer. Das Hauptmerkmal dieses Ansatzes ist die Arbeit mit Eltern und potenziellen Unterstützern. Dies erfordert es, ein kooperatives Bündnis mit den Eltern aufzubauen. Wie bei Einzeltherapien von Teenagern so häufig der Fall, hatte sich gegenüber den Eltern bereits ein kritischer Ton eingeschlichen. Die Mutter wurde als aufdringliche Person wahrgenommen, die ihre Frustrationen auf Henny projizierte und ihr nicht glaubte, wenn sie sagte, sie fühle sich nicht wohl. Und obwohl sich die Beziehung des Vaters zu Henny positiv verändert hatte, stufte man ihn als jemanden ein, der ein verdrängendes Muster zeigte, zum Beispiel, weil er auch dann mit Humor reagierte, wenn es unangemessen war. Um mit diesen Eltern ein Bündnis zu schaffen, musste die Therapeutin zunächst ihr eigenes, unterschwellig negatives Bild von ihnen revidieren. Selbst wenn sie das nicht offen zugab, könnte es eine Kooperation störend beeinflussen. Nach den positiven Seiten dieser Eltern befragt, nannten die anderen Teilnehmenden aus Hennys Gruppentherapie folgende Punkte:

1. Sie seien besorgt und wollten helfen.
2. Die Bemühungen des Vaters, die Atmosphäre mit Humor aufzulockern, ließen vermuten, dass er versuchte, dadurch die familiäre Einheit aufrechtzuerhalten, vor allem angesichts der Tatsache, dass die häuslichen Spannungen bereits zum Auszug des mittleren Sohnes und vielleicht auch zur frühen Heirat des älteren Sohnes geführt hatten.
3. Trotz ihrer schwierigen Beziehung habe Henny nach ihrem Suizidversuch gerade die Mutter angerufen und nannte sie auch als die Person, die sie bei einer weiteren Suizidgefahr am ehesten kontaktieren würde. Nun stellte sich die Frage, wie man eine validierende Botschaft an die Eltern formulieren konnte, die dazu beitragen würde, ihre Verhaltensmuster gegenüber ihrer Tochter zu ändern. Wir schlugen folgenden Wortlaut vor:

Botschaft an die Mutter: »Sie spielen für Henny eine Schlüsselrolle. Trotz Ihres angespannten Verhältnisses waren Sie diejenige, die Henny anrief, als sie versuchte, sich das Leben zu nehmen. Und auch in der Therapie sagte sie, falls sie sich jemals wieder ähnlich fühlen sollte, wären Sie wahrscheinlich diejenige, an die sie sich wenden würde, um Hilfe zu bekommen. Dennoch gibt es ein Problem: Henny hat das Gefühl, dass Sie ihr nicht glauben. Das muss sich ändern. Sie könnten ihr zum Beispiel sagen, dass Sie in der Vergangenheit vielleicht emotional nicht genügend verfügbar gewesen seien, um ihre Notsignale aufzunehmen. Die jüngste Krise habe Ihre Wahrnehmung der Dinge jedoch verändert, und Sie seien sich sicher, heute zugänglicher für Hennys Schwierigkeiten zu sein. Sie können ihr auch sagen, dass Sie sich im Umgang mit ihren eigenen und Hennys Problemen jetzt stärker fühlen, weil Sie wissen, dass Sie damit nicht mehr alleine sind, sondern von ihnen nahestehenden Menschen unterstützt werden. Wenn Sie das tun, vermitteln Sie ihr zugleich auch ein persönliches Beispiel dafür, wie man Hilfe annimmt.«

Botschaft an den Vater: »Es ist für Henny sehr wichtig, dass Sie sich in der letzten Zeit nähergekommen sind. Aber sie hat Angst, Sie traurig zu machen und die gute Beziehung zwischen ihnen beiden zu belasten. Das lässt sich vermeiden. Sie könnten ihr zum Beispiel sagen, dass Sie in der Vergangenheit möglicherweise den Eindruck vermittelt hätten, kein Ansprechpartner für Hennys Probleme zu sein, dass Sie dies seit der Krise aber anders empfänden. Vielleicht könnten Sie auch sagen, dass Sie mit ihr nicht nur Spaß haben, sondern ihr auch in Zeiten der Not beistehen wollen. Und dass Sie sich wünschten, sie würde Ihnen vertrauen, und dass Sie immer für sie und ihre Probleme da seien.«

Dann überlegten die Teilnehmenden gemeinsam, wie man diese Botschaften am besten übermitteln könne, und zwar sowohl im Hinblick auf den persönlichen Stil der Therapeutin als auch auf ihren Dialog mit den Eltern. Die Therapeutin erklärte, unsere schriftlichen Vorschläge für die Botschaften an die Eltern erleichterten ihr, mit den Eltern ins Gespräch zu kommen. Je nach Reaktion könne sie ihnen dann auch anbieten, mithilfe von Rollenspielen an der Kommunikation mit ihrer Tochter zu arbeiten.

Die positive Rolle der Eltern hatte sich in der Vergangenheit schon in deren Umgang mit Hennys Essstörung gezeigt. Während ihres vorherigen Krankenhausaufenthaltes hatten sie gelernt, ihre Tochter zu ermutigen und darauf zu bestehen, dass sie die erforderliche Menge an Mahlzeiten zu sich nahm. Auch Henny hatte erwähnt, dass sich ihr Zustand damals durch die Hilfe der Eltern verbessert habe. Ihr Umgang mit der Essstörung sei sowohl für sie als auch für ihre Eltern ein Erfolg gewesen. Die Hilfe der Eltern hatte sich darin gezeigt, dass sie fähig gewesen waren, Hennys Mahlzeiten zu überwachen und ihr folgende Botschaft zu vermitteln: »Wir sehen dich!

Wir denken an dich! Wir sind bei dir!« Manchmal waren diese Botschaften auch nachdrücklicher: »Wir bleiben so lange bei dir sitzen, bis du das hier aufgegessen hast.« Diese Haltung entspricht der Neuen Autorität: Eltern gewinnen an Einfluss, indem sie Fürsorge und entschlossene Präsenz zeigen. Ihr Erfolg bei der Essstörung ließ erkennen, welche Rolle Hennys Eltern auch in der Suizidsituation spielen könnten. Auch hier müssten sie wieder folgende Botschaften vermitteln: »Wir sehen dich! Wir sind ganz in deiner Nähe!« Und auch: »Wir bleiben in deiner Nähe, solange es nötig ist.« Die Therapeutin könnte ihnen sagen:

> »Sie haben im Umgang mit Hennys Essstörung gelernt, stärker zu sein und bei ihr zu bleiben, bis sie fertig gegessen hatte. Auch hier werden Sie stärker sein, wenn Sie ihr zeigen, dass Sie ihren Schmerz sehen können, keine Angst davor haben, und bereit sind, bei ihr zu bleiben, bis sie diesen Schmerz überwunden hat.«

Eine weitere Botschaft, die die Eltern Henny vermitteln könnten, wäre:

> »Uns ist klar geworden, dass wir mit diesem Problem nicht allein bleiben müssen. Wir werden uns beraten und Hilfe suchen. Wir werden auch mit deinen Brüdern sprechen. Sie wissen oft besser als wir, was mit dir los ist. Wir werden uns von ihnen dabei helfen lassen, dir besser zu helfen.«

Eines der Hauptelemente, durch das die Neue Autorität Einzeltherapien verstärken kann, ist die Erweiterung des unterstützenden Kreises. Obwohl der mittlere Bruder bereits eine bedeutende Quelle der Unterstützung war, sprach Henny sogar mit ihm nicht offen über ihre Schwierigkeiten. Man hatte ihn wahrscheinlich nicht einmal über ihren Suizidversuch informiert. Über den verheirateten Bruder sagte die Therapeutin, Henny habe lediglich die Besuche bei ihm erwähnt, aber sonst nichts über ihre Gespräche und ihre Beziehung erzählt. Als jemand fragte, was diese Besuche über die Beziehung aussagten, erinnerte sich die Therapeutin daran, dass Henny gesagt habe, sie unterhielte auch zu ihrer Schwägerin eine gute Beziehung. In anderen Worten hatte sie also gesagt, dass sie zu beiden eine gute Beziehung habe.

Die nächste Frage aus der Toolbox der Neuen Autorität bezog sich auf Hennys Beziehung zur weiteren Verwandtschaft. Gab es in diesem Bild auch Großeltern? Hatte Henny zu diesen Großeltern in der Vergangenheit eine gute Beziehung? Und heute? Wie verhielt es sich mit Onkeln und Tanten? Die Therapeutin bestätigte, dass diese Menschen in einer Einzeltherapie für gewöhnlich relativ selten angesprochen werden. Wenn man aber nicht nur über solche direkten Beziehungen sprechen, sondern auch ein Gefühl der Zugehörigkeit fördern will, können Großeltern, Onkel, Tanten, Schwager und Schwägerinnen eine entscheidende Rolle spielen. Daher lohnte es sich durchaus, herauszufinden, ob es Angehörige gab, die Henny in der Vergangenheit oder in der Gegenwart nahestanden. Dass sie sie nicht spontan erwähnt hatte, bedeutete keineswegs, dass sie ihr nicht wichtig waren. Unsere Erfahrung mit unterstützenden Gruppen hat gezeigt, dass auch Angehörige, die vom Teenager vorerst nicht erwähnt werden, eine entscheidende Rollen spielen können. Auch die Handballgruppe und die Schule könnten Quellen der Unterstützung sein. Die Therapeutin berichtete, dass Henny nun regelmäßiger und bereitwilliger zur Schule ginge als zuvor und dass sie sich zum Ziel gesetzt habe, dort ihr Abitur zu machen. Das wäre wahrscheinlich nicht passiert, wenn es nicht zwei Lehrkräfte gegeben hätte, die sie unterstützten und ihr das Gefühl gaben, dass sie es schaffen werde.

Ich fragte die Therapeutin, ob sie bereit und mutig genug sei, ein Treffen für die Unterstützer zu organisieren. Sie entgegnete, dass sie damit keine Erfahrung habe. Auch der Klinikdirektor bestätigte, dass seine Abteilung keine Befähigung besäße, solche Begegnungen durchzuführen. Eine kurze Nachfrage ergab, dass die Mitarbeiterin einer anderen Abteilung in demselben Klinikum, Dr. Irit Schorr-Sapir, große Erfahrung mit dem Ansatz der Neuen Autorität besaß. Daher vereinbarten wir unmittelbar nach dem Supervisionsgespräch einen Termin zwischen Doktor Schorr-Sapir und den Mitarbeitenden dieser Abteilung, bei dem sie ihnen erklärte, wie man das Treffen einer Unterstützergruppe leitet. Nun ergab sich die Frage, ob Henny dem zustimmen müsse. Man beschloss, ihr Einverständnis einzuholen, auch wenn sich das Treffen der Unterstützer dadurch um ein bis zwei Wochen verzögerte. Normalerweise hält man ein solches Treffen sofort ab, wenn Eltern kurz nach einem Suizidversuch zur Beratung kommen, ohne dem Teenager ein Vetorecht einzuräumen. Das ist doppelt gerechtfertigt: Erstens sind Leben und Tod keine Privatsache, sondern betreffen jede und jeden, dem der Jugendliche nahesteht; und zweitens kämpft nicht nur der Jugendliche, auch seine Eltern kämpfen und brauchen ihre eigene Unterstützung. Bei der Supervision zum vorliegenden Fall wurde beschlossen, Henny zu fragen, ob sie etwas gegen die Beteiligung bestimmter Unterstützer einzuwenden habe. Falls ja, hätte man sie fragen müssen, warum. Möglicherweise wäre ihr Motiv gewesen, niemandem zur Last fallen zu wollen, und das allein wäre schon ein produktives Diskussionsthema für ihre Einzeltherapie, da genau diese Art von Überlegungen das problematische Muster repräsentierten, das im Zentrum der interpersonellen Therapie stehen sollte. Dieses Beispiel zeigt, wie die beiden Ansätze miteinander kombiniert werden können: Das für die Neue Autorität so wichtige Thema der Unterstützer wird mit den Schwierigkeiten des Teenagers verbunden, sich mitzuteilen und um Hilfe zu bitten. Das wiederum ist ein Kernthema der interpersonellen Psychotherapie.

Im Lauf dieser Debatte über eine Erweiterung des Unterstützerkreises kam ein weiteres Thema auf. In der Einzeltherapie verläuft der »Lösungsweg« immer über die junge Frau selbst. Das liegt daran, dass man bei dieser Therapieform keinen direkten Zugang zum sozialen Umfeld hat. Wenn man den Prozess nun um einen systemischen Ansatz wie den der Neuen Autorität erweitert, können die Menschen aus Hennys Umfeld Eigeninitiative ergreifen. Sie können sie direkt kontaktieren und sie wissen lassen, wie wichtig sie ihnen ist, dass sie ihr in ihrem Schmerz beistehen wollen und dass es ihre Pflicht als Unterstützer sei, auch ihren Eltern zu helfen und sich um diese zu kümmern, wenn sie akut gefährdet sei. Jede dieser Botschaften stellt einen potenziellen Verankerungspunkt dar, der die junge Frau mit den Unterstützern und dem Leben verbindet.

Weiter wurde bei dieser Supervisionssitzung auch die Möglichkeit angesprochen, ein Büchlein mit schriftlichen Botschaften zu verfassen. Darin solle jeder Unterstützer aufschreiben, welche besonderen Eigenschaften er oder sie in Henny sehe und von einem gemeinsamen Erlebnis mit ihr erzählen. Ein solches Heft ist eine systematische Auflistung von Gründen für das Leben, die in der individuellen Suizidpräventionstherapie eine Schlüsselrolle spielt. Wir denken, dass die beiden Listen sich gegenseitig verstärken: Wenn Henny nicht in der Lage ist, aus den in sich selbst gefundenen Gründen genügend Kraft zu schöpfen, kann sie die Gründe anderer hinzufügen, die es für wichtig halten, dass sie lebt.

Auch die Schule und das Handballteam könnten Quellen eines Lebenswunsches sein. Als das Thema der Schule in der Supervisionssitzung aufkam, erinnerte sich die Therapeutin daran, dass der Wunsch, ihr Abitur zu machen und das Gymnasium abzuschließen, für Henny mit ein Grund war, weiterleben zu wollen. Als wir das hörten, wollten wir herausfinden, was sich in der Vergangenheit an ihrer Beziehung zur Schule und zu ihrem Sportverein verändert hatte. Die Therapeutin erklärte, beide Beziehungen seien während der Covid-Lockdowns schwächer geworden und hätten einen weiteren Schlag erlitten, als Henny wegen ihrer Essstörung ins Krankenhaus kam. All das hatte höchstwahrscheinlich zu Hennys Gefühl der Verzweiflung und mangelnder Zugehörigkeit beigetragen. So gesehen sei ihre Bereitschaft, wieder regelmäßig zur Schule gehen zu wollen, von tragender Bedeutung. Daher schlugen wir der Therapeutin vor, ihr folgende Botschaft zu übermitteln:

> »Die Tatsache, dass du nach all diesen Schwierigkeiten und nachdem du zunächst wegen Covid nicht mehr zur Schule gehen konntest, und danach wieder nicht, weil du im Krankenhaus warst, nun so voller Elan dahin zurückkehrst, zeigt deine Kraft zur Erneuerung. Es ist, wie wenn das Gras nach einer langen Dürrezeit aufs Neue wächst. Für eine ganze Weile hat es so ausgesehen, als hättest du deine Identität als Schülerin aufgegeben und gehörtest nicht mehr dazu, aber sieh an, du bist zurückgekehrt und jetzt ist es für dich einer deiner Gründe, zu leben. Das sagt etwas über deine Kraft aus, Widerstände zu überwinden.«

Wir baten darum, den Supervisionsprozess mit einer Fleh-Zeremonie abzuschließen. Für diese Rolle schienen die beiden Brüder am besten geeignet. Da einer von ihnen weit entfernt lebte, schlugen wir vor, das Treffen über Zoom stattfinden zu lassen. Davor sollte die Therapeutin den Brüdern erklären, worum es bei dieser Intervention gehe, und sie bitten, sich zu dritt zu einem Zoom-Gespräch mit Henny zu treffen. Wichtig war dabei, dass die Brüder Henny erzählten, sie seien über ihre Krise und ihren Suizidversuch informiert worden. Weiter sollten sie ihre Schwester bitten, umgehend mit ihnen zu sprechen, falls sie sich jemals wieder ähnlich fühlen und einen Drang zum Suizid verspüren sollte. Sie sollten ihr auch klar erklären, dass das für sie weder eine Last sein noch ihrer gegenseitigen Beziehung schaden würde, ganz im Gegenteil, es wäre für sie ein Zeichen des Vertrauens. Das sollte mit einem klaren Plädoyer abgeschlossen werden: »Wir flehen dich von ganzem Herzen an: Tu es nicht! Es wäre schrecklich, für uns alle! Für dich, für uns, für unsere Eltern, für Ricky (die Schwägerin), für unsere Großeltern ... bitte denk an uns!«

Wie sich die Neue Autorität in die Arbeit einer Telefon- oder Online-Krisenhotline integrieren lässt

ERAN, eine israelische Telefon- oder Internet-Krisenhotline, hat unseren Text »Was würden Sie der Person auf dem Dach sagen?«[17] in die Schulung ihrer Freiwilligen aufgenommen. Obwohl ihre Interaktion mit ihren Anrufern eher über Chats als übers Telefon stattfindet, benutzen sie bestimmte Textauszüge als Vorlage für Botschaften, mit denen sie suizidgefährdeten Anrufern und Anruferinnen helfen wollen. Wir hatten uns mit den Mitarbeitenden von ERAN zu einem Supervisionsgespräch zusammengefunden, um die einzigartigen Herausforderungen und Einschränkungen zu untersuchen, mit denen Menschen, die am Telefon beraten, zu kämpfen haben. Dies geschah vor dem Hintergrund eines Falles, der sich erst kurz vor der Sitzung ereignet hatte, die Teilnehmenden fügten jedoch weitere Beispiele aus ihrem Erfahrungsschatz hinzu. Dieses Treffen war für beide Seiten lehrreich. Die Notwendigkeit, unter schweren Einschränkungen zu arbeiten, zum Beispiel mit Anrufern, die das Gespräch jeden Moment unterbrechen könnten, stellt die Beratenden vor einzigartige Herausforderungen. Folgendes war passiert:

17 Siehe viertes Kapitel.

Ein fünfzehnjähriger Junge erzählte, er habe wegen der Gewalttätigkeit seines Vaters bereits seit zwei Monaten nicht mehr mit seinen Eltern gesprochen. Der Vater schlage ihn regelmäßig. Seine Mutter sei »ein bisschen weniger schlimm« als er, habe jedoch »auch keine Bestnote verdient«. Sie sei immer gestresst und beschwere sich ständig, dass sie nicht einmal zum Essen genug Zeit habe. Er rief die Krisenhotline an, nachdem er wegen seiner Wutanfälle und seines Todeswunsches am selben Tag mit seinen Eltern einen Psychiater aufgesucht hatte. Der Psychiater sagte ihm, er habe ihm keinerlei medikamentöse Behandlung anzubieten, könne ihn jedoch in eine psychiatrische Abteilung überweisen. Der Junge weigerte sich. Daraufhin fragte der Psychiater, ob er bereit sei, zu einer Pflegefamilie zu ziehen. Der Junge sagte, dass er sein Elternhaus für längere Zeit verlassen wolle. Obwohl der Psychiater den Eltern die Telefonnummer der Sozialhilfe gab, bezweifelte der Junge, dass sie dort anrufen würden. Er hatte auch der Schulberaterin von der häuslichen Gewalt erzählt, aber daraufhin sei »nichts geschehen«.

Seinen Anruf beim Krisenzentrum eröffnete er mit folgender Mitteilung: »Ich stehe gerade auf dem Dach des Hauses und bin hinaufgegangen, um zu springen.« Im weiteren Verlauf des Gesprächs revidierte er das und sagte, dass er manchmal aufs Dach ginge, um sich zu beruhigen. Diesmal habe er jedoch wirklich springen wollen, dann aber in letzter Minute beschlossen, eine Freundin anzurufen, die er über ein Onlinespiel kannte und nie persönlich getroffen hatte. Diese Freundin gab ihm das Gefühl, dass sie sich um ihn sorge und überredete ihn, nicht zu springen. Er blieb jedoch weiter auf dem Dach. Eine halbe Stunde später rief die Hotline an. Die Telefonberaterin fragte ihn, ob er in diesem Augenblick immer noch suizidale Gedanken habe. Er bejahte das und fügte hinzu, dass er oft an Suizid dachte. Das Gespräch mit dem Jungen dauerte eine halbe Stunde und endete damit, dass er das Dach verließ.

Das vorrangige Ziel der Telefonberatung von ERAN ist »da zu sein« – als jemand, der präsent ist und zuhört, solange es nötig ist. Der Telefonanruf selbst und die »Hier und Jetzt«-Begegnung mit jemandem, der empathisch zuhört, spielen eine entscheidende Rolle. Abgesehen davon können von Fall zu Fall weitere Ziele hinzukommen.

In unserem Beispiel könnten mehrere davon relevant sein:

1. dem Jungen die Möglichkeit zu geben, über seinen Schmerz zu sprechen und zu hoffen, ihm dadurch zumindest eine gewisse Erleichterung zu verschaffen;
2. ihm Hoffnung zu geben;
3. seine Gründe zum Weiterleben herauszufinden und zu bekräftigen;
4. potenzielle Quellen der Unterstützung ausfindig zu machen.

All diese Ziele unterstützen die primäre Absicht: den Suizid des Jungen zu verhindern. Unser Treffen mit den Mitarbeitenden von ERAN fand statt, nachdem sein Fall bereits abgeschlossen war. Nun wollten sowohl wir als auch die Freiwilligen herausfinden, wie ein solches Gespräch durch unsere Tools hätte bereichert werden können. Während des Gesprächs berichteten die Teammitglieder von weiteren Fällen, in denen die Herausforderungen noch größer waren.

Ihre erste Frage an uns war, ob es richtig sei, wenn ein Telefonberater gleich zu Beginn des Gespräches erkläre, er werde alles in seiner Macht Stehende tun, um den Jungen vom Suizid abzubringen. Dabei stand zu befürchten, dass ein solcher Start den Jungen dazu verleiten könne, das Gespräch abzubrechen, bevor es überhaupt begonnen hatte. Das ist eines der größten Handicaps von telefonischen Krisenhotlines. Die Person, die anruft, kann jederzeit auflegen und jegliche Möglichkeit einer Hilfe unterbinden. Daher ist es am allerwichtigsten, der Person zu zeigen, dass man ihr unvoreingenommen zuhört. Sonst wird man kein weiteres Ziel erreichen können. Um als Quelle der Hilfe zu dienen, muss der Berater eine autonome Präsenz besitzen. Nur aus seinem Anderssein heraus kann er der stabile Stützpunkt sein, der es der suizidalen Person ermöglicht, Hilfe und Ermutigung anzunehmen. Die Beziehung zwischen beratender und anrufender Person ist dialektisch, wobei die beratende sowohl als Echo für die Gefühle der anrufenden fungiert, als auch als jemand, der auf einer breiteren Basis steht, die ihn befähigt, dem vom suizidalen Sog erfassten Teenager als Anker zu dienen. Im Dialog mit dem Team entstand eine Botschaft, die beide Aufgaben mit einschließt:

> »Ich werde alles in meiner Macht Stehende tun, um zu verstehen, wie du an den Punkt gelangt bist, deinem Leben ein Ende setzen zu wollen.

> Ich glaube, dass ich dir nur helfen kann, wenn ich das verstehe. Mein Ziel ist, dir so zu helfen, dass du am Leben bleibst.«

Wir glauben, dass der Anrufer nicht nur die erste Hälfte dieser Botschaft hören muss, sondern auch die zweite. Diese Formel ist kein Rezept, das in jeder Situation wörtlich übernommen werden sollte. Sie dient vielmehr als Vorlage, die man je nach Umständen und Stil anpassen kann. Es mag nicht in jedem Fall richtig sein, diese Botschaft gleich zu Beginn des Gesprächs zu vermitteln. Manchmal ist es ratsam, damit einige Minuten auf die richtige Gelegenheit zu warten.

Bei dieser Begegnung war es nicht nötig, uns länger mit der empathischen Haltung des Textes »Was würden Sie der Person auf dem Dach sagen?« aufzuhalten, weil das Hotline-Team mit diesem Ansatz eng vertraut ist. Ihr empathisches Zuhören und ihre umfangeiche Erfahrung ermöglichen den Freiwilligen, sich in die Situation des Anrufers hineinzuversetzen und seine Gefühle in Worte zu fassen. Die Validierung (jedoch nicht die Legitimierung!) der suizidalen Absicht ermöglicht es Telefonberaterinnen, Anrufe in die Länge zu ziehen, bei denen die Gefahr besteht, dass aufgelegt wird. Eine Volontärin schilderte ihre Reaktion, wenn Anrufer sagten, sie würden gleich auflegen:

> »Wenn ich das richtig verstehe, hast du bereits beschlossen, Suizid zu begehen und hast dafür auch sehr starke Beweggründe. Also hast du auch nichts zu verlieren, wenn du noch ein paar Minuten in der Leitung bleibst. Lass mich noch ein wenig bei dir bleiben, lass mich dich in deinem Schmerz begleiten. Wenn das deine letzten Worte sind, dann hilf mir, sie gänzlich zu verstehen. Niemand muss alleine sterben.«

Diese mutigen Worte sind eine wichtige Ergänzung zu unserem Text »Was würden Sie der Person auf dem Dach sagen?«

Der Übergang zur herausfordernden Phase beginnt mit der Suche nach den Stimmen des Lebens im Geist des suizidalen Jugendlichen und dem Versuch, diese zu stärken. Eine der Beraterinnen sagte: »Wir wissen ganz sicher, dass es solche Stimmen gibt, sonst hätten sie uns nicht angerufen.« Manchmal sagt der Anrufer das auch selbst, in anderen Fällen können diese Stimmen durch eine einfühlsame Befragung wachgerufen werden. Im vorliegenden Fall fragte die Beraterin den Jungen: »Was hat dich letztlich davon abgehalten, zu springen?« Der Junge sagte, seine Online-Freundin habe ihm das Gefühl gegeben, dass da jemand sei, der sich um ihn sorge. Manchmal unterschätzen Therapeuten den Wert von Online-Freunden und unterscheiden zwischen ihnen und »echten Freunden«. Die Freiwilligen von ERAN sind sich sehr wohl bewusst, wie echt und wie stark Online-Freundschaften sein können, und dass solche Freundschaften genau wie die »echten« von Streit, Konkurrenzkampf, Nörgelei und Eifersucht gekennzeichnet sind. Ziel der Telefonberatung ist es, den Anrufer dazu zu bringen, mehr über diese Freundschaft zu erzählen. Das kann mithilfe von Fragen wie der folgenden geschehen: Was hat sie dir denn gesagt, das dir geholfen hat? Was hat dich dazu gebracht, dich an sie zu wenden? Wie hat sich eure Freundschaft entwickelt? Hast du eine Ahnung, was sie von dir als der Figur in eurem gemeinsamen Spiel hält? Kannst du dich an irgendeine besondere Gelegenheit erinnern, bei der ihr in einem Spiel kooperiert habt? Weißt du irgendetwas über sie und ihr Privatleben? Zweck dieser Fragen ist es, Online-Freunde in dreidimensionale Wesen aus Fleisch und Blut zu verwandeln. Dabei dürfen wir nicht vergessen, dass der Junge selbst sie auf sehr realistische Weise in sein Leben gebracht hat, indem er sie unmittelbar vor seinem Sprung in den Tod anrief. Er hat sie im kritischsten Moment seines Lebens zur Partnerin gemacht. An dieser entscheidenden Wegkreuzung kann eine Online-Freundin oft reeller sein als viele Menschen, mit denen der Junge in persönlichem Kontakt steht.

Im vierten Kapitel haben wir unseren Ansatz bei suizidalen Teenagern als »Fuß in der Tür« bezeichnet. Sobald es uns gelingt, dem Panzer ihres Bewusstseins einen ersten Riss zuzufügen, kämpfen wir darum, diesen Riss zu erweitern. Manchmal versuchen suizidale Teenager jedoch, den Spalt wieder zu verschließen. So könnte der Junge zum Beispiel sagen: »Aber ich weiß, dass dabei nichts herauskommt. Sie hat das alles nur gesagt, weil sie das Gefühl hatte, sie muss es tun. Es ist ihr nicht wirklich wichtig, wer ich bin. Sie wollte mich nur nicht auf dem Gewissen haben.« Er könnte noch hinzufügen: »In Wahrheit habe ich keine Freunde. Ich bin ganz allein.« In diesem Fall stehen Telefonberaterinnen vor der Herausforderung, ihren Fuß im Türspalt zu halten, um die Öffnung zu erweitern, bevor sie sich wieder schließt. Ein großer Teil unseres Gesprächs mit dem Hotline-Team galt diesen Situationen.

In solchen Augenblicken besteht das Gefühl, dass die Verbindung mit dem Telefonberater das Einzige ist, was existiert. Sie ist die einzige verfügbare und echte Verbindung. Diese Einstellung mag berechtigt sein. Schließlich hat der Junge in seiner Krise die Hotline angerufen und niemand anderen. Sein Anruf ist das gemeinsame Fundament, das uns befähigt, ihm zu helfen, eine breitere Brücke zurück zum Leben zu bauen.

Wie wichtig empathisches Zuhören ist, um die Präsenz des Unterstützers zu verstärken, kann gar nicht überbewertet werden. Wir sprechen von aktivem Zuhören, nicht nur von einem rein verbalen Abnicken. Der Unterstützer sollte versuchen, die Gefühle des Anrufers in Worte zu kleiden, die auch vage sein mögen. Die teilnehmenden Hotline-Freiwilligen betonten, wie wichtig nicht nur die Inhalte der Worte des Beraters seien, sondern auch sein Tonfall. Eine Teilnehmerin sagte: »Ich kenne Personen, und denke dabei gerade an einen spezifischen Polizeibeamten, bei dem der Junge sofort gesprungen wäre, sobald der nur den Mund aufgemacht hätte, und das sogar, wenn er genau das gesagt hätte, was Sie hier vorschlagen.« Glücklicherweise ist die überwiegende Mehrheit der Telefonberater sehr empathisch und für den Schmerz der Anrufenden hochsensibel. Das verleiht ihrer Präsenz Wärme und Tiefe und ermöglicht ihnen, Anrufer auch dann am Telefon zu halten, wenn diese stark versucht sind, aufzulegen.

Ein sehr erfahrener Berater erzählte uns von zwei extremen Vorfällen: Im ersten Fall konnte er einen Anrufer vier Stunden lang in der Leitung halten und dabei zweimal kurz mit der Polizei sprechen. Dem Anrufer erklärte er, er müsse rasch auf die Toilette. Der Anruf endete erst, als die Polizei vor Ort eintraf und den Suizid physisch verhinderte. Im zweiten Fall informierte ihn eine depressive Anruferin, sie beginne jetzt damit, Pillen zu schlucken, um ihr Leben zu beenden. Jedes Mal, wenn das Gespräch ins Stocken geriet, teilte sie ihm mit, sie schlucke gerade eine weitere Tablette. In solchen Situationen bleibt dem Berater gar nichts anderes übrig, als zu flehen: »Warten Sie! Bitte warten Sie! Bitte warten Sie!« Er erzählte, er habe folgende Worte benutzt: »Warten Sie, ich flehe Sie an: Warten Sie! Was Ihnen passiert, ist schrecklich!« Das war seine spontane Version des emotionalen Plädoyers von Verwandten, die eine Person mit Suizidabsichten anflehen, ihre Absicht nicht zu verwirklichen.

Therapeuten kennen das Gefühl völliger Isolation bei Jugendlichen, die sich von allen Kontakten zurückgezogen haben und in ein zwischenmenschliches Vakuum gefallen sind. Die Begegnung mit solchen Jugendlichen führte zur Kritik an Kings Ansatz, suizidgefährdete Jugendliche zu ermutigen, einige Personen zu benennen, die sie im Falle eines erneuten Suizidversuchs unterstützen könnten (King et al., 2019). Die Kritiker argumentieren, dass solche Fragen die Verzweiflung des Jugendlichen noch verstärken könnten, wenn er so isoliert ist, dass er keinen Namen für die Liste findet. Wir denken, diese Kritik ist ein klassisches Beispiel dafür, wie ansteckend Verzweiflung wirken kann, dass sie sogar Therapeuten zu dem Glauben verleitet, ein Jugendlicher sei absolut und hoffnungslos allein. Unser Ansatz wertet Aussagen wie »Ich habe überhaupt keine Freunde! Ich bin ganz allein« nicht als Feststellung einer objektiven Tatsache, sondern als Ausdruck von Wut, Verzweiflung oder auch als Hilferuf. In solchen Fällen sollten die Unterstützer die Gefühle des Anrufers validieren und in eigene Worte fassen – aber auf eine Art, die die Blase seiner Einsamkeit langsam zum Platzen bringt. Zum Beispiel so: »Ich höre deiner Stimme an, wie schmerzhaft und entmutigend deine Einsamkeit ist. Ich glaube dir. Lass mich daher bitte in diesen schweren Momenten bei dir sein.«

Mit dieser Botschaft validiert der Beratende und öffnet zugleich einen Spalt in der Tür. Schritt für Schritt kann er ihn dann erweitern, zum Beispiel durch die Frage: »War das schon immer so? Oder hat es auch Zeiten gegeben, in denen du dich weniger einsam gefühlt hast?« Durch unser Fallbeispiel wissen wir, dass der Junge eine halbe Stunde zuvor weniger einsam gewesen war, weil seine virtuelle Freundin ihm das Gefühl gegeben hatte, für jemanden wichtig zu sein, und dass er deshalb nicht gesprungen war. Sie hat den ersten Riss in der Blase seiner Einsamkeit und Verzweiflung geschaffen. Der Berater hat dann den zweiten Riss hinzugefügt. Es wäre sinnvoll, die beiden im Gespräch miteinander zu verbinden. Das könnte den Riss noch ein wenig erweitern.

So etwas ist aber nicht immer möglich. Wie wir gesehen haben, ist das Einzige, was eine Therapeutin einem Anrufer sagen kann, der das Gespräch beenden will, Folgendes: »Warte! Warte! Warte!« Genau genommen sagt der Unterstützer jedes Mal, wenn er »warte« sagt, tatsächlich: »Warte, ich bin bei dir! Warte, bleib bei mir!« Dadurch wird das Wort »warte« zu einem Wort der Verbindung. Diese Verbindung mag noch sehr schwach sein, aber sie ist nicht einfach nur da, sondern das Ergebnis des Anrufs des Anrufers und der Präsenz des Beraters. Beide Seiten schaffen und wahren diesen Riss in der Blase der Einsamkeit. Noch einmal: Das Ziel des Beraters muss sein, diesen Spalt zu vergrößern. Manchmal hat man das Gefühl, die Möglichkeit weiterzureden, ist das Einzige, was noch zwischen Leben und Tod steht. Der Berater sollte alles einsetzen, was er hat, in anderen Worten: sich selbst. Viele volontieren nach einer persönlichen Erfahrung mit Verlust, Trauma und Leid bei den Anbietern solcher Dienstleistungen. Manche von ihnen waren selbst einmal suizidal, andere sind Eltern, die ihre Kinder verloren haben, Menschen, deren Lebensgefährten verstorben sind oder Freunde einer geliebten Person, die Suizid begangen hat. Wenn die Basis, auf die sich die Beraterin stützt, so schmal wird, dass sich das Gespräch in eine Gratwanderung verwandelt, ist es manchmal angebracht, eine persönliche Erfahrung mit einzubringen. Beispielsweise so:

> »Ich verstehe ganz genau, was du gerade durchmachst. Ich habe selbst einmal einen Suizidversuch unternommen und wurde nur durch einen glücklichen Zufall gerettet!«

Oder auch so:

> »Ich flehe nicht nur fürs Protokoll um dein Leben. Mein Bruder hat Suizid begangen und ich weiß sehr gut, was solch ein Verlust bedeutet und wie viel schlimmer es ist, wenn ein geliebter Mensch sich das Leben nimmt.«

Wir denken, jede Telefonberaterin sollte eine persönliche Erfahrung bereithalten, die erwähnt werden kann, wenn sich der Spalt zu schließen droht und nur durch eine solche Offenbarung wieder geöffnet werden kann. Diese Erfahrung kann persönlich sein oder die Erfahrung einer Person, die der Beraterin nahesteht. Die Bereitschaft, darüber zu sprechen, kann in einem Gespräch, das vielleicht gleich abreißen wird, einen Wendepunkt darstellen. Deshalb haben wir auch unsere persönlichen Erfahrungen in den Text »Was würden Sie der Person auf dem Dach sagen?« aufgenommen. Im Rahmen der Schulung von Telefonberatern kann die Erwähnung von persönlichen Erfahrungen besprochen werden, wobei jeder Berater den für ihn geeigneten Weg finden muss, sie bei Bedarf anzusprechen.

Im Geist der Neuen Autorität ist es unser Ziel, den Spalt zu erweitern, und das nicht nur mithilfe der Beratenden, sondern auch mithilfe von Personen aus dem sozialen Umfeld des suizidalen Teenagers. Das größte Hindernis ist, dass eine suizidale Jugendliche eine radikale Verengung ihrer zwischenmenschlichen Beziehungen empfindet. In solchen Momenten ist ihre Umwelt für sie wie ausgelöscht. Telefonberater könnten das Gefühl bekommen, es sei ausgeschlossen, andere Menschen zu erwähnen, weil die Jugendliche unfähig scheint, einen Gedanken an andere zuzulassen. Wir glauben, die Ursache dafür, dass es uns widerstrebt, nahestehende Personen zu erwähnen, liegt nicht nur in der Anruferin, sondern auch in uns selbst, den Therapeuten und den Personen, die beraten und unterstützen. Um diese Schwierigkeit zu überwinden, müssen wir zuerst unser eigenes Problem erkennen und Wege entwickeln, die es uns ermöglichen, diejenigen zu erwähnen, die nicht erwähnt werden dürfen, nämlich die Liebsten, die zurückgelassen werden.

Ein Weg wäre, dies direkt anzusprechen. Etwa so:

> »Ich weiß, dass für dich in dieser Verfassung alles außer deinem Leid so gut wie ausgelöscht ist. Ich weiß, dass ich nicht an meine Eltern dachte und es mir egal war, was mit meiner Mutter geschieht, als ich selbst in dieser Situation war. Auch meinen kleinen Bruder hatte ich völlig vergessen. Sie alle wurden von der schwarzen Wolke meiner Depression verschluckt.«

Oder so:

»Es hat nie aufgehört, mich zu schmerzen, dass mein Bruder nicht an mich gedacht hat, als er sich das Leben nahm. Ich war gerade erst zwölf Jahre alt. Wie konnte er mich vergessen, wie konnte es sein, dass ihn niemand an mich erinnert hat? Sein Leidensdruck muss so stark gewesen sein, dass er keinen Raum mehr dafür ließ, an irgendjemand anderen zu denken. Aber ich glaube, auch der Schmerz, den ich selbst durchgemacht habe, war schrecklich. Ich verstehe, dass er unseren Vater bestrafen wollte, der so grausam zu ihm war, aber warum mich? Ich habe ihn doch geliebt! Ich vermisse ihn bis heute.«

Solche Aussagen erfordern Mut. Der Unterstützer spricht Dinge an, die eine Person, die jetzt schon unerträglich leidet, noch stärker verwunden könnten. Dennoch kommt man bei der Suizidprävention nicht darum herum, die Menschen zu erwähnen, die zurückbleiben werden. Die meisten von uns Therapeuten neigen dazu, die Eins-zu-eins-Beziehung zwischen dem Therapeuten und dem Patienten als etwas Einzigartiges zu betrachten, als eine geschlossene, intime, fast heilige Begegnung. Das mag einer der Gründe sein, warum es uns so schwerfällt, dem Patienten nahestehende liebe Personen zu erwähnen. In bestimmten Fällen könnten wir auch den Verdacht hegen, dass gerade diese Lieben dafür verantwortlich sind, den suizidalen Jugendlichen an den Rand des Abgrunds getrieben zu haben. Aber wir haben nur dann eine Chance, ihm wirklich zu helfen, wenn wir zugleich auch denjenigen helfen, die mit ihm zurückbleiben. Wir denken, wir sollten zumindest das Bild, die Liebe und den endlosen Schmerz derjenigen im Patienten wachrufen, die zurückbleiben würden, falls er sein Leben beenden sollte.

In den genannten Beispielen erwähnte der Unterstützer die Verdrängung von allen anderen, die der suizidgefährdete Jugendliche aufgrund seines enormen Leidensdrucks erlebt. Gleichzeitig erwähnte er aber auch das Leid derer, die zurückbleiben. Wir wissen, was passiert, wenn man uns auffordert, nicht an einen rosa Elefanten zu denken. Jeder Versuch, *nicht* an etwas Bestimmtes zu denken, führt unvermeidlich dazu, dass wir genau daran denken. Wenn der Unterstützer also sagt, der Jugendliche könne wegen seines Leids an nichts anderes denken, wird dieser unweigerlich daran denken. Manchmal braucht man dafür gar keinen Trick. Man kann ganz einfach direkt fragen: »Hast du einen Bruder oder eine Schwester? Wie heißt er? Wie heißt sie? Wie alt sind sie? Hast du Großeltern? Können wir ein wenig über sie sprechen?« In unserem Fall hatte der Junge gesagt, seine Mutter sei »ein bisschen weniger schlimm« als der Vater, habe jedoch »auch keine Bestnote verdient«. Sie sei immer gestresst und beschwere sich ständig, dass sie nicht einmal zum Essen genug Zeit habe. Mit dieser Schilderung eröffnete er der Beraterin die Möglichkeit, das Gespräch zu erweitern und zwischen Mutter und Vater zu differenzieren. Sie könnte zum Beispiel fragen: »Du hast deine Mutter erwähnt und gesagt, sie sei weniger schlimm als dein Vater. Inwiefern ist sie weniger schlimm? Kannst du mir ein oder zwei Fälle schildern, in denen sie dich ein wenig besser behandelt hat?« Wenn es um Missbrauch geht, ist das kindliche Opfer häufig auf den Elternteil wütend, der er es nicht vor dem Misshandelnden beschützt hat. Häufig gibt es aber auch Fälle, in denen der andere Elternteil versucht hat, zu helfen. Dann wäre es sinnvoll, zu fragen, ob es auch Zeiten gegeben hat, in denen die Mutter etwas getan hat, um Schutz, Unterstützung oder Trost zu gewähren. Weiter ist es wichtig zu fragen, ob die Mutter selbst ein Opfer des Missbrauchs ist. Sollte das bejaht werden, muss man es auch ansprechen (»Dann sitzt ihr beide im selben Boot, ihr seid beide Opfer!«).

Das schafft den Kern eines »Wirs« – des Wirs der Opfer. Manchmal wird man bei einfühlsamer Nachfrage feststellen, dass die Beziehung zu diesem Elternteil auch einen Keim von Widerstand enthält, eine Art von geheimer Verschwörung gegen die Tyrannei des misshandelnden Elternteils. Peter Jakob (2022) erzählt von einem suizidalen Fünfzehnjährigen, der von seinem alkoholsüchtigen Vater beinahe täglich geschlagen wurde. Die Mutter, ebenfalls ein Opfer seiner Gewalt, gab ihrem Mann manchmal einen Drink, damit er einschlief, bevor sein Sohn nach Hause kam. Als das zur Sprache kam, öffnete sich ein erster Riss im negativen Blick des Jugendlichen auf seine Mutter. Einige Zeit später starb der Vater an einer Leberzirrhose und es war genau dieser Riss, der dem Sohn allmählich half, seine Beziehung zu seiner Mutter zu heilen.

Das Bewusstsein des Jugendlichen für die Menschen in seinem sozialen Umfeld sollte sich nicht nur auf die Eltern beschränken. Es sollte auch andere umfassen – Geschwister, Onkel und Tanten,

Großeltern, Freunde und vielleicht auch Personen aus der Schule. Der Telefonberater darf der Neigung des jungen Menschen, die entstandene Öffnung wieder zu verschließen und die Bedeutung dieser anderen Personen herunterzuspielen, nicht nachgeben. Andererseits darf er sich aber auch nicht auf einen heftigen Disput mit dem Teenager einlassen. Hier ein Beispiel für einen Versuch, diese beiden Anforderungen gleichermaßen zu erfüllen:

> »Ich verstehe, dass jetzt nicht der richtige Zeitpunkt ist, über deine Großeltern zu sprechen. Dein Schmerz ist für dich gerade zu groß, um Raum dafür zu schaffen, an andere Menschen zu denken. Aber jetzt bin ja ich hier bei dir. Und ich werde nicht vergessen, was du mir über sie erzählt hast, wie nahe du dich ihnen gefühlt hast, was sie in dir sehen und was sie dir während eurer gemeinsamen Ferien gegeben haben. Im Augenblick darfst du diese Erinnerungen getrost mir überlassen. Ich möchte dir in dieser schweren Situation, die du gerade durchmachst, so nahe sein wie möglich. Vorläufig reicht es mir, wenn du mir erlaubst, mich an deiner Stelle an das zu erinnern, was du mir vorhin über sie erzählt hast.«

Auf diese Weise übernimmt der Unterstützer die Rolle des Hüters der Erinnerung an das, was der Jugendliche lieber vergessen würde. Aber wir wissen ja, wie das ist: Man kann es nicht vermeiden, an einen rosa Elefanten zu denken!

Treffen mit den Mitarbeitenden einer gemeindeorientierten Freiwilligenorganisation zur Suizidprävention

MOSHE[18] ist eine soziale Einrichtung, die sich der Unterstützung von Menschen in suizidalen Krisen und ihren Familien widmet. Ein Großteil ihrer Mitglieder, darunter ihr Gründer Gal Nissim-Emanuel, haben selbst einen geliebten Menschen durch Suizid verloren. Die Organisation arbeitet in Teams von drei bis vier Mitgliedern, die sich jeweils auf eine Suizidkrise konzentrieren. Dabei schaffen sie

18 Siehe auch: https://www.moshe.org.il/.

einen Kreis, der die suizidgefährdete Person, ihre Verwandtschaft und manchmal auch Freunde umfasst. Zum Zeitpunkt des Supervisionstreffens mit mir (Haim Omer) und dem Direktor der Organisation (Gal) stand das Team, das mit dem vierzehnjährigen Neil arbeitete, schon seit fünf Wochen mit dessen Familie in Kontakt.

Neil befand sich in einer psychiatrischen Abteilung, nachdem er versucht hatte, sich in seinem Internat zu erhängen. Der Junge hatte schon zuvor mindestens einen weiteren Suizidversuch unternommen, indem er vom Schuldach gesprungen war. Glücklicherweise war er damals mit einem gebrochenen Bein und einer Gehirnerschütterung davongekommen. Neil war impulsiv und hatte Schwierigkeiten, seine Emotionen zu regulieren. Er war ein intelligenter, geselliger und charismatischer Junge mit einer ausgeprägten Lebensfreude. Seinen vorherigen Suizidversuch hatte er nach der Trennung von seiner Freundin unternommen, während der aktuelle Versuch nach einer Konfrontation mit einem ihm nahestehenden Betreuer im Internat erfolgt war, die in Neils Verständnis mit einem irreparablen Bruch endete. Die Eltern erzählten, dass Dinge, auf die Neil Lust hatte, immer gleich passieren mussten, beispielsweise einen Freund treffen. Einmal hatte er sogar versucht, aus dem fahrenden Auto zu springen, als seine Eltern sich weigerten, ihn sofort zu dem Freund zurückzufahren, den er gerade besucht hatte. Neil wollte den Schaden wiedergutmachen, den er der Freundschaft zugefügt zu haben glaubte. Der Junge selbst erzählte, er höre eine innere Stimme, die ihm befehle, zu handeln. Er schilderte seinen Drang als blitzartig und unkontrollierbar. Obwohl Neil noch weitere Charaktermerkmale eines »explosiven Kindes« zeigte, war er anderen gegenüber nicht gewalttätig, auch wenn er manchmal Gegenstände auf den Boden warf oder mit seinem Kopf gegen die Wand hämmerte. Eine gründliche Untersuchung im Krankenhaus ergab, dass die Stimme, die ihm befahl, sich umzubringen, keine auditive Halluzination war, sondern vielmehr ein heftiger Drang, der wie ein zwanghafter Befehl von einer imaginären Stimme begleitet wurde.

Den drei Freiwilligen von MOSHE gelang es, einen Kreis von Unterstützern zu schaffen, der seine geschiedenen Eltern, zwei Onkel, seine Tante und seine Großmutter umfasste. Die Eltern hatten sich drei Jahre zuvor während eines langfristigen Auslandsaufenthalts getrennt. Der Vater war nach Hause zurückgekehrt und Neil zwei weitere Jahre mit seiner

Mutter im Ausland geblieben. Seit sie im Vorjahr in ihre Heimat zurückgekehrt waren, hatten der Junge und seine Mutter keinen festen Wohnsitz. Der Vater hatte das Gefühl, seine Beziehung zu Neil neu aufbauen zu müssen und tat das durch Handlungen, die die Mutter als »emotionale Bestechung« bezeichnete. Er kaufte dem Jungen teure Geschenke und gab jeder seiner Launen nach. Die Mutter erzählte, sie habe seit den Suizidversuchen ihre Autorität verloren und ginge »wie auf rohen Eiern«. In der Vergangenheit sei sie es gewesen, die es gewagt habe, Forderungen zu stellen und Grenzen zu setzen, sogar angesichts von Neils Ausbrüchen. Im Supervisionsgespräch kam die Vermutung auf, dass die Trennung der Eltern, der Wechsel von einer Wohnung zur nächsten und das elterliche Hin und Her die zwischenmenschlichen und emotionalen Grundpfeiler wie auch die physischen Umstände von Neils Leben zutiefst erschüttert hatten. In diesem Zustand empfand er jede Bedrohung einer Beziehung als weiteren Schock in einer langen Reihe von Erschütterungen. Für ihn wurde es zu einer lebenswichtigen Aufgabe, für einen stabilen Anker zu sorgen.

Die Mitarbeitende, die den Prozess leitete, sagte, Neil treibe seine Beziehungen schnell und vehement voran, wie ein Verdurstender, der in der Wüste Wasser findet. Sie sagte, für den Jungen seien von Auflösung bedrohte Beziehungen Naturgewalten, die ihn in Sekundenschnelle in einen suizidalen Strudel zu reißen drohten. Der Leiter des Teams von MOSHE fragte Neils Mutter, ob sie bereit sei, mit dem Jungen direkt über seinen Todeswunsch zu sprechen. Sie sagte, in der Vergangenheit sei sie dazu nicht in der Lage gewesen, da sie sich ausgebootet, erschöpft und schwach gefühlt habe. Jetzt aber glaubte sie, mit Hilfe der Unterstützer bereit zu sein. Nach zwei weiteren Vorbereitungsgesprächen, bei denen bestimmte Szenarien ihrer Aussprache mit Neil durchgespielt wurden, hatte die Mutter das Gefühl, das Gespräch nun erfolgreich gestalten zu können. Bei dem Dreiertreffen mit Neil, seiner Mutter und dem Unterstützer, schilderte der Junge seinen Suiziddrang mit großer Vehemenz und schonte dabei auch nicht die Emotionen seiner Mutter. Zu seiner großen Überraschung scheute sie sich nicht, ihn direkt nach seinem Todeswunsch zu fragen. Diese Art von Kommunikation war für ihre Beziehung zuvor untypisch gewesen. Neil erklärte, er habe zum ersten Mal das Gefühl, sich in einer Notlage an seine Mutter wenden zu können.

Obwohl deutlich war, dass die Mutter allmählich erstarkte, hatte sie große Angst vor Neils Rückkehr nach Hause. Sie befürchtete, ihn nicht beschützen zu können und bat daher den zuständigen Psychiater, ihn weiter in der Abteilung zu behalten, obwohl der Junge so schnell wie möglich nach Hause wollte. Wie auch in anderen Bereichen unterstützte der Vater Neils Wunsch und bot ihm sogar an, zu ihm zu ziehen, bis seine Mutter seelisch bereit sei, ihn wieder bei sich aufzunehmen. Daraufhin erklärte die Mutter wütend, sie habe den Jungen schon seit Jahren alleine aufgezogen. Weiter sagte sie, sie habe das Gefühl, die Haltung des Vaters rühre nicht daher, dass er Neils Bedürfnisse verstehe, sondern daher, dass er unfähig sei, ihm die Stirn zu bieten. Mit gesenktem Kopf stimmte der Vater dieser kritischen Bemerkung seiner Exfrau zu. Bis zum Ende des Gesprächs waren sich beide Eltern in der Angelegenheit einig. Auch Neil reagierte verständnisvoll, als sie ihm mitteilten, dass er vorläufig noch im Krankenhaus bleiben müsse.

Im Verlauf des Supervisionsgesprächs sprach ich die stärkende Wirkung an, die die Unterstützung durch MOSHE auf die elterliche Konstellation hatte. Ich schlug vor, dass die Beraterin, die mit dem Vater in Kontakt stand, ihm erklären sollte, dass er seinem Sohn ein Gefühl der Verankerung vermitteln könnte, indem er stärker auftrat:

> »Indem Sie den Standpunkt seiner Mutter bezüglich seines Klinikaufenthalts akzeptierten, haben Sie Neil gezeigt, dass Sie kein Schwächling sind. Der Junge muss das Gefühl haben, dass Sie fähig sind, ihm sowohl als Grenze als auch als Anker zu dienen. Wenn er nicht spürt, dass Sie standhaft bleiben, wird er dem zerstörerischen Sog überlassen. Wenn er hingegen empfindet, dass Sie stabil sind, wird auch er beginnen, sich zu stabilisieren.«

Gleichzeitig wurde auch eine Nachricht an die Mutter verfasst:

> »Neil und Sie haben in den letzten Jahren schwere Erschütterungen durchlebt. Es ist also kein Wunder, dass Sie das Gefühl hatten, sich wie auf rohen Eiern bewegen zu müssen. Jetzt sind Sie aber endlich in Ihre neue Wohnung gezogen. Das wird Ihnen ein stabileres Fundament geben. Auch die Tatsache, dass Sie nun offen und unerschrocken mit

Neil über seinen Suiziddrang sprechen können, zeigt, dass Sie allmählich zu sich selbst zurückfinden. Der Junge braucht Ihre Stimme, Ihre Position und die Grenzen, die bisher nur Sie ihm setzen konnten. Das stabilisiert ihn und verankert ihn gegenüber dem Strudel.«

Zwei Wochen nach der Entscheidung, den Jungen vorerst in der Klinik zu lassen, durfte Neil zum ersten Mal übers Wochenende seine Mutter besuchen. Dazu gehörte auch, Zeit mit seinem Vater zu verbringen. Während dieser zwei Tage wurden beide Eltern telefonisch von den Beratern der Organisation begleitet. Die Mutter sagte, sie habe zum ersten Mal das Gefühl, dass sie Fortschritte machten, die ihnen die Rückkehr in ein normales Leben ermöglichen würden. Ich fragte die Beraterin, ob das Krankenhauspersonal über MOSHES Arbeit mit der Familie Bescheid wisse. Sie sagte, sie hätten es ihnen per E-Mail mitgeteilt. Es habe jedoch kein Gespräch gegeben, nicht zuletzt, weil das Klinikpersonal Vorbehalte gegenüber der Arbeit der Organisation hege. Deshalb zögen sie es vor, diskret vorzugehen und ihre Präsenz während ihrer Krankenhausbesuche sogar herunterzuspielen.

Ich schlug vor, die Vernetzung zwischen den beiden unterschiedlichen Einrichtungen durch eine regelmäßige, einseitige Berichterstattung an die Entscheidungsträger des Krankenhauses zu verstärken. Das müsse mit bescheidenem Feingefühl getan werden, weil Fachleute dazu neigten, Freiwilligen gegenüber misstrauisch zu sein, insbesondere solchen, die nicht unter ihrer Leitung standen. Ich schlug vor, dass MOSHE ihnen schildern sollte, wie das Unterstützungssystem für die Eltern aufgebaut wurde, wie das Gespräch verlaufen war, das ihnen geholfen hatte, eine gemeinsame Entscheidung über die Hospitalisierung zu treffen, und auch, wie die Eltern auf Neils Entlassung aus dem Krankenhaus vorbereitet wurden. So eine regelmäßige und bescheidene Berichterstattung kann Vorbehalte abbauen und unserer Erfahrung nach allmählich sogar zur Entwicklung einer echten Zusammenarbeit führen.

Eine verstärkte Vernetzung war außerdem bei den Betreuern aus dem Internat angesagt, die für Neil von Bedeutung waren. Infolge seines Suizidversuchs ließ die Schule die Eltern wissen, sie könne den Jungen nicht wieder aufnehmen, da sie nicht über die Mittel verfüge, ihn zu schützen. Aber Neil wollte ohnehin nicht dorthin zurück. Daher war es auch nicht länger nötig, die Schule auf dem Laufenden zu halten. Das galt aber nicht für die beiden Betreuer, die Neil nahestanden: den, der das Internat einen Monat zuvor verlassen hatte, und den, mit dem der Junge Streit hatte. Um diese beiden zu informieren, musste man zuvor Neils Einverständnis einholen, da der Junge bereits erklärt hatte, keinen weiteren Kontakt zum Internat haben zu wollen. Dennoch könnte er damit einverstanden sein, dass die Berater von MOSHE den beiden Betreuern persönliche Updates schickten. Ihre Mitwirkung könnte bedeutsam sein, selbst wenn sie sich auf einige wenige simple Textnachrichten beschränken sollte. Solche Nachrichten könnten Verbindungen wiederherstellen, die zuvor endgültig aufgelöst zu sein schienen.

Personen aus der Gegenwart und der Vergangenheit zu kontaktieren, kann in dreierlei Hinsicht von Vorteil sein:

1. Diese Menschen können den Jugendlichen an gute Momente erinnern, die sie miteinander erlebt haben und auch an Dinge, die sie in ihm gesehen haben und die sie an seine Fähigkeit glauben lassen, seine Schwierigkeiten zu bewältigen. Zum Beispiel: »Es gibt etwas, das ich in dir gesehen habe und was mich stark beeindruckt hat. Das war, als du darauf bestanden hast, dass Jake am Fußballspiel teilnimmt. Ich erinnere mich daran, wie du ihm gezeigt hast, wo er auf dem Spielfeld stehen muss und dass du ganz in seiner Nähe geblieben bist, um ihm dabei zu helfen, sich in das Team einzufügen. Das werde ich nicht vergessen!«
2. Diese Kontakte können Neil helfen, ein Verständnis dafür zu entwickeln, dass Beziehungen nicht abgebrochen werden, wenn es einen Konflikt gibt oder wenn man nicht mehr weiß, wie man das Richtige sagt.
3. Jugendliche wie Neil empfinden die Welt oft als chaotische Ansammlung von zusammenhanglosen Momenten und Situationen, zwischen denen keinerlei Kontinuität besteht. Das Herstellen einer solchen Kontinuität von Zeit und zwischenmenschlichem Raum bietet Schutz vor diesem Chaos.

Die Textnachrichten von seinen Internatsbetreuern oder anderen für Neil wichtigen Menschen beweisen, dass seine vergangenen Erlebnisse nicht ausgelöscht waren, dass man Personen aus der Vergangenheit mit denen aus der Gegenwart verbinden kann und dass seine Umgebung ihm eine harmonische Botschaft senden kann. Die Freiwilligen von MOSHE konnten eine zentrale Rolle dabei spielen, diesen Chor der Nachrichten zu orchestrieren. Ein kleines Heft mit lebensbejahenden Botschaften, darunter auch Aussagen von Eltern, Verwandten, Betreuenden und anderen Figuren aus seiner Vergangenheit, könnte ebenso bedeutungsvoll sein wie das persönliche Notizbuch der Gründe für das Leben, das in einer Einzeltherapie oft verfasst wird. Mag sein, dass wir in unserem individualistischen Zeitalter nur solche Lebenskräfte als reell betrachten, die aus uns selbst kommen. Dennoch weist alles, was wir über den gesellschaftlichen Kontext von Suizid wissen, darauf hin, dass externe Lebenskräfte eine ebenso entscheidende Rolle spielen.

Die Leiterin des Teams fügte hinzu, dass für Neil nicht nur vergangene Erinnerungen, sondern auch »zukünftige Erinnerungen« von Bedeutung sein könnten. Sie sagte, der Junge werde im nächsten Monat Fünfzehn Jahre alt. In einem ihrer letzten Gespräche hatte die MOSHE-Beraterin mit dem Jungen darüber gesprochen, wie sein Suizidversuch nicht nur den 14-jährigen Neil, sondern auch den 15-, 18-, 20- und 30-jährigen Neil umbringen würde. Der Junge habe darauf sehr positiv reagiert. Allein die Perspektive auf ein zukünftiges Leben habe bei diesem Treffen zu einer Veränderung des emotionalen Klimas und einem Gefühl der Hoffnung geführt. Die Teamleiterin schlug vor, dass die Unterstützer nicht nur über die vergangenen Momente schreiben sollten, an die sie sich erinnern, sondern auch darüber, wie sie sich Neil in seinen späteren Jahren vorstellten. Gemeinsam mit einigen Unterstützern aus Neils Familie gelang es den Mitarbeitenden von MOSHE, die sich dabei auf an Neil beobachtete Fähigkeiten und Qualitäten stützten, »zukünftige Erinnerungen« zu schaffen.

Diese Idee kann unser Suizidpräventionsmodell um eine zusätzliche Dimension erweitern. In der Fachliteratur kennen wir den Gedanken einer »Erinnerung an die Zukunft« als Werkzeug zur Verstärkung der Lebenskräfte aus der Hypnotherapie (Erickson, 1954). Bei dieser Technik wird der Patient, der sich in tiefer Hypnose befindet, an einen Punkt in der Zukunft geführt, von dem aus er sich an vergangene Erfahrungen »erinnert«, darunter auch an die Lösung des Problems, das ihn in die Therapie geführt hat.

Mit ihrem Vorschlag schuf die Teamleiterin eine breite Basis für eine solche Intervention und befreite sie von der Notwendigkeit hypnotischer Fähigkeiten. Anstatt den Patienten durch Tiefenhypnose dazu zu bringen, sich »an seine Zukunft zu erinnern«, regte sie an, dass die Unterstützer, die ihn gut kannten, sich auf Grundlage der Dinge, die sie in ihm sahen, »an seine Zukunft erinnerten«. Dieser Vorgang sollte dem Teenager vorab erklärt werden, damit es ihn nicht wunderte, dass eine ganze Reihe ihm nahestehender Menschen plötzlich Interesse an seiner Zukunft zeigte.

Neils Tante war in diesem Kreis die Unterstützerin, der er sich am nächsten fühlte. Vielleicht auch deshalb, weil sie in ihrer Jugend selbst eine schwere Krise durchgemacht hatte, die zwischen ihnen ein Gefühl von gegenseitigem Verstehen schuf. Daher konnte die Tante in Bezug auf seine zukünftigen Erinnerungen eine bedeutende Rolle spielen. Dafür musste man zunächst ein eingehendes Gespräch mit ihr führen, in dem gemeinsam darüber nachgedacht wurde, inwiefern ihre eigene Krise sie später im Leben gestärkt hatte.

Im weiteren Verlauf der Supervision wurde die Möglichkeit einer Fleh-Zeremonie angesprochen. Die Rolle der Plädoyerführer wurde Neils Onkel und seiner Frau (einer anderen Tante) angeboten, zu denen der Junge eine gute Beziehung hatte. Dieser Onkel war es dann auch, der ihm bei einem Besuch im Krankenhaus vorschlug, mit dem Jeep eine Spritztour in die Wüste zu machen. Obwohl dieser Vorschlag weit hergeholt schien, war Neil davon fasziniert. Jemand meinte, die Eltern sollten das Krankenhaus bitten, den Jungen für einen Tag zu beurlauben, um diesen besonderen Ausflug mit seinem Onkel unternehmen zu können. Nach ihrer Rückkehr könnte der geeignete Zeitpunkt für die Fleh-Zeremonie sein. Obwohl es für gewöhnlich nicht nötig ist, eine besondere Gelegenheit zu suchen, schien es in Neils Fall eine vielversprechende Konstellation zu sein, dieses Dreiergespräch mit dem Onkel und seiner Frau nach der langen Fahrt mit dem Onkel anzusetzen. Nun stellte sich die Frage, welche Botschaft die beiden Neil vermitteln sollten. Hier der während der Sitzung verfasste Vorschlag:

»Wir wollten dir etwas sagen, das aus der Tiefe unserer Herzen kommt. Und dabei sprechen wir nicht nur in unserem eigenen Namen, sondern für die ganze Familie. Wir flehen dich an, dich nicht umzubringen. Für uns, für deine Eltern und für alle Menschen, die dich lieben. Und auch für dich selbst. Bitte, bitte, bitte, tu es nicht. Es würde uns zerstören.«

Trotz der Stärke dieser Botschaft meldete die Mitarbeiterin von MOSHE, die Neil am nächsten stand, ihre Zweifel darüber an, dass sie ihm wirklich helfen würde, wenn er den inneren Drang verspüre, seinem Leben ein Ende zu setzen. Dabei dürfen wir nicht vergessen, dass viele der Freiwilligen von MOSHE selbst tragische persönliche Erfahrungen mit Suizid gemacht haben. So kam es zu einem Gespräch zwischen mir und den Mitgliedern der Gruppe, bei dem ich so manches über die verschiedenen Spielarten des Dialogs mit dem Tode und den sogenannten »suizidalen Raum«, der sich zwischen MOSHE-Mitarbeitenden und den Menschen, die ihre Hilfe suchen, auftut. Nachdem wir uns darauf geeinigt hatten, dass es zwei Unterstützer geben sollte, die mit dem Jungen über die suizidale Stimme in seinem Kopf sprechen sollten, schlug ich folgenden Wortlaut vor:

»Wir wollen mit dir über die Stimme sprechen, bei der du das Gefühl hast, dass sie in schwierigen Situationen die Kontrolle über dich übernimmt. In diesem Zustand klingt die suizidale Stimme wie ein schreckliches Gebrüll. ›Komm schon!‹, befiehlt sie dir wie ein Tyrann. ›Los mit dir! Wenn du es nicht tust, bist du erledigt.‹ Wir wollen dir helfen, ein Erlebnis mit zwei Stimmen zu schaffen. Nicht nur einer Stimme. Wenn es nur eine Stimme gibt, ist die Situation langweilig und dumm. Wir wollen zwei Stimmen. Deshalb wollen wir dir ein Merkblatt mit den beiden verschiedenen Stimmen vorbereiten. Auf der linken Seite steht die suizidale Stimme. Dort wollen wir aufschreiben, was sie sagt. Vielleicht zeichnen wir auch ein Bild dieses Tyrannen in dir. Auf die andere Seite wollen wir die Worte der zweiten Stimme schreiben. Diese Stimme gibt es auch in deinem Kopf. Mal sehen, was sie sagt und nach wem sie klingt. Es könnte die Stimme deiner Tante sein, deines Vaters, deiner Mutter oder auch deine eigene Stimme. Wenn wir diese beiden Stimmen auf demselben Blatt Papier zusammenbringen, be-

> steht eine gute Chance, dass die Gegenstimme im kritischen Moment das Wort ergreift!«

Nach diesem Vorschlag breitete sich im Raum ein seltsames Schweigen aus. Erst langsam wurde dank der mutigen Antwort einer MOSCHE-Freiwilligen klar, warum sie alle zögerten. Sie sagte: »Entschuldigen Sie bitte, aber obwohl ich glaube, dass es super wäre, zwei verschiedene Stimmen zu haben, erscheint mir das ein bisschen zu flach. Ich glaube, wir müssen Neil helfen, seine eigenen Gründe fürs Leben zu finden, die sich gegen die reale suizidale Stimme in ihm erheben. Wir können diese Stimme nicht loswerden, indem wir uns über sie lustig machen! Mehr als das: Es ist nett, dass ihn jeder liebt und will, dass er weiterlebt, aber ich glaube nicht, dass das nachhaltig wirkt.«

Unterstützer, die mit Neil gearbeitet hatten, erzählten noch, es habe bereits eine ziemlich emotionale Sitzung gegeben, in der er über seine suizidale Stimme gesprochen und ihr ein sehr lebendiges Antlitz verliehen hatte. Er sagte, ein Engel sitze auf seiner einen Schulter, ein Teufel auf seiner anderen. Am Ende des Treffens sagte er: »Ich möchte nicht, dass der Teufel über mein Leben entscheidet. Ich verstehe, dass das nur eine Stimme ist, und ich will nicht, dass sie überwiegt!«

Im weiteren Verlauf des Gesprächs erwies sich, dass der Gedanke einer direkten Konfrontation mit der suizidalen Stimme in der Ausbildung der MOSHE-Freiwilligen eine der zentralen Grundlagen darstellt. Diese Menschen haben mit Suizid große Erfahrung. Dank der schwierigen Situationen, die sie erlebt hatten, schien mein Versuch, die suizidale Stimme in eine Witzfigur – die Karikatur eines Despoten zu verwandeln – inakzeptabel. Wir mussten eine integrierte Lösung finden, mit einer besseren Schnittstelle zwischen den MOSHE-Inhalten und unserem Ansatz. Hier ist der Vorschlag, den ich dann machte, um eine Verschmelzung der beiden Ansätze zu ermöglichen:

> »Ihr habt mir eine beeindruckende und authentische Darstellung beider Stimmen vorgeführt, der des Teufels und der des Engels. Nun wüsste ich gern, ob wir dem vielleicht eine weitere Ebene hinzufügen könn-

ten. Neil sagt, er verstehe, dass dies nur eine Stimme sei und er nicht wolle, dass sie allein das Sagen hätte. Damit hat er etwas ganz Großartiges gesagt und ich glaube, wir können es benutzen. Wir können diesen Punkt wieder aufnehmen und sagen: ‚Unser Gespräch über die Stimmen des Teufels und des Engels hat uns sehr beeindruckt. Du sagtest, an einem gewissen Punkt beherrsche die Stimme des Teufels alles, und du wolltest nicht, dass sie das tue. Wir müssen dich in diesen Momenten daran erinnern, dass es zwei Seiten gibt und dass diese eine Stimme, die deinen Kopf erfüllt und immer lauter wird, nicht alles ist. Wir wollen mit dir zusammen eine Seite für die despotische Stimme schaffen, die genauso fürchterlich klingt, wie du es in den entsprechenden Momenten erlebst. Aber wir lassen nicht zu, dass diese Stimme dich beherrscht. Es gibt hier auch andere Stimmen. Tatsächlich sind auch diese anderen Stimmen deine eigenen, auch wenn einige davon von anderen Menschen kommen. Diese Stimmen sind Geschenke von den Menschen, die dich lieben, Geschenke, die nur sie dir geben können, weil sie dich in Situationen gesehen haben, die die anderen Seiten deiner Persönlichkeit zum Vorschein gebracht haben. Zusammen werden die Dinge, die aus dir selbst kommen, und die Dinge, die die anderen dir als Geschenk geben, dafür sorgen, dass die Stimme des Teufels nicht alles ist.«

Mit diesem Vorschlag konnten wir unsere Sitzung mit einem Gefühl von echter Integration beenden.

Fazit

Die integrative Kapazität unseres Ansatzes zeigt sich in dem Bemühen, ihn an die jeweilige Doktrin anzupassen, die die Grundlage jedes anderen Ansatzes darstellt. So gingen wir bei der interpersonellen Psychotherapie, wie das Beispiel der Arbeit mit Henny gezeigt hat, von deren therapeutischem Schwerpunkt aus, nämlich den Hemmungen des Mädchens, andere um Hilfe zu bitten. Wir haben gesehen, wie ihr nicht nur durch innere Entwicklung, sondern auch durch Appelle von außen dabei geholfen werden konnte, das gewünschte Ergebnis zu erreichen. Indem wir ein Bündnis mit den Eltern eingingen, versuchten wir, diese zu befähigen, ihrer Tochter zu zeigen, dass sich die Situation verändert hatte und sie nun in der Lage waren, ihre schwierigen Erfahrungen zu validieren und ihr beizustehen – ohne zu versuchen, sie aufzurütteln oder ihre Gefühle zu ignorieren. Zudem wurde die Psychotherapeutin auch mit der Möglichkeit vertraut gemacht, den Kreis der Unterstützer auf Hennys Brüder, andere Angehörige und vielleicht sogar Freundinnen aus ihrer Sportmannschaft und ihrer Schule auszudehnen. Weiter wurde auch den Mitarbeitenden der Klinik eine Gelegenheit gegeben, zu erlernen, wie man Unterstützer rekrutiert und gemeinsame Treffen organisiert.

In der Beratungsstunde mit ERAN, der telefonischen Krisen-Hotline, beschlossen wir zunächst mit den Mitarbeitenden gemeinsam, dass wir den Dialog mit dem suizidgefährdeten Jungen bereichern könnten, indem wir die emotionale Präsenz der Telefonberaterin verstärkten. Wir versuchten zu verstehen, inwiefern die von uns entwickelte Sprache dazu beitragen könnte, selbst wenn der Junge damit drohte, das Gespräch abzubrechen. In diesem Fall überschnitt sich unser Ansatz mit den typischen Methoden der Organisation. In der zweiten Hälfte der Sitzung versuchten wir, die Grenzen des »Ich und du« und des »Hier und jetzt« zu sprengen und geliebte Personen ins Bewusstsein zu rücken, die im Fall eines Suizids zurückbleiben würden. Auch diese Erweiterung basiert auf der Begegnung zwischen dem Anrufer und den Beratenden: Zum Beispiel, als die Beraterin ihre eigenen Erfahrungen benutzte, um das Bild dem Jungen nahestehender Menschen wachzurufen, oder wenn sie ihm, als er sich wieder in seiner einsamen Blase verkapseln wollte, anbot, vorübergehend als Hüterin der Erinnerungen jener Menschen zu dienen, die er zuvor erwähnt hatte.

Im Fall von MOSHE beruhte die Arbeit in der Beratungssitzung auf einem Ansatz, der von Anfang an gemeinschaftsbasiert war. In dieser Sitzung waren die integrativen Herausforderungen verschiedenster Art. Die erste Herausforderung bestand darin, die Verbindung zwischen den Mitarbeitenden von MOSHE und dem Krankenhaus- und Internatspersonal zu verbessern. Die zweite Herausforderung bestand darin, die Eltern zu stärken, die ihren Einfluss durch die Suizidkrise verloren hatten. Die dritte Herausforderung war die Notwendigkeit, die direkte Konfrontation mit der suizidalen Stimme, die für die Mitarbeitenden von MOSHE einen besonders wichtigen Aspekt dargestellt hat, im Sinne der Neuen Autorität in den Stimmenchorus der Unterstützergruppe zu integrieren. In anderen Worten: Wie geht man von einem Dialog zu einem mehrstimmigen Gespräch über, ohne dabei die dramatische Kraft des Dialogs zu verlieren?

Bei allen drei Treffen hatten wir das Gefühl, dass wir genauso viel gelernt hatten, wie wir den anderen beigebracht hatten. Die Begegnung mit einem suizidgefährdeten Teenager ist eine einzigartige und erschütternde Erfahrung, die uns zwangsläufig Demut lehrt. Das Gleiche galt für unsere Gespräche mit den therapeutischen Fachkräften an der Klinik für Depressionen und suizidales Verhalten und mit den Teams von ERAN und MOSHE. Diese Kollegen und Kolleginnen stehen im Umgang mit der Person auf dem Dach an vorderster Front, mitten im »suizidalen Raum«.

Schluss

Wir haben diese Reise mit dem Ziel angetreten, jeden Menschen zu treffen, der mit dem Suizid von Teenagern zu tun hat. Dabei war uns klar, dass dieses Thema für einen spezifischen Ansatz viel zu groß ist. Deshalb haben wir versucht, alle Personen, die suizidale Krisen aus den verschiedensten Perspektiven erleben miteinzubeziehen, sei es, dass sie persönlich involviert sind (der Teenager, seine Eltern, seine Familie), oder aufgrund ihrer Arbeit (Therapeuten, Lehrkräfte), oder sei es, dass sie den »suizidalen Raum« aus einem Sendungsbewusstsein heraus betreten (wie zum Beispiel die Freiwilligen von Krisenhotlines). Obwohl wir uns mit unserem eigenen Ansatz auf diese Reise begaben, war uns bewusst, dass unsere wahre Prüfung unsere Fähigkeit sein würde, Kontakte zu schließen, zuzuhören, gehört zu werden, zu erweitern und zu ergänzen. Wir glauben, dass wir in unserer Arbeit mit Eltern andere Fragen gestellt haben als die in therapeutischen Berufen üblichen, Fragen, die uns dabei geholfen haben, den Weg zu den Herzen dieser Eltern zu finden und ihnen dadurch zu zeigen, wie sie ihre Kinder erreichen können. Der Schmerz der Eltern ist oft ein Fenster zum Schmerz des Kindes. Man kann ihn nicht übergehen, ohne dabei die Verbündeten zu verlieren, die so oft der Schlüssel zur Rettung des Teenagers sind. Natürlich sind wir nicht die einzigen, die so denken. Wir glauben, wenn wir wirklich eine vollkommen neue Idee gehabt hätten, gerade in einem Bereich wie der Suizidprävention, wo so viele gute Menschen schon seit so langer Zeit mit großem Einsatz und Engagement arbeiten, dann wäre das wahrscheinlich eine schlechte Idee gewesen. Deshalb sind wir froh, dass unsere Arbeit mit Eltern mit anderen Ansätzen kompatibel ist. Dennoch glauben wir auch, dass unserer Stimme bei dieser Interaktion ein besonderes Gewicht zukommt. Sogar im Kreis der potenziellen Unterstützer, seien es nun Familienangehörige oder Menschen, die aufgrund ihres Berufes rekrutiert wurden, haben wir gespürt, dass wir ihren Chor um eine Stimme bereichern konnten. Wir haben gesehen, dass Einzeltherapeutinnen sich der Notwendigkeit der Rekrutierung von Unterstützern durchaus bewusst sind, aber nicht immer wissen, wie sie das bewerkstelligen sollen. Wir haben gesehen, dass Personen, die aufgrund ihres Berufes als Unterstützer dienen (Lehrkräfte, Therapeutinnen, Jugendberater), sehr positiv auf die von uns angebotene Sprache reagieren. Für uns war der überraschendste Dialog von allen der mit Personen, für die die Arbeit mit suizidalen Jugendlichen eine Mission darstellt. Gerade aus diesen Begegnungen haben wir am meisten gelernt, weil das die Menschen sind, die mitten im Geschehen sind.

Wenn wir versuchen sollten, zu definieren, inwiefern sich unsere Perspektive zu suizidalen Jugendlichen von allen anderen Ansätzen unterscheidet, würden wir sagen: Während die anderen sich auf die Arbeit mit den Teenagern selbst konzentrieren und weitere Personen nur sofern nötig hinzuziehen, konzentrieren wir uns darauf, mit dem Umfeld zu arbeiten, und versuchen, die Teenager auf diese Art und Weise zu erreichen. Und vielleicht können wir gerade, weil der Schwerpunkt unserer Arbeit sich nicht auf direkte Begegnungen mit den Jugendlichen stützt, verstehen, rekrutieren und die Umgebung möglichst effektiv anleiten. Letztendlich fokussiert sich unsere Arbeit jedoch auf das, was in unseren Augen das Grundbedürfnis von suizidgefährdeten Jugendlichen ist: Schutz, Stabilisierung und Zugehörigkeit, in anderen Worten – Verankerung.

Abgesehen davon, dass wir beide sehr praktisch veranlagt sind, sind wir auch Forschende. Wie wir festgestellt haben, gibt es für die potenzielle Wirksamkeit des Ansatzes der Neuen Autorität in der Suizidprävention nur indirekte Forschungsevidenzen. Der vielleicht wichtigste Beweis ist, dass dieser Ansatz Depressionen und Angstzustände nicht nur bei Kindern mit internalisierenden Störungen mildert (Lebowitz et al., 2012, 2014, 2019), sondern auch bei solchen mit externalisierenden Störungen (Schorr-Sapir et al., 2021). Diese Tatsache trifft den Kern unserer Annahme, dass es einen breiten gemeinsamen Nenner zwischen den beiden Gruppen gibt und dass die kompromisslose Unterscheidung zwischen »echtem Selbstmord« und »Selbstmordgefahr« nicht nur unzutreffend, sondern auch schädlich ist.

Studien zu therapeutischen Interventionen konzentrieren sich häufig auf einen Vergleich der Wirksamkeit der diversen Ansätze. Ihr zentrales Paradigma beruht auf dem Versuch, eine möglichst »reine« Version jedes untersuchten Ansatzes herauszufiltern, um seine Leistung im Vergleich zu anderen Ansätzen oder der allgemein üblichen Behandlung eines bestimmten Problems zu bewerten. Bei diesem Paradigma gilt nur ein Ansatz, der diesen Test besteht, als »evidenzbasiert«. Wir sind der Meinung, dass das nicht der richtige Weg ist, um die Wirksamkeit des Konzepts der Neuen Autorität zu bewerten, denn unser Hauptbeitrag besteht gerade in unserer Fähigkeit, uns mit anderen zusammenzuschließen und die optimalen Bedingungen für eine solche Integration zu schaffen. Wir sind der Meinung, dass sich die Forschung auf Fragen bezüglich der Integration des Ansatzes der Neuen Autorität in die Präventionsbemühungen konzentrieren sollte. Zum Beispiel: Bekommen Eltern, Lehrkräfte und Unterstützende dabei Hilfe und klare Anleitungen, wie sie mit dem suizidgefährdeten Teenager umgehen sollen? Hilft dieser Ansatz der Zusammenarbeit zwischen Eltern und Schule? Verbessert sich die Eltern-Kind-Beziehung? Befreit er Eltern aus ihrer Hilflosigkeit? Verbessert der Ansatz die Verknüpfung der verschiedenen an der Krise beteiligten Einrichtungen? Hilft er Psychotherapeuten, besser mit Eltern, Unterstützern und Schulen zusammenzuarbeiten? Hilft er bei den Bemühungen, den Teenager zu stabilisieren und zu schützen und sein Zugehörigkeitsgefühl zu verbessern? Hilft der Ansatz dem Teenager dabei, Hilfe zu bekommen? Bietet er Optionen für Fälle, in denen der Teenager eine Therapie verweigert? Verstärkt die Integration des Ansatzes der Neuen Autorität die Hoffnung? Wenn wir feststellen, dass die Antwort auf all diese Fragen »ja« lautet, denken wir, dass dies der richtige Forschungsansatz wäre, um Evidenzen für unseren Beitrag zu liefern.

Zu Beginn unserer Reise folgten wir Durkheim (1897/2002) und assoziierten Selbstmord mit sozialer Anomie, unabhängig davon, ob diese in der übrigen Gesellschaft oder nur im unmittelbaren Umfeld des suizidgefährdeten Jugendlichen auftritt. Der Ansatz der Neuen Autorität bietet eine immunisierende Maßnahme gegen die Schäden der Anomie. Wir denken, dass der Versuch, einen suizidgefährdeten Jugendlichen mit traditioneller Psychotherapie zu behandeln, die einen intimen, für die Umgebung undurchdringlichen Raum schafft, ein Ausdruck jenes alles verschlingenden Individualismus ist, durch den sich die Anomie unseres Zeitalters unter anderem manifestiert. Wir haben gesehen, dass Einzeltherapien für Suizidgefährdete sich allmählich von dieser Tendenz entfernen. Dennoch sind wir der Meinung, dass Psychotherapeuten und Psychotherapeutinnen das Werkzeug fehlt, ihre Perspektive wirksam zu erweitern. Die Macht der in der Psychotherapie vorherrschenden Ideologie kann zu dem führen, was wir als den »Privatsphäre-Reflex« bezeichnen, das heißt, der Tendenz, Probleme im geheiligten Raum des Behandlungszimmers lösen zu wollen. Wir hoffen, dass wir in diesem Buch genügend Gründe nennen und Werkzeuge bereitstellen konnten, um diese Blase zum Platzen zu bringen.

Literatur

Alon, N., Omer, H. (2006). The Psychology of Demonization: Promoting Acceptance and Reducing Conflict. Mahwah, NJ: Lawrence Erlbaum Associates.

Ardito, R. B., Rabellino, D. (2011). Therapeutic Alliance and Outcome of Psychotherapy: Historical Excursus, Measurements, and Prospects for Research. Frontiers in Psychology, 2. 10.3389/fpsyg.2011.00270.

Baumrind, D. (1971). Current patterns of parental authority. Developmental Psychology Monographs, 4 (1, Teil 2), 1–103.

Baumrind, D. (1971). Effective parenting during the early adolescent transition. In P. A. Cowan, E. M. Hetherington (Hrsg.), Family transitions (S. 11–163). Hillsdale, NJ: Lawrence Erlbaum.

Bordin, E. S. (1979). The generalizability of the psychoanalytic concept of the working alliance. Psychotherapy: Theory, Research and Practice, 16, 252–260.

Brent, D. A., Greenhill, L. L., Compton, S., Emslie, G., Wells, K., Walkup, J., Vitiello, B., Bukstein, O., Stanley, B., Posner, K., Kennard, B., Cwik, M., Wagner, A., Coffey, B., March, J., Riddle, M., Goldstein, T., Curry, J., Barnett, S., Capasso, L., Zelazny, J., Hughes, J., Shen, S., Gugga, S., Turner, J. B. (2009). The Treatment of Adolescent Suicide Attempters Study (TASA): Predictors of Suicidal Events in an Open Treatment Trial. Journal of the American Academy of Child & Adolescent Psychiatry, 48 (10), 987–996.

Brent, D. A., Poling, K. D., Goldstein, T. R. (2011). Treating Depressed and Suicidal Adolescents: A Clinician's Guide. New York: Guildford Press.

Brown, G. K., Have, T. T., Henriques, G. R., Xie, S. X., Hollander, J. E., Beck, A. T. (2005). Cognitive Therapy for the Prevention of Suicide Attempts: A Randomized Controlled Trial. JAMA, 294 (5), 563–570.

Center for Drug Evaluation and Research (2018). Suicidality in Children and Adolescents Being Treated With Antidepressant Medications. U. S. Food And Drug Administration. https://www.fda.gov/drugs/postmarket-drug-safety-information-patients-and-providers/suicidality-children-and-adolescents-being-treated-antidepressant-medications (Zugriff am 28.03.2025).

Cheng, Y. S., Tseng, P. T., Lin, P. Y., Chen, T. Y., Stubbs, B., Carvalho, A. F., Wu, C. K., Chen, Y. W., Wu, M. K. (2018). Internet Addiction and Its Relationship With Suicidal Behaviors: A Meta-Analysis of Multinational Observational Studies. J Clin Psychiatry, 79 (4). 10.4088/JCP.17r11761.

Cornell, D., Williams, F. (2006). Student threat assessment as a strategy to reduce school violence. In S. R. Jimerson, M. J. Furlong (Hrsg.), The handbook of school violence and school safety: From research to practice (S. 587–601). Mahwah, NJ: Lawrence Erlbaum Associates.
Cornell, D., Sheras, P., Kaplan, S., Levy-Elkon, A., McConville, D., McKnight, L., Posey, J. (2004). Guidelines for responding to student threats of violence: Field test of a threat assessment approach. In M. J. Furlong, M. P. Bates, D. C. Smith, P. M. Kingery (Hrsg.), Appraisal and prediction of school violence: Issues, methods and contexts (S. 11–36). Binghamton, NY: Nova Science.
Diamond, G. S., Reis, B. F., Diamond, G. M., Siqueland, L., Isaacs, L. (2002). Attachment-based family therapy for depressed adolescents: A treatment development study. Journal of the American Academy of Child & Adolescent Psychiatry, 41 (10), 1190–1196.
Diamond, G. M., Diamond, G. S., Levy, S., Closs, C., Ladipo, T., Siqueland, L. (2012). Attachment-based family therapy for suicidal lesbian, gay, and bisexual adolescents: a treatment development study and open trial with preliminary findings. Psychotherapy, 49 (1), 62.
Diamond, G., Diamond, G. M., Levy, S. (2021). Attachment-based family therapy: Theory, clinical model, outcomes, and process research. Journal of affective disorders, 294, 286–295.
Dulberger, D., Omer, H. (2021). Non-emerging adulthood: Helping parents of adult children with entrenched dependence. Cambridge: Cambridge University Press.
Durkheim, E. (1987/2002). Suicide: A study in sociology. London: Routledge.
Ebrahimi, L., Amiri, M., Mohamadlou, M., Rezapur, R. (2017). Attachment styles, parenting styles and depression. International Journal of Mental Health and Addiction, 15, 1064–1068.
Erickson, M. H. (1954). Pseudo-orientation in time as an hypnotherapeutic procedure. International Journal of Clinical and Experimental Hypnosis, 2 (4), 261–283.
Fletcher, A., Steinberg, L., Sellers, E. (1999). Adolescents' well-being as a function of perceived interparental inconsistency. Journal of Marriage and the Family, 61, 300–310.
Frank, N., Omer, H. (2017). Accompagner les parents d'enfants tyranniques: Programme en 13 séances. Malakoff: Dunod.
Furman, B. (2019). »I'm not going! you can't make me!« A community approach to school refusal. Mad in America: Science, Psychiatry and Social Justice. https://www.madinamerica.com/2019/02/community-approach-school-refusal/ (Zugriff am 28.03.2025).
Gershy, N., Meehan, K. B., Omer, H., Papouchis, N., Schorr-Sapir, I. (2017). Randomized Clinical Trial of Mindfulness Skills Augmentation in Parent Training. Child Youth Care Forum, 46 (6), 783–803.
Gershy, N., Omer, H. (2017). Engaging fathers in parent training: A qualitative study. Journal of Family Psychotherapy, 28, 38–58.

Gershy, N., Omer, H. (2019). Improving fathers' engagement and collaboration between parents. In E. Heismann, J. Jude, E. Day (Hrsg.), Non-violent Resistance. Innovations in Practice (S. 29–38). Hove: Pavilion Publishing and Media.

Golan, O., Shilo, H., Omer, H. (2016). Non-violent resistance parent training for the parents of young adults with high functioning autism spectrum disorder. Journal of Family Therapy, 40 (1), 4–24. 10.1111/1467-6427.12106.

Hawgood, J., Woodward, A., Quinnett, P., De Leo, D. (2022). Gatekeeper Training and Minimum Standards of Competency. Crisis, 43 (6), 516–522. 10.1027/0227-5910/a000794.

Hayes, S. C., Strosahl, K. D., Wilson, K. G. (1999). Acceptance and commitment therapy. New York: Guilford Press.

Jacobson, C. M., Mufson, L. (2012). Interpersonal psychotherapy for depressed adolescents adapted for self-injury (IPT-ASI): Rationale, overview, and case summary. American Journal of Psychotherapy, 66 (4), 349–374.

Jakob, P. (2022). Dem Trauma Widerstand leisten. Neue Autorität als familientherapeutischer und traumapädagogischer Ansatz. Göttingen: Vandenhoeck & Ruprecht.

Joiner Jr., T. E., Brown, J. S., Wingate, L. R. (2005). The psychology and neurobiology of suicidal behavior. Annu Rev Psychol., 56, 287–314.

Kaslow, N. J., Thompson, M. P. (1998). Applying the criteria for empirically supported treatments to studies of psychosocial interventions for child and adolescent depression. Journal of Clinical Child Psychology, 27 (2), 146–155.

Katz, L. Y., Cox, B. J., Gunasekara, S., Miller, A. L. (2004). Feasibility of dialectical behavior therapy for suicidal adolescent inpatients. Journal of the American Academy of Child and Adolescent Psychiatry, 43 (3), 276–282. 10.1097/00004583-200403000-00008.

Kazdin, A. E. (1997). Parent-management training: Evidence, outcomes and issues. Journal of the American Academy of Child and Adolescent Psychiatry, 35, 1349–1356.

King, C. A., Arango, A., Kramer, A., Busby, D., Czyz, E., Ewell Foster, C., Gillespie, B. W. (2019). Association of the Youth-Nominated Support Team Intervention for Suicidal Adolescents with 11- to 14-Year Mortality Outcomes: Secondary Analysis of a Randomized Clinical Trial. JAMA Psychiatry, 76 (5), 492–498.

Klomek, A. B., Catalan, L. H., Apter A. (2021). Ultra-brief crisis interpersonal psychotherapy based intervention for suicidal children and adolescents. World J Psychiatry, 11 (8), 403–411. 10.5498/wjp.v11.i8.403.

Lancaster, P. G., Moore, J. T., Putter, S. E., Chen, P. Y., Cigularov, K. P., Baker, A., Quinnett, P. (2014). Feasibility of a web-based gatekeeper training: Implications for suicide prevention. Suicide and Life-Threatening Behavior, 44 (5), 510–523.

Larzelere, R. E., Morris, A. S., Harrist, A. W. (Hrsg.) (2013) Authoritative parenting: Synthesizing nurturance and discipline for optimal child development. Washington, D. C.: American Psychological Association.

Lavi-Levavi, I., Shachar, I., Omer, H. (2013). Training in nonviolent resistance for parents of violent children: differences between fathers and mothers. Journal of Systemic Therapies, 32 (4), 79–93.
Lebowitz, E. R. (2013). Parent-based treatment for childhood and adolescent OCD. Journal of Obsessive-Compulsive and Related Disorders, 2 (4), 425–431. 10.1016/j.jocrd.2013.08.004.
Lebowitz, E., Dolberger, D., Nortov, E., Omer, H. (2012). Parent Training in Non Violent Resistance for Adult Entitled Dependence. Family Process, 51, 90–106.
Lebowitz, E. R., Woolston, J., Bar-Haim, Y., Calvocoressi, L., Dauser, C., Warnick, E., Scahill, L., Chakir, A. R., Shechner, T., Hermes, H., Vitulano, L. A., King, R. A., Leckman, J. F. (2013). Family accommodation in pediatric anxiety disorders. Depression and Anxiety, 30 (1), 47–54. 10.1002/da.21998.
Lebowitz, E. R., Omer, H. (2013). Treating Childhood and Adolescent Anxiety: A Guide for Caregivers. Hoboken, NJ: Wiley.
Lebowitz, E., Omer, H., Hermes, H., Scahill, L. (2014). Parent Training for Childhood Anxiety Disorders: The SPACE Program. Cognitive and Behavioral Practice, 21 (4), 456–469.
Lebowitz, E. R., Marin, C., Martino, A., Shimshoni, Y., Silverman, W. K. (2019). Parent-Based Treatment as Efficacious as Cognitive Behavioral Therapy for Childhood Anxiety: A Randomized Noninferiority Study of Supportive Parenting for Anxious Childhood Emotion. Journal of the American Academy of Child & Adolescent Psychiatry, 59 (3), 362–372. 10.1016/j.jaac.2019.02.014.
Lenzer, J. (2004). FDA panel urges »black box« warning for antidepressants. BMJ, 329 (7468), 702. 10.1136/bmj.329.7468.702.
Leonard, R. C., Guastello, A., Cooke, D., Storch, E. A., Lebowitz, E. R., Riemann, B. C. (2021). An initial study of symptom accommodation in adults with depression. International Journal of Cognitive Therapy, 14, 537–551.
Levi-Belz, Y., Lev-Ari, L. (2019). Attachment Styles and Posttraumatic Growth Among Suicide-Loss Survivors. Crisis, 40 (3), 186–195. 10.1027/0227-5910/a000550.
Levi-Belz, Y., Assaf, D. (2022). Under a Dark Black Sky: Dialogues on Mental Pain, Suicide and Hope. Bnei Berak: Hakibbutz Hameuhad Publishing House.
Linehan, M. M., Wilks, C. R. (2015). The course and evolution of dialectical behavior therapy. American journal of psychotherapy, 69 (2), 97–110.
Luoma, J. B., Martin, C. E., Pearson, J. L. (2002). Contact with mental health and primary care providers before suicide: A review of the evidence. American Journal of Psychiatry, 159, 909–916.
Madanes, C. (1990). Sex, love and violence: Strategies for transformation. New York, NY: W. W. Norton.
Miller, A. L, Rathus, J. H, Linehan, M. M. (2007). Dialectical behavior therapy with suicidal adolescents. Guilford Press: New York.
Mo, P. K., Ko, T. T., Xin, M. Q. (2018). School-based gatekeeper training programmes in enhancing gatekeepers' cognitions and behaviours for adolescent

suicide prevention: A systematic review. Child and adolescent psychiatry and mental health, 12, 1–24.

Mufson, L., Moreau, D., Weissman, M. M., Wickramaratne, P., Martin, J., Samoilov, A. (1994). Modification of interpersonal psychotherapy with depressed adolescents (IPT-A): Phase I and II studies. Journal of the American Academy of Child & Adolescent Psychiatry, 33 (5), 695–705.

Mufson, L., Dorta, K. P., Moreau, D., Weissman, M. M. (2004). Interpersonal Psychotherapy for Depressed Adolescents (2. Aufl.). New York, NY: Guilford Press.

Omer, H. (2004). Non-Violent Resistance: A New Approach to Violent and Self-destructive Children. Cambridge: Cambridge University Press.

Omer, H. (2011). The new authority: Family, school and community. Cambridge: Cambridge University Press.

Omer, H. (2017). Parental Vigilant Care: A Guide for Clinicians and Caretakers. New York, NY: Routledge.

Omer, H. (2020). Courageous Parents: Opposing Bad Influences, Impulses and Trends. Hollister, CA: MSI Press.

Omer, H. (2021). Non-violent resistance: A new approach to violent and self-destructive children (2. Aufl.). Cambridge: Cambridge University Press.

Omer, H. (2022). Courageous Teachers: Developing a New Authority to Cope with Violence and Chaos. Seattle, WA: Amazon.

Omer, H., Elitzur, A. C. (2001). What would you say to the person on the roof?: A suicide prevention text. Suicide and Life-Threatening Behavior, 31, 129–139.

Omer, H., Irbauch, R., Berger, H., Katz-Tissona, R. (2006). Non-violent resistance and school violence: Program description and first findings. Mifgash Leavodah Hinukhit Sotzialit, 23, 103–119.

Omer, H., v. Schlippe, A. (2010). Stärke statt Macht. Neue Autorität in Familie, Schule und Gemeinde. Göttingen: Vandenhoeck & Ruprecht.

Omer, H., Steinmetz, S., Carthy, T., Schlippe, A. v. (2013). The Anchoring Function: Parental Authority and the Parent-Child Bond. Family Process, 52 (2), 193–206.

Omer, H., Dolberger, D. (2015). Helping parents cope with suicide threats: An approach based on nonviolent resistance. Family Process, 54 (3), 559–575. 10.1111/famp.12129.

Omer, H., Schorr-Sapir, I., Efron, R. (2016). Schulvermeidung. In C. A. Rexroth, T. Lustig (Hrsg.), Behandlungsprotokoll für Schulverweigerung (S. 33–58). Göttingen: Vandenhoeck & Ruprecht.

Omer, H., Alon, N., v. Schlippe, A. (2016). Feindbilder – Psychologie der Dämonisierung (4. Aufl.). Göttingen: Vandenheock & Ruprecht.

Omer, H., Satran, S., Dritter, O. (2017). Vigilant care: An integrative reformulation regarding parental monitoring. Psychological Review, 123, 291–304.

Omer, H., Haller, R. (2019). Raus aus der Ohnmacht: Das Konzept Neue Autorität für die schulische Praxis. Göttingen: Vandenhoeck & Ruprecht.

Orbach, I. (1997). Children who don't want to live: Understanding and Treating the Suicidal Child. Ramat Gan: Bar Ilan University Press.
Orbach, I. (2001). Therapeutic empathy with the suicidal wish: Principles of therapy with suicidal individuals. American Journal of Psychotherapy, 55 (2), 166–184.
Orbach, I. (2007). Self-destructive processes and suicide. Israel Journal of Psychiatry and Related Sciences, 44 (4), 266.
Orbach, I., Feshbach, S., Carlson, G., Glaubman, H., Gross, Y. (1983). Attraction and repulsion by life and death in suicidal and in normal children. Journal of Consulting and Clinical Psychology, 51 (5), 661–670. 10.1037//0022-006x.51.5.661.
Owen, G., Belam, J., Lambert, H., Donovan, J., Rapport, F., Owens, C. (2012). Suicide communication events: Lay interpretation of the communication of suicidal ideation and intent. Social Science & Medicine, 75, 419–428.
Owens, C., Owen, G., Belam, J., Lloyd, K., Donovan, J., Lambert, H. (2011). Recognising and responding to suicidal crisis within family and social networks: qualitative study. BMJ, 343, d5801. 10.1136/bmj.d5801.
Pikris, J. E., Irwin, C. E. Jr, Brindis, C. D., Sawyer, M. G., Friestad, C. B., Patton, G. C. (2003). Receipt of psychological or emotional counseling by suicidal adolescents. Pediatrics, 111, e388.
Quinnett, P. (1995). QPR: Ask a Question, Save a Life. The QPR Institute. Spokane, Washington. https://www.qprinstitute.com/ (Zugriff am 31.03.2025).
Rathus, J. H., Miller, A. L. (2002). Dialectical behavior therapy adapted for suicidal adolescents. Suicide and life-threatening Behavior, 32 (2), 146–157.
Samoilov, A. (1994). Modification of interpersonal psychotherapy with depressed adolescents (IPT-A): Phase I and II studies. Journal of the American Academy of Child & Adolescent Psychiatry, 33 (5), 695–705.
Schaffer, R. (1983). The analytic attitude. New York, NY: Basic Books.
Schorr-Sapir, I., Gershy, N., Apter, A., Omer, H. (2021). Parent-Training in Non-Violent Resistance for Children with Attention Deficit Hyperactivity Disorder: A Controlled Outcome Study. European Journal of Child and Adolescent Psychiatry, 31, 929–938. 10.1007/s00787-021-01723-8.
Sela, Y. (2020). The Effectiveness of »Technological Parental Monitoring« versus »Parental Vigilant Care« in Reducing Problematic Internet Use among Adolescents. Tel-Aviv: Tel-Aviv University. Dissertation.
Shimshoni, Y., Silberman, W. K., Lebowitz, E. R. (2020). SPACE-ARFID: A pilot trial of a novel parent-based treatment for avoidant/restrictive food intake disorder. International Journal of Eating Disorders, 53 (10), 1623–1635. 10.1002/eat.23341.
Shneidman, E. S. (1985). Definition of suicide. Northvale, NJ: Jason Aronson.
Simon, R. I. (1999). The suicide prevention contract: clinical, legal, and risk management issues. J Am Acad Psychiatry Law., 27 (3), 445–450.
Stanley, B., Brown, G., Brent, D. A., Wells, K., Poling, K., Curry, J., Kennard, B. D., Wagner, A., Cwik, M. F., Klomek, A. B., Goldstein, T., Vitiello, B., Barnett, S.,

Daniel, S., Hughes, J. (2009). Cognitive-behavioral therapy for suicide prevention (CBT-SP): treatment model, feasibility, and acceptability. J Am Acad Child Adolesc Psychiatry., 48 (10), 1005–1013. 10.1097/CHI.0b013e3181b5dbfe.

Stanley, B., Brown, G. K. (2012). Safety planning intervention: a brief intervention to mitigate suicide risk. Cognitive and behavioral practice, 19 (2), 256–264.

Stickl Haugen, J., Sutter, C. C., Tinstman Jones, J. L., Campbell, L. O. (2023). Teachers as youth suicide prevention gatekeepers: an examination of suicide prevention training and exposure to students at risk of suicide. Child & Youth Care Forum, 52 (3), 583–601.

Storch, E. A., Geffken, G. R., Merlo, L. J., Jacob, M. L., Murphy, T. K., Goodman, W. K., Larson, M. J., Fernandez, M., Grabill, K. (2007). Family accommodation in pediatric obsessive-compulsive disorder. Journal of Clinical Child and Adolescent Psychology, 36, 207–216.

Turecki, G., Brent, D. A. (2016). Suicide and suicidal behaviour. The Lancet, 387 (10024), 1227–1239.

Turner, J. B. (2009). The Treatment of Adolescent Suicide Attempters study (TASA): predictors of suicidal events in an open treatment trial. Journal of the American Academy of Child & Adolescent Psychiatry, 48 (10), 987–996.

Van Dongen, K., van Dongen, K., Bom, H., Koudstaal, A., Vermeiren, R., Krabbendam, A. (2023). Verbindend Gezag bij suïcidaliteit: Groepstraining biedt ouders zelfvertrouwen en houvast. Kind & Adolescent Praktijk, a22 (1), 6–12.

Van Gink, K., van Domburgh, L., Jansen, L., Goddard, N., Ottenbros, R., van der Stegen, B., Popma, A., Vermeiren, R. (2019). The Development and Implementation of Non-Violent Resistance in Child and Adolescent Residential Settings. Residential Treatment for Children and Youth, 37 (3), 176–198. 10.1080/0886571X.2019.1590172.

Van Gink, K., Vermeiren, R., Goddard, N., van Domburgh, L., van der Stegen, B., Twisk, J., Popma, A., Jansen, L. (2018). The influence of Non-violent Resistance on work climate, living group climate and aggression in child and adolescent residential care. Children and Youth Services Review, 94, 456–465.

Van Holen, F., Vanderfaeillie, J., Omer, H. (2016). Adaptation and evaluation of a nonviolent resistance intervention for foster parents: A progress report. Journal of Marital and Family Therapy, 42 (2), 256–271. 10.1111/jmft.12125.

Van Holen, F., Vanderfaeillie, J., Omer; H., Vanschoonlandt, F. (2018). Training in non-violent resistance for foster parents: A Randomized controlled Trial. Research on Social Work Practice, 28 (8), 931–942. 10.1177/1049731516662915.

Van Orden, K. A., Witte, T. K., Cukrowicz, K. C., Braithwaite, S. R., Selby, E. A., Joiner Jr., T. E. (2010). The interpersonal theory of suicide. Psychol Rev., 117 (2), 575–600.

Wasserman, D., Hoven, C. W., Wasserman, C., Wall, M., Eisenberg, R., Hadlaczky, G., Kelleher, I., Sarchiapone, M., Apter, A., Balazs, J., Bobes, J., Brunner, R., Corcoran, P., Cosman, D., Guillemin, F., Haring, C., Iosue, M., Kaess, M.,

Kahn, J.-P., Keeley, H., Musa, G. J., Nemes, B., Postuvan, V., Saiz, P., Reiter-Theil, S., Varnik, A., Varnik, P., Carli, V. (2015). School-based suicide prevention programmes: the SEYLE cluster-randomised, controlled trial. The Lancet, 385 (9977), 1536–1544.
Weinblatt, U. (2018). Shame regulation therapy for families: a systemic mirroring approach. Berlin: Springer.
Weinblatt, U. (2022). Contactivity: NVR interventions for overcoming avoidance. Self published.
Weissman, M. M., Markowitz, J. C., Klerman, G. L. (2000). Comprehensive guide to interpersonal psychotherapy. New York, NY: Basic Books.
White, M., Epston, D. (1990). Narrative means to therapeutic ends. New York, NY: W. W. Norton.
Whitlock, J., Wyman, P. A., Moore, S. R. (2014). Connectedness and Suicide Prevention in Adolescents: Pathways and Implications. Suicide and Life Threatening Behavior, 44, 246–272.
Young, J. F., Jones, J. D., Sbrilli, M. D., Benas, J. S., Spiro, C. N., Haimm, C. A., Gallop, R., Mufson, L., Gillham, J. E. (2019). Long-term effects from a school-based trial comparing interpersonal psychotherapy-adolescent skills training to group counseling. Journal of Clinical Child & Adolescent Psychology, 48 (sup 1), S362–S370.
Zapolski, T., Whitener, M., Khazvand, S., Crichlow, Q., Revilla, R., Salgado, E. F., Aalsma, M., Cyders, M., Salyers, M., Wu, W. (2022). Implementation of a Brief Dialectical Behavioral Therapy Skills Group in High Schools for At-Risk Youth: Protocol for a Mixed Methods Study. JMIR Research Protocols, 11 (5), e32490.